# Periodontia Laboratorial e Clínica

## Autores

**Rui Vicente Oppermann** Professor titular da disciplina de Periodontia da Faculdade de Odontologia da Universidade Federal do Rio Grande do Sul (UFRGS). Vice-reitor da UFRGS. Doutor em Odontologia pela University of Oslo, Noruega.

**Cassiano Kuchenbecker Rösing** Professor titular da disciplina de Periodontia da Faculdade de Odontologia da UFRGS. Mestre e Doutor em Periodontia pela Universidade Estadual Paulista Júlio de Mesquita Filho (Unesp), Araraquara. Pós-doutor pela University of Oslo, Noruega.

---

**Alex Nogueira Haas** Professor adjunto da Faculdade de Odontologia da UFRGS. Professor dos cursos de Especialização, Mestrado e Doutorado em Periodontia da UFRGS. Mestre e Doutor em Clínica Odontológica: Periodontia pela UFRGS.

**Amanda Finger Stadler** Especialista em Periodontia pela Universidade Federal do Paraná (UFPR). Mestre em Odontologia pela UFPR. Doutoranda em Clínica Odontológica: Periodontia pela UFRGS.

**Cassio Kampits** Especialista em Implantodontia pela Associação Brasileira de Cirurgiões Dentistas (ABCD). Mestre em Periodontia pela Faculdade de Odontologia São Leopoldo Mandic (SLMANDIC). Doutorando em Clínica Odontológica: Periodontia pela UFRGS.

**Eduardo José Gaio** Especialista em Periodontia pela UFRGS. Mestre e Doutor em Clínica Odontológica: Periodontia pela UFRGS.

**Fernando Antônio Rangel Lopes Daudt** Cirurgião-dentista. Professor do curso de Especialização em Periodontia da Faculdade de Odontologia da UFRGS. Coordenador do Centro de Especialidades Odontológicas em Periodontia da UFRGS. Mestre em Periodontia pela Universidade Luterana do Brasil (ULBRA).

**Ingrid Webb Josephson Ribeiro** Especialista em Periodontia pelo Hospital de Reabilitação de Anomalias Craniofaciais da Universidade de São Paulo (HRAC/USP). Mestre em Periodontia pela Faculdade de Odontologia de Ribeirão Preto (FORP)/USP. Doutoranda em Clínica Odontológica: Periodontia pela UFGRS.

**José Mariano da Rocha** Especialista em Periodontia pela UFRGS. Mestre e Doutorando em Clínica Odontológica: Periodontia pela UFRGS.

**Juliano Cavagni** Especialista em Periodontia pela UFRGS. Mestre e Doutor em Clínica Odontológica: Periodontia pela UFRGS.

**Marilene Issa Fernandes** Professora adjunta da disciplina de Periodontia da Faculdade de Odontologia da UFRGS. Especialista em Periodontia pela UFRGS. Mestre e Doutora em Odontologia: Patologia Bucal pela UFRGS.

**Marta Liliana Musskopf** Especialista em Periodontia pela UFRGS. Mestre e Doutoranda em Clínica Odontológica: Periodontia pela UFRGS.

**Patrícia Daniela Melchiors Angst** Cirurgiã-dentista. Mestre em Ciências Odontológicas: Periodontia pela Universidade Federal de Santa Maria (UFSM). Doutoranda em Clínica Odontológica: Periodontia pela UFRGS.

**Patrícia Weidlich** Professora adjunta da disciplina de Periodontia da Faculdade de Odontologia da UFRGS. Especialista em Periodontia pela UFRGS. Mestre e Doutora em Clínica Odontológica: Periodontia pela UFRGS.

**Sabrina Carvalho Gomes** Professora adjunta de Periodontia da Faculdade de Odontologia da UFRGS. Doutora em Periodontia pela Unesp, Araraquara.

---

## Organizadores da Série Abeno

**Léo Kriger** Professor de Saúde Coletiva da Pontifícia Universidade Católica do Paraná (PUCPR). Mestre em Odontologia em Saúde Coletiva pela Universidade Federal do Rio Grande do Sul (UFRGS).

**Samuel Jorge Moysés** Professor titular da Escola de Saúde e Biociências da PUCPR. Professor adjunto do Departamento de Saúde Comunitária da Universidade Federal do Paraná (UFPR). Coordenador do Comitê de Ética em Pesquisa da Secretaria Municipal da Saúde de Curitiba, PR. Doutor em Epidemiologia e Saúde Pública pela University of London.

**Simone Tetu Moysés** Professora titular da PUCPR. Coordenadora da área de Saúde Coletiva (mestrado e doutorado) do Programa de Pós-graduação em Odontologia da PUCPR. Doutora em Epidemiologia e Saúde Pública pela University of London.

## Coordenadora da Série Abeno

**Maria Celeste Morita** Presidente da Abeno. Professora associada da Universidade Estadual de Londrina (UEL). Doutora em Saúde Pública pela Université de Paris 6, França.

## Conselho editorial da Série Abeno Odontologia Essencial

Maria Celeste Morita, Léo Kriger, Samuel Jorge Moysés, Simone Tetu Moysés, José Ranali, Adair Luiz Stefanello Busato.

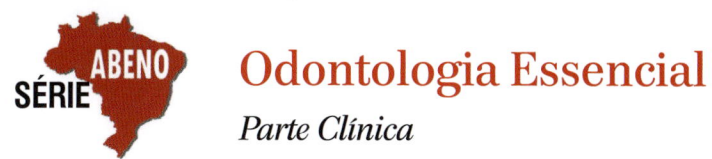

organizadores da série
Léo Kriger
Samuel Jorge Moysés
Simone Tetu Moysés

coordenadora da série
Maria Celeste Morita

**Odontologia Essencial**
*Parte Clínica*

# Periodontia Laboratorial e Clínica

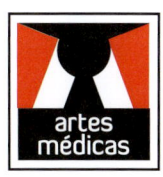

2013

Rui Vicente Oppermann
Cassiano Kuchenbecker Rösing

© Editora Artes Médicas Ltda., 2013

Diretor editorial: *Milton Hecht*

Gerente editorial: *Letícia Bispo de Lima*

**Colaboraram nesta edição:**

Editora: *Caroline Vieira*

Assistente editorial: *Carina de Lima Carvalho*

Capa e projeto gráfico: *Paola Manica*

Processamento pedagógico e preparação de originais: *Madi Pacheco*

Leitura final: *Cassiano Ricardo Haag*

Ilustrações: *Vagner Coelho*

Editoração: *Know-How Editorial*

**Nota:** A medicina é uma ciência em constante evolução. À medida que novas pesquisas e a experiência clínica ampliam o nosso conhecimento, são necessárias modificações no tratamento e na farmacoterapia. Os coautores desta obra consultaram as fontes consideradas confiáveis, em um esforço para oferecer informações completas e, geralmente, de acordo com os padrões aceitos à época da publicação. Entretanto, tendo em vista a possibilidade de falha humana ou de alterações nas ciências médicas, os leitores devem confirmar estas informações com outras fontes. Por exemplo, e em particular, os leitores são aconselhados a conferir a bula de qualquer medicamento que pretendam administrar, para se certificar de que a informação contida neste livro está correta e de que não houve alteração na dose recomendada nem nas contraindicações para o seu uso. Esta recomendação é particularmente importante em relação a medicamentos novos ou raramente usados.

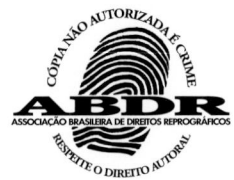

```
P445   Periodontia laboratorial e clínica / organizadores, Léo Kriger,
          Samuel Jorge Moysés, Simone Tetu Moysés ; coordenadora,
          Maria Celeste Morita ; autores, Rui Vicente Oppermann,
          Cassiano Kuchenbecker Rösing. – São Paulo : Artes
          Médicas, 2013.
          160 p. : il. color. ; 28 cm. – (ABENO : Odontologia Essen-
          cial : parte clínica)

          ISBN 978-85-367-0201-8

          1. Odontologia. 2. Periodontia. 3. Periodontia laboratorial.
       4. Periodontia clínica. I. Kriger, Léo. II. Moysés, Samuel Jorge.
       III. Moysés, Simone Tetu. IV. Morita, Maria Celeste. V. Op-
       permann, Rui Vicente. VI. Rösing, Cassiano Kuchenbecker.

                                             CDU 616.314-089.843
```

Catalogação na publicação: Ana Paula M. Magnus – CRB 10/2052

Reservados todos os direitos de publicação à

EDITORA ARTES MÉDICAS LTDA., uma empresa do GRUPO A EDUCAÇÃO S.A.

Editora Artes Médicas Ltda.
Rua Dr. Cesário Mota Jr., 63 – Vila Buarque
CEP 01221-020 – São Paulo – SP
Tel.: 11.3221.9033 – Fax: 11.3223.6635

É proibida a duplicação ou reprodução deste volume, no todo ou em parte, sob quaisquer formas ou por quaisquer meios (eletrônico, mecânico, gravação, fotocópia, distribuição na Web e outros), sem permissão expressa da Editora.

Unidade São Paulo
Av. Embaixador Macedo Soares, 10.735 – Pavilhão 5 – Cond. Espace Center
Vila Anastácio – 05095-035 – São Paulo – SP
Fone: (11) 3665-1100 Fax: (11) 3667-1333

SAC 0800 703-3444 – www.grupoa.com.br

IMPRESSO NO BRASIL
*PRINTED IN BRAZIL*

# Prefácio

Apresentamos *Periodontia laboratorial e clínica*, livro da Série "Odontologia Essencial", chancelada pela Associação Brasileira de Ensino Odontológico – Abeno. Desde a implantação das novas Diretrizes Curriculares Nacionais, ficou claro que o ensino da Odontologia precisaria de uma revisão estrutural que envolvesse não apenas os currículos propriamente ditos, mas também a oferta de ferramentas complementares – entre elas, material didático adequado às exigências das Diretrizes; por isso a importância da iniciativa da Abeno.

A Faculdade de Odontologia da Universidade Federal do Rio Grande do Sul (FO/UFRGS) empreendeu uma mudança radical no seu currículo em decorrência do perfil do profissional que foi construído pela comunidade da Faculdade e em atenção às habilidades e competências constantes nas Diretrizes. Para isso, as disciplinas especializadas, como a Periodontia, foram integradas em atividades laboratoriais e clínicas com as demais áreas e com um olhar voltado para a atenção à saúde da população. Em um primeiro momento, houve um temor de que essa decisão, ao fortalecer a atividade integradora, resultaria no desaparecimento das áreas específicas. Nada mais equivocado. Nossa experiência é a de que a Periodontia e as demais áreas clínicas se fortaleceram ao conviver de forma integrada umas com as outras. Hoje, o nosso egresso não tem apenas um maior conhecimento da Periodontia, mas também o espírito crítico necessário para integrá-lo às demais áreas com o grande mérito do olhar genuinamente clínico.

É nesse espírito que a área de Periodontia da FO/UFRGS construiu esta obra. Não é um manual da especialidade, entendida a especialidade como um construto cartesiano e flexneriano, mas um manual da área de Periodontia que apresenta as questões periodontais com base nas melhores evidências científicas, contribuindo, dessa forma, para a construção de habilidades e competências que um clínico precisa para prevenir e tratar os problemas periodontais da população. Este livro é, portanto, um instrumento de grande resolubilidade na construção de um cirurgião-dentista habilitado e competente para o exercício profissional em qualquer circunstância.

Por fim, queremos agradecer à Abeno pela oportunidade e nos colocarmos à disposição para críticas e sugestões que enriqueçam nossa experiência.

**Os organizadores**

# Sumário

1 | **Doenças periodontais como doenças infecciosas** .... 9
*Patrícia Weidlich*

2 | **Epidemiologia das doenças periodontais** .... 20
*Alex Nogueira Haas*
*Cassio Kampits*
*Marta Liliana Musskopf*

3 | **Diagnóstico do processo saúde-doença periodontal** .... 34
*Cassiano Kuchenbecker Rösing*
*Juliano Cavagni*

4 | **Tratamento das doenças periodontais** .... 48
*Sabrina Carvalho Gomes*
*Patrícia Daniela Melchiors Angst*

5 | **Aquisição de habilidades clínicas e cirúrgicas periodontais** .... 62
*Marilene Issa Fernandes*
*Fernando Antônio Rangel Lopes Daudt*

6 | *Tópicos especiais em periodontia:* **urgências em periodontia** .... 72
*Fernando Antônio Rangel Lopes Daudt*
*Marilene Issa Fernandes*

7 | *Tópicos especiais em periodontia:* **aspectos fundamentais para a inter-relação entre periodontia e odontologia restauradora** .... 86
*Rui Vicente Oppermann*
*Sabrina Carvalho Gomes*
*Amanda Finger Stadler*

8 | *Tópicos especiais em periodontia:* **cirurgia periodontal estética** .... 94
*Alex Nogueira Haas*
*Ingrid Webb Josephson Ribeiro*

9 | *Tópicos especiais em periodontia:* **halitose** .... 106
*Cassiano Kuchenbecker Rösing*
*José Mariano da Rocha*

10 | *Tópicos especiais em periodontia:* **diagnóstico e tratamento da hipersensibilidade dentinária** .... 117
*Cassiano Kuchenbecker Rösing*
*Eduardo José Gaio*

11 | *Tópicos especiais em periodontia:* **aspectos periodontais na infância e na adolescência** .... 128
*Rui Vicente Oppermann*
*Sabrina Carvalho Gomes*
*Amanda Finger Stadler*

12 | *Tópicos especiais em periodontia:* **inter-relação entre periodontia e ortodontia** .... 134
*Marilene Issa Fernandes*

13 | **Periodontia e implantes** .... 140
*Patrícia Weidlich*
*José Mariano da Rocha*

14 | **Manutenção periódica preventiva** .... 148
*Rui Vicente Oppermann*
*Sabrina Carvalho Gomes*
*Amanda Finger Stadler*

**Referências** .... 157

## Recursos pedagógicos que facilitam a leitura e o aprendizado!

| | |
|---|---|
| **OBJETIVOS DE APRENDIZAGEM** | Informam a que o estudante deve estar apto após a leitura do capítulo. |
| **Conceito** | Define um termo ou expressão constante do texto. |
| **LEMBRETE** | Destaca uma curiosidade ou informação importante sobre o assunto tratado. |
| **PARA PENSAR** | Propõe uma reflexão a partir de informação destacada do texto. |
| **SAIBA MAIS** | Acrescenta informação ou referência ao assunto abordado, levando o estudante a ir além em seus estudos. |
| **ATENÇÃO** | Chama a atenção para informações, dicas e precauções que não podem passar despercebidas ao leitor. |
| **RESUMINDO** | Sintetiza os últimos assuntos vistos. |
| 🔍 | Ícone que ressalta uma informação relevante no texto. |
| ⚡ | Ícone que aponta elemento de perigo em conceito ou terapêutica abordada. |
| **PALAVRAS REALÇADAS** | Apresentam em destaque situações da prática clínica, tais como prevenção, posologia, tratamento, diagnóstico etc. |

# Doenças periodontais como doenças infecciosas

PATRÍCIA WEIDLICH

As doenças periodontais tradicionalmente caracterizadas como doenças infectoinflamatórias são produto da interação entre os biofilmes e a resposta inflamatória e imune do hospedeiro. Essa interação é modulada por **condições sistêmicas e ambientais** e por **fatores genéticos**.

O biofilme apresenta características próprias decorrentes da sua organização estrutural e funcional, o que aumenta seu potencial e confere características particulares às doenças a ele relacionadas, como é o caso das gengivites e das periodontites. Entender a placa bacteriana como um biofilme traz repercussões relevantes para o entendimento da etiologia e da patogênese das doenças periodontais, bem como para o desenvolvimento de estratégias preventivas e terapêuticas em periodontia.

As respostas inflamatória e imune são ativadas a partir da presença dos biofilmes. Elas têm a função de combater o "ataque" dos microrganismos, na tentativa de debelar a infecção e prevenir sua disseminação. Entretanto, a resposta do hospedeiro também pode ser prejudicial e provocar dano a células e a estruturas do tecido conjuntivo, colaborando em grande parte para a destruição dos tecidos periodontais. Esse cenário apresenta também reflexos sistêmicos, e as **bolsas periodontais** são feridas que propiciam o acesso sistêmico de produtos bacterianos e bactérias subgengivais.

Neste capítulo, serão abordadas a etiopatogenia das doenças periodontais, enfatizando-se o papel dos biofilmes supragengival e subgengival e o papel da resposta do hospedeiro no estabelecimento, na progressão e na modulação das gengivites e periodontites. Também serão apresentadas as repercussões sistêmicas da presença dessas infecções, considerando que gengivites e periodontites não tratadas devem ser reconhecidas atualmente como infecções crônicas com impacto na saúde geral do indivíduo.

### OBJETIVOS DE APRENDIZAGEM

- Compreender o papel dos biofilmes e da resposta do hospedeiro no estabelecimento e na progressão das doenças periodontais
- Desenvolver estratégias preventivas e terapêuticas em periodontia

### LEMBRETE

As doenças periodontais são referidas como **infecções bacterianas mistas**, pois vários microrganismos contribuem para o seu desenvolvimento. Ao mesmo tempo, a relação dos microrganismos com o hospedeiro é alterada ao longo do tempo, passando de uma relação inicialmente benéfica para uma relação patogênica com o desenvolvimento da inflamação.

# CARACTERÍSTICAS UNIVERSAIS DOS BIOFILMES

**LEMBRETE**

O biofilme garante estabilidade no fornecimento de nutrientes e oferece um ambiente favorável para a proliferação, com riscos limitados às espécies residentes.

Os biofilmes dentais são uma comunidade microbiana imersa em matriz extracelular de polímeros derivados dos microrganismos e do hospedeiro que está aderida aos dentes e às estruturas não renováveis na cavidade bucal.

Os microrganismos da cavidade bucal não se depositam sobre dentes, próteses, restaurações e implantes de forma aleatória; ao contrário, apresentam-se organizados do ponto de vista estrutural e funcional e possuem uma série de interações entre si e com o meio bucal.

Comunidades microbianas envoltas por uma matriz intermicrobiana são encontradas frequentemente na natureza aderidas a superfícies sólidas e úmidas, como tecidos de seres vivos, rochas existentes em mares e rios, cascos de barcos e interiores de tubulações. A compreensão das características associadas aos biofilmes torna possível entender como essas comunidades complexas beneficiam-se desse modo de crescimento (Quadro 1.1).

A estrutura dos biofilmes facilita o processamento, a distribuição e a absorção de nutrientes. A matriz extracelular abriga um sistema circulatório primitivo que permeia o interior do biofilme e proporciona

## QUADRO 1.1 – Características gerais dos biofilmes

| Características dos biofilmes | Exemplo nos biofilmes dentais |
|---|---|
| Proteção microbiana | Produção de polímeros extracelulares que formam uma matriz funcional. Proteção contra fagocitose |
| Arquitetura aberta | Presença de canais |
| Ampla variação no habitat | Presença de anaeróbios estritos em um ambiente predominantemente aeróbio |
| Metabolismo eficiente | Catabolismo completo de macromoléculas complexas do hospedeiro |
| Comunicação com o hospedeiro | Regulação negativa da resposta pró-inflamatória por bactérias residentes |
| Heterogeneidade ambiental e estrutural | Gradientes diferentes de pH e $O_2$. Coadesão |
| Tolerância aumentada a antimicrobianos | Sensibilidade reduzida à clorexidina e aos antimicrobianos locais e sistêmicos |
| Neutralização de agentes inibidores | Produção de betalactamases para proteger microrganismos sensíveis da "vizinhança" |
| Virulência aumentada | Sinergismo entre microrganismos envolvidos nas periodontites |
| Expressão gênica singular | Síntese de proteínas inéditas ao aderir ou ligar-se a células do hospedeiro |
| Respostas gênicas coordenadas | Produção de moléculas sinalizadoras pelas bactérias para comunicação célula a célula |

*Fonte: Adaptado de Marsh e colaboradores.*[1]

a troca de nutrientes, metabólitos e moléculas sinalizadoras entre as diferentes colônias. Espécies podem interagir tanto a partir do compartilhamento na produção de nutrientes, em que uma espécie produz nutrientes para outra, quanto na remoção de produtos metabólicos inibidores ou tóxicos, o que geralmente é possibilitado pelo aproveitamento desses produtos tóxicos por outras bactérias.

A heterogeneidade fisiológica presente nos biofilmes é explicada pela produção de microambientes específicos decorrentes do metabolismo microbiano. Gradientes localizados em parâmetros críticos para o crescimento, como pH, nutrientes e oxigênio, levam ao desenvolvimento de estratificações verticais e horizontais no biofilme, além de propiciar o crescimento de espécies com requerimentos fisiológicos, metabólicos e de crescimento aparentemente contraditórios.

Os biofilmes proporcionam proteção às espécies colonizadoras, pois fatores ambientais, como componentes do sistema de defesa do hospedeiro e outras substâncias potencialmente tóxicas às bactérias, como antimicrobianos, têm seu acesso dificultado ou impedido no interior dos biofilmes. A maioria dos microrganismos é mais resistente à ação dos agentes antimicrobianos quando cresce em biofilme em comparação com o crescimento planctônico, porque as bactérias presentes num biofilme são fenotipicamente distintas das células planctônicas.

A resistência a antimicrobianos apresentada pelas bactérias que habitam um biofilme está relacionada com a **matriz de exopolissacarídeos**, que tem mecanismos próprios para este fim. Íons ou agentes químicos altamente reativos podem ser neutralizados antes de atingir as camadas mais profundas do biofilme, visto que a matriz intermicrobiana funciona como uma resina onde ocorrem trocas iônicas capazes de reagir e neutralizar tais agentes. Além disso, enzimas extracelulares com betalactamases e formaldeído deidrogenase podem ser represadas e mantidas em altas concentrações na matriz, o que inativa a ação de alguns antimicrobianos.

A comunicação entre as espécies que compõem o biofilme é essencial para o desempenho e a sustentabilidade da comunidade microbiana. A **comunicação intercelular** (*quorum/sensing*) é dependente da densidade celular e ocorre a partir da expressão de componentes sinalizadores regulados geneticamente pelas bactérias. Essa comunicação influencia a estrutura do biofilme, sendo que os componentes sinalizadores podem ser ativados a partir da expressão de genes responsáveis pela resistência a antimicrobianos, por exemplo.

O estabelecimento de uma comunidade clímax no biofilme traz autonomia e independência a toda a estrutura, pois nesse estágio a comunidade torna-se autossustentável. Portanto, não necessita do meio externo para desenvolvimento de atividades essenciais, tampouco apresenta grandes variações com relação à composição microbiana. Nesse contexto, o biofilme maduro também exerce proteção contra a invasão por microrganismos exógenos. Os microrganismos que compõem o biofilme maduro apresentam interações físicas, metabólicas e moleculares, o que impede que as espécies que coabitam as microcolônias sejam classificadas como vizinhos passivos e isolados.

Perturbações ambientais podem ter reflexo na composição dos biofilmes. A partir do estabelecimento de uma comunidade clímax, o

**PARA PENSAR**

A organização das bactérias em um biofilme assemelha-se à vida de pessoas em um condomínio, onde cada habitante tem tarefas a serem cumpridas que, quando somadas, possibilitam a vida em comunidade.

aumento no volume e na extensão do biofilme é resultante da interação entre o biofilme e o meio ambiente.

Aspectos relacionados à dieta, como consistência e composição, composição salivar, rugosidade superficial e presença de inflamação gengival, são fatores que levam a alterações do meio ambiente.

A influência da inflamação gengival no desenvolvimento da placa supragengival tem sido objeto de várias investigações. **A presença de gengivite acelera a formação do biofilme dental supragengival**. Dessa forma, um indivíduo que apresenta gengivite forma maior quantidade e extensão de placa supragengival quando comparado com ele próprio em situação de saúde gengival. Essa informação tem impacto direto no tratamento das gengivites, e a deplacagem profissional preconizada em cada consulta durante o tratamento supragengival tem o objetivo de reduzir a inflamação gengival em toda a boca. Ao mesmo tempo, essa mudança em direção à saúde propicia redução na quantidade e na extensão de biofilme supragengival formado pelo paciente.

A Figura 1.1 apresenta o processo de formação de biofilme supragengival em um paciente.

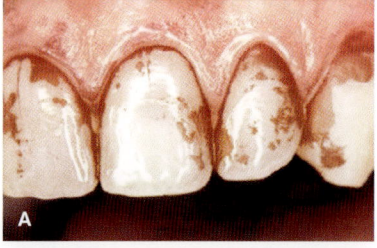
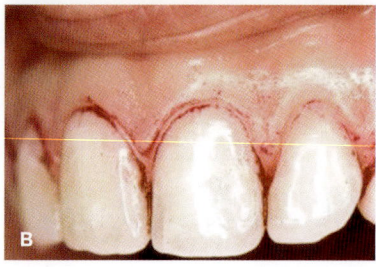
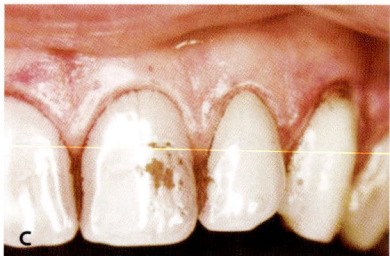
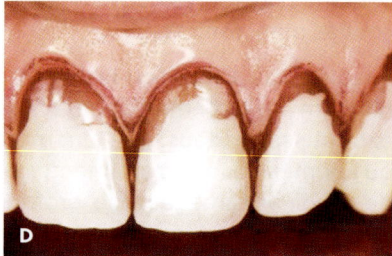

Figura 1.1 – Formação de biofilme supragengival em indivíduo com diagnóstico de gengiva clinicamente saudável durante 72 horas (A) e 96 horas (B). Formação de biofilme supragengival durante 72 horas (C) e 96 horas (D) no mesmo indivíduo, a partir de inflamação gengival induzida por suspensão do controle mecânico do biofilme na região por 10 dias.

## FORMAÇÃO E COMPOSIÇÃO DOS BIOFILMES DENTAIS

A cavidade bucal constitui um habitat microbiano com características particulares, determinadas pela presença dos dentes, da saliva, do fluido crevicular gengival e das superfícies mucosas. Estima-se que o corpo humano seja formado por mais de $10^{14}$ células, sendo que 90% destas são os microrganismos que compõem a microbiota residente do hospedeiro.

As espécies que colonizam a cavidade bucal o fazem porque a reconhecem como um ambiente que oferece condições ecológicas adequadas para colonização e proliferação.[2] A boca apresenta-se colonizada por microrganismos desde o nascimento até a morte de um indivíduo, e os biofilmes dentais são produto da evolução das bactérias com o hospedeiro. Geralmente a microbiota bucal está em harmonia e equilíbrio como o hospedeiro, sendo que a formação do biofilme dental é natural e contribui, à semelhança do que ocorre com a microbiota residente em outras áreas do organismo, para a integridade fisiológica e imunológica do hospedeiro.

O processo de formação do biofilme supragengival inicia com a colonização bacteriana da película adquirida, realizada por bactérias que conseguem aderir a ela – os chamados **colonizadores primários ou iniciais**. Na sequência, ocorre a coadesão de novas bactérias àquelas já aderidas – os chamados **colonizadores secundários** – e o início da formação de microcolônias, o que resulta no aumento da massa do biofilme e facilita que microrganismos sem capacidade de aderência integrem a comunidade por agregação.

Se considerarmos que os diferentes estágios do processo saúde-doença periodontal resultam em ambientes distintos para o desenvolvimento dos biofilmes supra e subgengivais, torna-se importante estudar a composição dos biofilmes a partir do estado de saúde e doença do hospedeiro.

Em 1998, Socransky e colaboradores[3] descreveram a formação de complexos microbianos presentes nos biofilmes dentais. A associação bacteriana nos biofilmes não é aleatória, e cada espécie bacteriana tem seus parceiros para interação. Seis complexos bacterianos foram identificados, sendo que os **complexos amarelo, púrpura, azul e verde** reúnem espécies que estão presentes na colonização inicial das superfícies dentárias. As bactérias desses complexos fornecem receptores e criam condições ecológicas para as bactérias do **complexo laranja**, que precedem as espécies do **complexo vermelho** e criam condições para elas.

Na maioria dos ecossistemas, existe uma relação direta entre o ambiente e a diversidade e abundância de espécies presentes. Essa relação é dinâmica; ou seja, alterações ambientais podem mudar a competitividade de algumas espécies, o que pode resultar em benefício considerável a uma parcela minoritária da comunidade ou em perda do domínio pelas espécies predominantes. A alteração da microbiota em direção a maiores números e proporções de microrganismos anaeróbios e proteolíticos pode ser explicada pela resposta dos biofilmes subgengivais às alterações das condições locais e pela resposta inflamatória do hospedeiro, como sugerido pela hipótese da placa ecológica.

O fluido gengival gerado a partir da resposta ao acúmulo de biofilme possui tanto componentes do sistema de defesa quanto uma série de nutrientes que favorecem o crescimento de microrganismos de metabolismo proteolítico. Em decorrência desse metabolismo, há aumento no pH local e redução no potencial redox, o que acaba por selecionar microrganismos proteolíticos, que se beneficiam e passam a predominar no biofilme.

A periodontite, por não estar associada a um único microrganismo como agente etiológico, enquadra-se no grupo de doenças crônicas infecciosas que seguem o conceito de deslocamento microbiano. Nesse conceito, também conhecido por disbiose, postula-se que determinadas doenças ocorrem pela redução no número de microrganismos benéficos e/ou aumento no número de patógenos. O desenvolvimento da disbiose ocorre ao longo de um determinado período, em que gradualmente há a alteração da relação simbiótica entre os microrganismos e o hospedeiro para uma relação patogênica.

O crescimento do **biofilme supragengival**, por estar em contato com a cavidade bucal, está sujeito a abrasões intensas por sofrer influência

> **LEMBRETE**
>
> O biofilme supragengival "maduro" traduz-se em uma comunidade clímax, quando a população de espécies microbianas atinge estabilidade e equilíbrio. O aumento do biofilme em volume e em composição passa a ser resultado da interação entre os fatores ecológicos do ambiente e a comunidade microbiana do biofilme.

> **ATENÇÃO**
>
> As bactérias do complexo vermelho apresentam-se em maior número quando há sinais clínicos de inflamação subgengival. As bactérias *Tannerella forsythia*, *Porphyromonas gingivalis* e *Treponema denticola*, integrantes do complexo vermelho, são reconhecidas como os principais microrganismos envolvidos com o processo inflamatório que leva à perda de inserção (PI) periodontal.

> **LEMBRETE**
>
> A natureza, a composição e a estrutura são distintas para os biofilmes supragengival e subgengival. As características gerais dos biofilmes aplicam-se a ambos os tipos de biofilmes; porém, as condições ecológicas e os fatores que guiam o seu desenvolvimento são diferentes, devido, em grande parte, à sua localização.

direta da saliva, da língua, da fala e da mastigação, o que acaba por limitar o acúmulo indefinido de biofilme. Além disso, há a ação dos componentes de defesa da saliva, como imunoglobulina A, lactoferrina, lisozima e peroxidases, que têm propriedades antimicrobianas e agem de maneira sinérgica para limitar a colonização e o crescimento do biofilme supragengival.

Em contraste, o **biofilme subgengival** beneficia-se da proteção oferecida pela sua localização, visto que os tecidos periodontais o protegem das condições adversas encontradas no ambiente supragengival. Os principais limitantes do crescimento do biofilme subgengival são o espaço exíguo e a ação do sistema de defesa. O fluido gengival, apesar de ser uma fonte rica de nutrientes, contém componentes dos sistemas de defesa inato e adaptativo do hospedeiro, que auxiliam na prevenção da disseminação da infecção periodontal.

> **LEMBRETE**
>
> Em função de sua estrutura, os biofilmes podem ser resistentes não somente a antimicrobianos e agentes químicos como a clorexidina, mas também a mecanismos de defesa do hospedeiro, como a opsonização e a fagocitose bacteriana pelo sistema complemento.

A formação de biofilme subgengival parece ser uma adaptação necessária e conveniente que permite a sobrevivência microbiana, mesmo na presença de um sistema de defesa imunocompetente. As propriedades de aderência de algumas bactérias, acrescidas das propriedades da matriz de exopolissacarídeos do biofilme, representam uma vantagem do ponto de vista evolutivo difícil de ser superada.

Os ambientes supragengival e subgengival caracterizam-se como meios distintos (em termos de nutrientes, saturação de oxigênio e presença de desafios locais) para o crescimento dos biofilmes. O edema que ocorre na presença de inflamação gengival é capaz de modificar as condições locais da área dentogengival e oportuniza, em poucos dias, o surgimento de um ambiente que "seleciona" microrganismos com potencial de virulência aos tecidos periodontais.

> **ATENÇÃO**
>
> Gengivites e periodontites são doenças com natureza, história natural, epidemiologia e manejo terapêutico distintos. A gengivite está relacionada com biofilme supragengival, e a periodontite, com biofilme subgengival. O estabelecimento da periodontite é precedido pela gengivite, ou seja, o biofilme subgengival origina-se do biofilme supragengival. Essa sucessão é relevante para o entendimento dos mecanismos patogênicos iniciais das periodontites.

A colonização do ambiente subgengival pelo biofilme pode ocorrer tanto a partir do crescimento deste em direção à área sulcular, bem como a partir da cobertura deste biofilme pelo edema da margem da gengiva. Já nos estágios iniciais do biofilme supragengival, pode-se observar que existe uma resposta inflamatória traduzida por aumento na exsudação de fluido gengival. Sabe-se que esse aumento na resposta inflamatória na área dentogengival vem também acompanhado de **edema**; após 4 dias de acúmulo de placa em indivíduos saudáveis, observa-se edema na ordem de 300 micrômetros na região das papilas gengivais, como foi demonstrado por Weidlich e colaboradores.[4]

Quando a formação inicial de biofilme ocorre na presença de um agente químico como a **clorexidina**, observa-se que há inibição da formação do biofilme supragengival e consequentemente do biofilme subgengival, mostrando que a colonização da área subgengival pode ser retardada pelo uso deste agente.[5]

Dessa forma, pode-se perceber que, já nos momentos iniciais de formação do biofilme supragengival, os mecanismos de defesa do hospedeiro são ativados. A resposta inflamatória, que tem como papel primário proteger o hospedeiro, acaba por criar condições favoráveis para o desenvolvimento do biofilme subgengival e a consequente expressão de seu potencial patogênico.

# PAPEL DOS BIOFILMES E DA RESPOSTA DO HOSPEDEIRO NO ESTABELECIMENTO DAS DOENÇAS PERIODONTAIS

**DIAGNÓSTICO:** A presença de gengiva clinicamente saudável é diagnosticada por ausência de sangramento marginal e ausência de biofilme supragengival visível.

Do ponto de vista de patogênese, essa condição é explicada pela baixa intensidade da agressão (presença de placa supragengival não visível) e pela presença de condições no hospedeiro que conseguem manter o equilíbrio que resulta em saúde periodontal.

Dentre os fatores do hospedeiro que estão envolvidos na manutenção da saúde periodontal, destacam-se os seguintes:

- barreira intacta representada pelo epitélio juncional;
- descamação regular das células epiteliais na cavidade bucal;
- fluxo de fluido gengival, que acaba por "lavar" microrganismos não aderidos e seus produtos tóxicos;
- presença de anticorpos no fluido gengival contra produtos microbianos;
- função de fagocitose exercida por neutrófilos e macrófagos;
- ação de algumas proteínas do complemento sobre a microbiota do biofilme supragengival.

O equilíbrio entre a agressão e a defesa do hospedeiro observado na condição de gengiva clinicamente saudável pode ser rompido se houver aumento na quantidade e espessura de biofilme supragengival, traduzido clinicamente pela presença de biofilme supragengival visível. Nesse momento, está-se diante de um quadro de gengivite, pois o acúmulo e a retenção desse biofilme elicita uma resposta inflamatória mais sólida, que culmina clinicamente com a presença de sangramento da margem da gengiva.

As gengivites apresentam-se como uma inflamação do periodonto de proteção decorrente do acúmulo de biofilme supragengival e que não leva à destruição tecidual irreversível. Diz-se que a gengivite é uma resposta universal do periodonto de proteção ao biofilme, pois todo indivíduo que apresentar biofilme supragengival acumulado por um período que ultrapasse a capacidade de equilíbrio entre biofilme e hospedeiro (geralmente entre 3 e 21 dias) irá desenvolver inflamação gengival.

A resposta inflamatória inicial em face do acúmulo de biofilme supragengival é caracterizada por aumento na permeabilidade do leito vascular e exsudação aumentada de componentes inflamatórios no conjuntivo adjacente aos epitélios sulcular e juncional. Há aumento na exsudação de fluido crevicular gengival que acaba por lavar e remover bactérias e seus produtos no sulco gengival. Dentre os componentes desse fluido estão anticorpos, proteínas do complemento, proteases e macromoléculas, todos atuando na defesa do hospedeiro contra as bactérias.

Ocorre também a migração de neutrófilos para o conjuntivo e para a área do sulco gengival, a partir de estímulo quimiotático gerado por proteínas do complemento e interleucina 8 (IL-8), entre outras. Linfócitos em pequena quantidade e degeneração de fibroblastos também são encontrados em estágios iniciais da inflamação do periodonto de proteção.

> **LEMBRETE**
>
> Uma pequena parcela de indivíduos pode apresentar-se com gengivite ao longo de toda a vida, sem haver progressão para periodontite (ver Cap. 2).

Com o acúmulo continuado de biofilme, sobrepõem-se aos eventos já descritos a presença majoritária de linfócitos no exsudato inflamatório, bem como a intensificação na destruição de fibras colágenas a fim de promover espaço para o infiltrado inflamatório. Observa-se projeção de cristas do epitélio juncional em direção ao conjuntivo na tentativa de manter a integridade epitelial.

> **Periodontites**
>
> São um processo inflamatório do periodonto de inserção, levam à destruição do periodonto de inserção (ligamento periodontal, osso alveolar e cemento radicular) e são resultantes da presença de biofilme subgengival em um hospedeiro suscetível.

A ausência de tratamento da gengivite estabelece as condições ideais e necessárias para o estabelecimento e o desenvolvimento do biofilme subgengival, apesar da resposta inflamatória gerada pelo hospedeiro (e em função desta). Dessa forma, a presença de biofilme subgengival e de gengivite não tratada leva ao estabelecimento de periodontite na maioria dos indivíduos.

A presença de biofilme subgengival demanda uma resposta ainda mais complexa do hospedeiro por meio da presença de periodontopatógenos e produtos microbianos, como os lipopolissacarídeos das bactérias Gram-negativas, leucotoxinas e proteases bacterianas presentes no ambiente subgengival. Em resposta, há ativação marcada da resposta imune adaptativa, a qual é mais eficaz no combate a microrganismos e antígenos com maior potencial de virulência. O estabelecimento e a progressão da periodontite (quantidade e extensão de PI) observados em cada indivíduo ao longo do tempo são resultantes da inter-relação entre o biofilme subgengival e a resposta imune do hospedeiro.

> **LEMBRETE**
>
> Condições sistêmicas (como a presença de diabetes melito descompensado e tabagismo), fatores genéticos (como a presença de um fenótipo hiper-responsivo de linfócitos e macrófagos) e fatores ambientais interferem e modulam negativamente a relação entre o biofilme subgengival e a resposta do hospedeiro.

A Figura 1.2 demonstra a presença de biofilme subgengival em hospedeiro suscetível.

A presença do biofilme na área subgengival mostra que a agressão está "vencendo" a batalha contra o hospedeiro, ainda que nesse momento já tenha havido a ativação da resposta inflamatória. Em contraste com a resposta inespecífica, a resposta adaptativa, que está ativa e predominante nos casos de periodontite, é capaz de usar estratégias de reconhecimento, memória e ligação a microrganismos com o objetivo de eliminá-los.

> **LEMBRETE**
>
> A resposta adaptativa é a segunda linha de defesa do hospedeiro, mais específica e complexa, que melhora a capacidade do hospedeiro em reconhecer os patógenos. Em contraste, como resultado da sua ativação, há destruição tecidual no local da infecção.

A destruição do periodonto de inserção na periodontite decorre predominantemente da ativação da resposta adaptativa do hospedeiro, que induz destruição tecidual com os objetivos de manter mais espaço para a chegada de componentes inflamatórios e

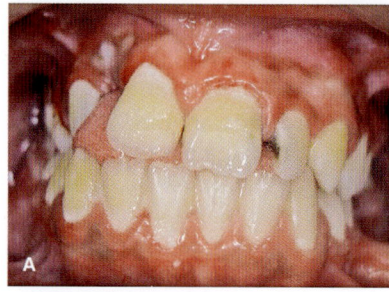
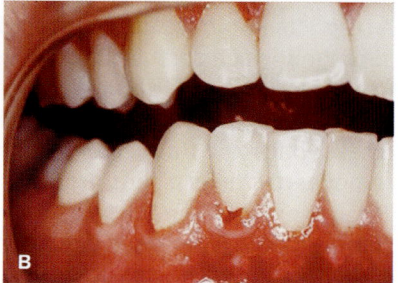

*Figura 1.2 – (A) Aspecto clínico da presença de biofilme supragengival visível a partir de secagem e iluminação das superfícies dentárias. (B) Presença de sangramento da margem da gengiva após realização do índice de sangramento gengival, evidenciando diagnóstico de gengivite nos dentes 41, 42 e 43.*

celulares para a área da infecção e de tentar restringir a presença da infecção ao periodonto, impedindo sua disseminação para os ossos maxilares, por exemplo.

As atividades antimicrobianas da resposta adaptativa são funções especializadas e coordenadas por linfócitos. Nesse cenário, a resposta do hospedeiro ao biofilme subgengival ocorre de forma sincronizada. Proteínas mensageiras ou sinalizadoras – as citocinas – transmitem informações entre grupos celulares específicos a fim de controlar a resposta do hospedeiro. As citocinas têm várias ações, muitas delas sobrepostas, e que incluem início e manutenção das respostas inflamatória e adaptativa e regulação do crescimento e da diferenciação celular. As citocinas são capazes de exercer regulação positiva e negativa na sua própria produção e na produção de outras citocinas.

As interleucinas são membros importantes do grupo de citocinas e estão envolvidas na comunicação de leucócitos com outras células. As interleucinas 1 beta (IL-1β) e o fator de necrose tumoral alfa (TNF-α) são citocinas que estimulam a reabsorção óssea e inibem a formação óssea. As prostaglandinas também estão envolvidas no processo de destruição óssea. Estas são produzidas pelos macrófagos, dentre outras células. A prostaglandina E2 (PGE-2) age nos fibroblastos e nos osteoclastos para induzir a produção de metaloproteinases da matriz (MMPs). As MMPs fazem parte de uma subfamília de enzimas proteolíticas dependentes de cálcio e zinco e são responsáveis pelo remodelamento e pela degradação dos componentes da matriz extracelular.

A destruição tecidual é um marco na patogênese da periodontite e envolve destruição de tecido conjuntivo e de tecido ósseo. A degradação do colágeno é resultado da produção de várias MMPs; a reabsorção óssea é mediada por osteoclastos e ocorre simultaneamente à destruição do conjuntivo de inserção. A **IL-1β** e o **TNF-α**, juntamente com a **PGE-2**, estão envolvidos na destruição óssea. À medida que o hospedeiro tenta defender-se da presença do biofilme, há também migração do epitélio juncional para apical, na tentativa de isolar a agressão.

DIAGNÓSTICO: Clinicamente, observa-se, na fase de destruição tecidual, presença de sangramento subgengival, aumento da profundidade de sondagem (PS) e/ou recessão gengival.

A presença do biofilme subgengival é uma condição necessária para o estabelecimento das periodontites, porém não é suficiente. Ainda que a presença de algumas bactérias em altos níveis no biofilme subgengival possa aumentar o risco de destruição periodontal, como é o caso da *Porphyromonas gingivalis*, da *Tannerella forsythia*, da *Aggregatibacter actinomycetemcomitans* e da *Treponema denticola*, a suscetibilidade do hospedeiro constitui outro componente necessário para o estabelecimento dessas doenças.

Dentre os fatores conhecidos, podem-se citar o tabagismo e o diabetes melito, os quais aumentam a ocorrência e a gravidade das periodontites. Além disso, outras doenças e condições sistêmicas podem modificar a relação entre biofilme subgengival e resposta do hospedeiro, como ansiedade e depressão, obesidade, fatores hormonais, artrite reumatoide, entre outras. Os fatores e os indicadores de risco para as doenças periodontais serão abordados em maior profundidade no Capítulo 2.

**Suscetibilidade do hospedeiro**

A expressão é um termo genérico usado para denominar fatores conhecidos e desconhecidos de origem comportamental, ambiental, sistêmica ou genética que integram a cadeia causal das periodontites.

**ATENÇÃO**

A presença do biofilme subgengival é uma condição necessária para o estabelecimento das periodontites, mas não suficiente. A suscetibilidade do hospedeiro é outro componente necessário para que essas doenças se instalem.

## DOENÇAS PERIODONTAIS COMO INFECÇÕES CRÔNICAS

Considerando o que foi exposto, é mister também abordar as repercussões sistêmicas da presença de doenças periodontais não tratadas. Por muito tempo, a atenção ficou voltada para as relações entre os biofilmes e a resposta do hospedeiro localmente, no periodonto e na cavidade bucal. As periodontites crônicas, altamente prevalentes na população adulta, são, como o próprio termo refere, infecções crônicas. Assim, apresentam progressão lenta de PI e, em função disso, seus portadores não identificam sua presença a não ser em sua fase mais avançada.

**DIAGNÓSTICO:** O diagnóstico da periodontite crônica é realizado somente pelo cirurgião-dentista. Sintomas como mudança na posição dos dentes, mobilidade dentária, recessão gengival, mau gosto na boca e dificuldade mastigatória são comumente relatados pelos pacientes 10, 15 ou 20 anos após o início da doença.

A Figura 1.3 apresenta a etiopatogênese das periodontites.

Existem reflexos sistêmicos da presença dessa infecção crônica presente comumente por vários anos na vida do indivíduo. Estudos clínicos mostram níveis séricos crescentes de proteína C-reativa, IL-1β e IL-6 quando se comparam indivíduos saudáveis com periodontite moderada e indivíduos com periodontite avançada. Além disso, sujeitos com periodontite podem apresentar alterações no hemograma: maiores contagens de leucócitos, dentre eles neutrófilos e linfócitos, são observados na presença de periodontite.

Existe também correlação entre parâmetros inflamatórios periodontais e marcadores inflamatórios sistêmicos. PS maior ou igual a 5 mm esteve consistentemente correlacionada a níveis plasmáticos de proteína C-reativa em um estudo epidemiológico nos Estados Unidos, mostrando que esse indicador inflamatório pode servir como medida da extensão da ferida periodontal.[6] É plausível caracterizar a bolsa periodontal como uma ferida que representa a

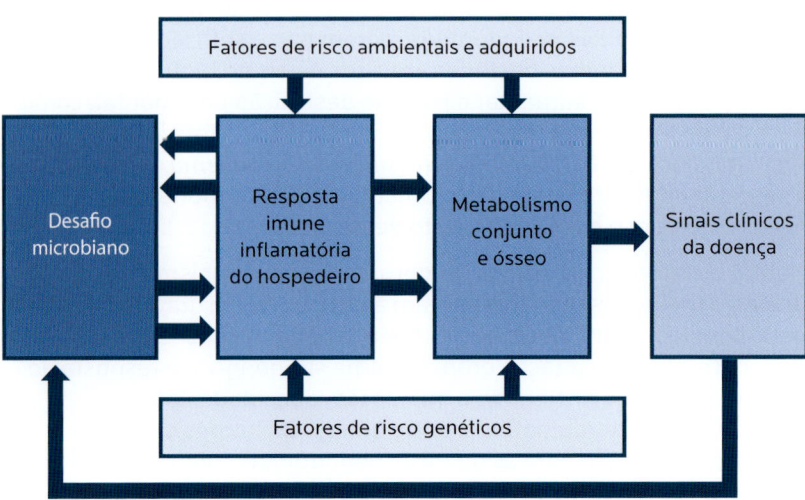

*Figura 1.3 – Etiopatogênese das periodontites.*
Fonte: Adaptada de Page e Kornman.[7]

infecção periodontal, visto que há inflamação ativa, ulceração da área subgengival e consequente sangramento periodontal, o que propicia o acesso sistêmico de produtos bacterianos e bactérias subgengivais. Dessa forma, a extensão da PS, medida em milímetros, pode indicar a quantidade de área subgengival com desafio microbiano "potencial" para acesso sistêmico.

É nesse cenário que se estuda a associação entre doenças periodontais e outras condições sistêmicas, como doenças cardiovasculares, nascimentos de bebês prematuros e/ou com baixo peso, pobre controle metabólico do diabetes, entre outras. Cinco vias, ao atuar de forma isolada ou integrada, podem explicar a plausibilidade biológica dessa relação:

- efeito direto das bactérias do biofilme sobre plaquetas;
- ativação da resposta autoimune;
- invasão bacteriana em células endoteliais e macrófagos;
- aumento sistêmico de mediadores inflamatórios;
- compartilhamento de fatores de risco comuns entre as doenças periodontais e a condição sistêmica em questão.

A abordagem específica e aprofundada desse tema será feita no Capítulo 2. Ainda assim, é importante enfatizar que a presença de doenças periodontais não tratadas tem impacto local e sistêmico para o hospedeiro.

**LEMBRETE**

A PS representa edema da margem gengival, quando estiver aumentada em relação a um exame anterior, e também demonstra o tamanho da ferida periodontal que está mobilizando o hospedeiro em indivíduos não tratados.

# 2

# Epidemiologia das doenças periodontais

ALEX NOGUEIRA HAAS
CASSIO KAMPITS
MARTA LILIANA MUSSKOPF

**OBJETIVOS DE APRENDIZAGEM**

- Conhecer a epidemiologia das doenças periodontais
- Adquirir embasamento científico para o diagnóstico, a prevenção e o tratamento das doenças periodontais
- Identificar os fatores de risco reais e os prováveis para doença periodontal

Epidemiologia é a ciência que estuda as condições de saúde e doença nas populações e busca estimar os fatores determinantes dessas condições para estabelecer estratégias preventivas e terapêuticas.

Contextualizando a epidemiologia no âmbito da periodontia, pode-se afirmar que o entendimento que temos atualmente sobre a distribuição das doenças periodontais e os fatores de risco depende inteiramente do desenvolvimento de estudos epidemiológicos populacionais e clínicos de intervenção.

O embasamento científico disponível para o diagnóstico, a prevenção e o tratamento das doenças periodontais provém fundamentalmente da epidemiologia. Assim, neste capítulo, serão fornecidas informações epidemiológicas a respeito da ocorrência das doenças periodontais no âmbito populacional e os fatores de risco até agora estudados.

## VISÃO GERAL SOBRE A PREVALÊNCIA E A PROGRESSÃO DAS DOENÇAS PERIODONTAIS

A ocorrência de doenças periodontais nas populações deve ser avaliada separadamente para gengivites e periodontites. As gengivites são observadas em quase a totalidade das pessoas, podendo ser consideradas uma condição universal. Contudo, há que se ressaltar que a extensão da gengivite é bastante variável entre os indivíduos e entre as populações.

No que se refere às periodontites, as crônicas apresentam maior prevalência. As periodontites agressivas são mais raras, afetando um percentual de pessoas que varia entre menos de 1 e 5%, dependendo da população em estudo. As estimativas de prevalência das periodontites são muito variáveis, fato explicado em parte pela existência de inúmeros critérios de definição da doença. Por exemplo, em um estudo de Porto Alegre (Rio Grande do Sul) sobre as condições periodontais realizado a partir de uma amostra representativa de 1.486 pessoas, a periodontite moderada foi definida como presença de 15 a 50% dos dentes com PI maior ou igual a 5 mm, e a prevalência encontrada foi de 28,4%.

Dados sobre a progressão de PI a partir de estudos longitudinais de base populacional são escassos na literatura. Isso se deve principalmente às características peculiares de estudos longitudinais que dificultam a sua realização em nível populacional. O interesse pelo estudo da progressão de doença periodontal destrutiva surgiu a partir do questionamento de como se dava o curso natural da doença nas populações.

Estudos realizados no final da década de 1970 e início dos anos 1980 começaram a gerar as seguintes evidências:

- a gengivite não necessariamente progrediria para uma periodontite;
- nem todas as pessoas iriam ter periodontite;
- a progressão da periodontite não era linear;
- a perda dentária não seria o desfecho final da periodontite na maior parte dos casos.

Os estudos longitudinais populacionais, de maneira geral, demonstram que as taxas de progressão de PI periodontal são maiores em países em desenvolvimento, em comparação com países desenvolvidos.

Estudos longitudinais também avaliaram a distribuição da progressão da PI nos diferentes grupos demográficos e sociais. Os indivíduos mais velhos parecem apresentar maior progressão de PI. Diferenças na progressão de PI também têm sido reportadas em relação ao gênero e à cor da pele, mas as evidências são mais escassas.

**SAIBA MAIS**

No Brasil, a taxa de progressão de doença periodontal parece ser intermediária em relação àquela observada em países europeus e nos Estados Unidos e aquela observada em países asiáticos.[1]

## FATORES DE RISCO PARA AS DOENÇAS PERIODONTAIS

Existem diversas definições de fator de risco na literatura. Pode ser considerado um aspecto pessoal comportamental, uma exposição ambiental ou uma característica herdada que, com evidências epidemiológicas, são associados com condições de saúde importantes para prevenção. Fatores de risco também podem ser definidos como fatores ambientais, comportamentais ou biológicos confirmados por sequência temporal que, quando presentes, aumentam a probabilidade de ocorrência da doença e, se ausentes ou removidos, diminuem essa probabilidade.

Nesta última definição, é importante salientar o aspecto da temporalidade, pois uma característica, para ser definida como fator de risco, deve ser confirmada por meio de estudos longitudinais, que são os únicos capazes de determinar se a exposição (fator) precede o desfecho (doença). Variáveis associadas a doenças mediante estudos transversais devem ser referidas como prováveis fatores de risco ou indicadores de risco.

A seguir, são discutidas evidências sobre os fatores de risco e os prováveis fatores de risco para periodontite crônica. A Figura 2.1 esquematiza as evidências disponíveis a respeito dos fatores de risco para periodontite, ressaltando que somente fumo, diabetes e algumas bactérias periodontopatogênicas podem ser considerados verdadeiros fatores de risco.

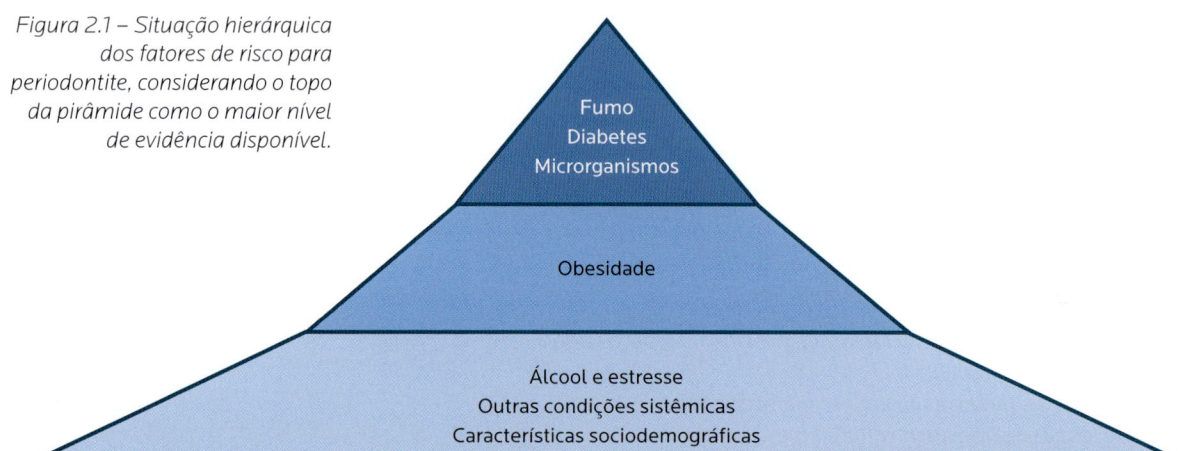

Figura 2.1 – Situação hierárquica dos fatores de risco para periodontite, considerando o topo da pirâmide como o maior nível de evidência disponível.

## FUMO

Há algumas décadas, estudos epidemiológicos têm demonstrado uma associação positiva entre o fumo e a periodontite. Indivíduos fumantes apresentam **maiores prevalência, extensão e severidade** de doença periodontal e podem ter **até oito vezes mais chance** de apresentar periodontite generalizada grave. Inicialmente acreditava-se que essa associação se explicava indiretamente pela maior quantidade de biofilme apresentada por esses mesmos indivíduos. Fumantes eram considerados pessoas menos preocupadas com cuidados pessoais de saúde, incluindo a higiene bucal.

Ao longo dos anos, descobriu-se que as alterações provocadas pelo tabagismo são proporcionais à exposição total do indivíduo ao longo de sua vida, sugerindo-se um efeito de dose-resposta. Assim, diante de um paciente fumante ou fumante em abstinência (ex-fumante), devemos calcular essa exposição total do indivíduo ao longo de sua vida. Uma das alternativas é o cálculo do que se chama *packyears* (número de cigarros fumados por dia x número de anos que a pessoa fuma ou fumou x 365).

Alguns estudos demonstraram que um significativo percentual de casos de periodontite poderia ser atribuído ao fumo e, inversamente, muitos casos também poderiam ser evitados na ausência do tabagismo. Nos Estados Unidos, foi estimado, a partir de dados do estudo NHANESIII,[2] que 42% dos casos de periodontite poderiam ser atribuídos ao fumo. No estudo de Porto Alegre, estimou-se que aproximadamente 90.000 casos de periodontite generalizada grave poderiam ser prevenidos na ausência do fumo.[3] Também já foi demonstrado que a resposta ao tratamento periodontal, seja este cirúrgico, não cirúrgico ou por terapias regenerativas, está modificada em pacientes fumantes.

A partir dessas descobertas, o fumo passou a ser considerado um dos principais fatores de risco para a periodontite. Dentre os mecanismos pelos quais o tabagismo afeta a saúde periodontal, destacam-se **alterações na microbiota, na microcirculação periférica e na resposta imune imediata**.

Recentemente, os estudos têm demonstrado que a cessação do fumo pode trazer benefícios em relação à resposta ao tratamento periodontal, mais uma evidência que corrobora o fumo como fator de risco para doença periodontal. Pacientes que pararam de fumar tiveram menos perda óssea no decorrer do acompanhamento. Da mesma forma, indivíduos que pararam de fumar durante o tratamento periodontal obtiveram melhores respostas ao tratamento quando comparados a pacientes que continuaram fumando.

Como o fumo é um fator de risco consagrado para periodontite e, além disso, é um fator modificável, são imprescindíveis a preocupação e a participação do cirurgião-dentista no sentido de prevenir e cessar esse hábito, atualmente considerado uma doença crônica pela Organização Mundial de Saúde (OMS). Nesse sentido, o aconselhamento para a cessação do fumo por parte do cirurgião-dentista também é encorajado.

Já foi demonstrado que o cirurgião-dentista tem uma oportunidade valiosa de informar, aconselhar e acompanhar o paciente fumante no seu processo de cessação durante o tratamento odontológico. Assim, ele não pode prescindir dessa chance de auxiliar o paciente a modificar o principal fator de risco relacionado à sua doença.

> **PARA PENSAR**
>
> Indivíduos que pararam de fumar tendem a apresentar condições periodontais muito semelhantes àquelas apresentadas por indivíduos que nunca fumaram.

## *DIABETES*

Estudos têm demonstrado que indivíduos diabéticos têm doença periodontal em maior extensão e severidade quando comparados a indivíduos não diabéticos. Estudos clássicos realizados com índios pima, população com maior prevalência de diabetes tipo 2, revelaram que indivíduos diabéticos tinham 2,8 vezes mais chances de apresentar PI clínica e 3,4 vezes mais chances de apresentar perda óssea alveolar radiográfica quando comparados a indivíduos não diabéticos.

Em relação à progressão de doença, diabéticos não controlados apresentam razão de chance (odds ratio) de 5,3 para ocorrência de perda óssea num período de 2 anos. O reconhecimento do diabetes como fator de risco à periodontite deu-se a partir dos meados da década de 1990.

**DIAGNÓSTICO:** Para um paciente ser diagnosticado como diabético, é preciso que ele tenha um exame glicêmico alterado, o qual pode estar associado a um quadro de sintomas. Atualmente o diagnóstico de diabetes é confirmado se o paciente apresentar:

- exame de glicose feito casualmente sem jejum prévio com valores maior ou igual a 126 mg/dL acompanhado de sintomas clássicos do diabetes (poliúria, polidipsia e perda de peso inexplicável);
- teste de tolerância à glicose oral de 2 horas maior ou igual a 200 mg/dL;

> **Diabetes**
>
> Doença metabólica e genética crônica caracterizada por distúrbios no metabolismo dos carboidratos, lipídeos e proteínas. Defeitos na secreção e/ou ação da insulina levam à hiperglicemia. Especificamente o diabetes tipo 2 é caracterizado pela resistência à insulina.

- glicose em jejum (mínimo de 8 horas) maior ou igual a 126 mg/dL;
- hemoglobina glicada A1C maior ou igual a 6,5%.

Nos indivíduos diabéticos, o estado hiperglicêmico provoca danos principalmente por meio do acúmulo de produtos finais avançados da glicosilação. Esses produtos geram efeitos nas interações célula-matriz e matriz-matriz, aumentando o estresse oxidativo, alterando a função celular endotelial e elevando a atividade das metaloproteinases da matriz.

A manutenção de um estado hiperglicêmico por longos períodos pode levar a alterações micro e macrovasculares, como retinopatia, nefropatia, problemas neurais e cardiológicos. As alterações decorrentes do estado hiperglicêmico crônico levam o paciente a um estado hiperinflamatório em que principalmente a resposta cicatricial encontra-se alterada e o risco de infecções está aumentado.

Ao estudar a relação entre diabetes e periodontite, é importante considerar o papel e o impacto que o controle glicêmico exerce sobre as duas doenças e seus respectivos tratamentos. Um estudo que comparou pacientes diabéticos controlados com não controlados demonstrou que o resultado do tratamento periodontal em pacientes controlados é semelhante àquele observado em pacientes não diabéticos.

**LEMBRETE**

O diabetes, assim como o fumo, é considerado um fator de risco para a doença periodontal destrutiva. Portanto, é de suma importância identificar o paciente diabético e obter informação precisa sobre seu controle glicêmico.

## BACTÉRIAS

O biofilme dental está bem estabelecido como o fator etiológico primário das doenças periodontais. Desde a década de 1960, com o estudo clássico da gengivite experimental em humanos de Löe e colaboradores,[4] sabe-se que a gengivite é uma resposta universal ao acúmulo de biofilme supragengival.

Em relação à periodontite, parece haver uma certa especificidade microbiana, isto é, nem todas as bactérias constituintes do biofilme estão associadas ao início e/ou à progressão da doença. Nesse sentido, os periodontopatógenos que têm sido estudados como principais agentes associados às periodontites são *Aggregatibacter actinomycetemcomitans*, *Tannerella forsythia*, *Porphyromonas gingivalis* e *Treponema denticola*.

Estudos observacionais vêm mostrando que pacientes com maior destruição periodontal apresentavam níveis elevados de *Porphyromonas gingivalis*, *Prevotella intermedia*, *Campylobacter rectus* e *Peptostreptococcus micros*. Alguns pesquisadores têm usado *Aggregatibacter actinomycetemcomitans*, *Tannerella forsythia* e *Porphyromonas qinqivalis* como indicadores da severidade da doença periodontal, associando-os a bolsas profundas e progressão de doença. Ainda se questiona se as bactérias específicas são causa ou consequência da periodontite, uma vez que o ambiente subgengival da bolsa periodontal facilita o crescimento dessas bactérias, que são Gram-negativas e anaeróbias em sua maioria.

Existem estudos longitudinais observacionais e intervencionais que dão maior suporte científico de que algumas bactérias podem ser consideradas fatores de risco para periodontite. No caso das bactérias do complexo vermelho de Socransky, alguns estudos de intervenção demonstraram que a presença de algumas dessas bactérias antes do tratamento é um preditor de pior resposta à terapia periodontal e também que a sua permanência em contagens mais elevadas após o tratamento está associada à pior resposta.

Há que se destacar, contudo, que esses achados por si só não justificam a utilização de antibióticos de maneira geral para o tratamento das periodontites.

Especificamente no caso de periodontites agressivas, tem-se evidenciado que a presença de *Aggregatibacter actinomycetemcomitans* aumenta o risco de progressão de doença.

## INDICADORES DE RISCO SOCIODEMOGRÁFICOS

A doença periodontal é uma doença comum resultante de uma complexa interação entre a microbiota patogênica periodontal e a resposta imune do hospedeiro, sendo modulada por fatores de risco ambientais e comportamentais. Alguns dos fatores sociodemográficos que apresentam risco para PI são idade, nível socioeconômico e sexo.

Nos últimos anos, houve um crescente aumento no número de publicações de estudos epidemiológicos acerca da doença periodontal e indicadores sociodemográficos. A prevalência da doença periodontal varia muito nas diferentes regiões do mundo, e há indícios de que essa doença seja mais comum em nações em desenvolvimento do que nas nações desenvolvidas.

Nos Estados Unidos, estima-se que 19,9 e 7,3% dos adultos com idade entre 30 e 90 anos apresentem PI maior ou igual a 5 mm e maior ou igual a 7 mm, respectivamente. No sul do Brasil, na região metropolitana de Porto Alegre, estimou-se que, acima de 30 anos, a PI maior ou igual a 5 mm e maior ou igual a 7 mm foi de 79,2 e 51,9%, respectivamente, correspondendo a 4 e 7 vezes maior do que na população norte-americana, respectivamente.

Quanto ao sexo, é consistentemente observado que homens apresentam maior prevalência de periodontite do que mulheres. Além disso, estudos epidemiológicos mostram claramente um aumento na prevalência, na extensão e na severidade da PI periodontal com o avanço da idade. A disparidade socioeconômica parece estar relacionada a uma maior destruição dos tecidos periodontais.

## FATORES DE RISCO EMERGENTES

### OBESIDADE

A obesidade é uma condição que vem acometendo grande parte das populações ao redor do mundo e vem sendo considerada um problema de saúde pública. A prevalência de obesidade vem crescendo e, com ela, o agravamento de outras doenças relacionadas, como a doença cardiovascular, o diabetes e o câncer.

Segundo a OMS, a obesidade pode ser definida por um índice de massa corporal (IMC) maior do que 30 kg/m². Além do IMC, outro critério importante que representa risco à saúde é a circunferência abdominal. Uma mensuração acima de 80 e 90 cm para mulheres e homens, respectivamente, é considerada de risco para eventos cardiovasculares.

O risco aumentado para doenças crônico-degenerativas nos indivíduos obesos se explica pela alteração no metabolismo gerada pelo tecido adiposo, que é responsável pela elevação da produção de citocinas pró-inflamatórias. A presença exacerbada dessas citocinas leva a um estado hiperinflamatório, o que explicaria a plausibilidade biológica para a associação que os estudos epidemiológicos têm encontrado entre obesidade e doença periodontal.

Em um levantamento epidemiológico de saúde nos Estados Unidos (NHANES), indivíduos obesos apresentaram 1,37 vez mais chance de ter PI. Essa associação parece mais evidente em mulheres. O estudo de Porto Alegre, com uma amostra representativa da região metropolitana dessa cidade, demonstrou que mulheres obesas tinham 2,1 vezes mais chances de ter periodontite quando comparadas a mulheres não obesas. Quando avaliadas somente as mulheres não fumantes, a razão de chances subiu para 3,4.[5] Até o presente momento, poucos estudos longitudinais avaliaram essa associação.

Em 2008, após 5 anos de acompanhamento, 552 indivíduos da amostra do estudo de Porto Alegre[6] foram reavaliados. Nessa ocasião, foi verificado que mulheres obesas apresentaram um risco 60% maior para progressão de PI maior ou igual a 3 mm nas faces proximais em pelo menos 4 dentes,[7] quando comparadas a mulheres não obesas.

Uma metanálise incluindo 19 estudos demonstrou que a obesidade está associada à periodontite com uma razão de chances de 1,81 (1,42; 2,30), e ao **sobrepeso** na razão de 1,27 (1,06; 1,51). Quando a metanálise foi realizada unificando indivíduos obesos e com sobrepeso, a razão de chances foi estimada em 2,13 (1,40; 3,16).

É necessário que mais achados de estudos longitudinais comprovem essa associação para que a obesidade seja considerada um fator de risco à doença periodontal. Estudos de intervenção em obesos e não obesos estão em andamento para avaliar o efeito da obesidade na resposta ao tratamento periodontal.

## SÍNDROME METABÓLICA

**Síndrome metabólica**

É definida pela presença concomitante de pelo menos três dos seguintes fatores: hipertensão, hipertrigliceridemia, baixo colesterol HDL, valores elevados de circunferência abdominal e glicose plasmática aumentada, aumentando o risco para doenças cardiovasculares e diabetes.

A síndrome metabólica pode aumentar em duas vezes a chance de um indivíduo desenvolver doença cardiovascular nos próximos 5 a 10 anos comparada à chance de indivíduos que não a apresentam. Em relação ao diabetes tipo 2, um indivíduo com síndrome metabólica tem cinco vezes mais chance de desenvolver a doença comparado a indivíduos sem a síndrome.

Uma das alterações metabólicas mais importantes é o **estado pró-trombotico e pró-inflamatório** causado pela síndrome. Os níveis de proteína C-reativa e fibrinogênio encontram-se aumentados independentemente dos outros fatores de risco a que esse indivíduo esteja exposto, como, por exemplo, idade, sexo, tabagismo e altos níveis de colesterol LDL. É no contexto desse ambiente hiperinflamatório que pode estar a possível conexão entre a periodontite e a síndrome metabólica.

Outra tentativa de explicar a associação da periodontite com alterações sistêmicas, como a síndrome metabólica, é a teoria dos fatores de risco comuns. Assim, a associação entre as doenças se daria pela presença de fatores de risco tanto para a periodontite como para a síndrome metabólica, como tabagismo, idade, nível socioeconômico, obesidade, entre outros, presentes em um mesmo indivíduo.

Diversos estudos observacionais do tipo transversais, caso-controle ou coorte foram realizados com a intenção de demonstrar se existe associação entre doença periodontal e síndrome metabólica. Em geral, os estudos mostram resultados bastante discrepantes, desde a ausência de associação até uma razão de chance de 15,6.

Até o presente momento, apenas uma publicação de 2011 foi encontrada relatando um estudo clínico piloto de intervenção que avaliou o tratamento de doença periodontal em pacientes com síndrome metabólica e alteração de mediadores sistêmicos. Nesse estudo, tanto pacientes com síndrome metabólica que receberam tratamento periodontal supragengival como pacientes que receberam tratamento periodontal não cirúrgico com uso de amoxicilina e metronidazol tiveram seus níveis de proteína C-reativa reduzidos significativamente após 1 ano de acompanhamento. Os autores atribuem essa redução do mediador sistêmico à redução na inflamação periodontal, mas infelizmente não mostram os dados clínicos de resposta após tratamento.

## *ÁLCOOL*

Assim como o tabagismo, o consumo de álcool é bastante frequente na população e também é fator de risco para inúmeras doenças crônicas. A possível associação entre álcool e doença periodontal foi estudada; em estudos transversais, foi encontrado um **efeito de dose-resposta**. À medida que aumentam as doses de álcool consumidas pelo indivíduo, aumenta a PI, chegando a uma razão de chances de 1,7 para indivíduos que consomem 20 ou mais doses por semana.

Alguns estudos que avaliaram doses menores de consumo de álcool vêm demonstrando resultados interessantes. Parece que, em pequenas doses, o álcool poderia ter um efeito protetor à doença periodontal. No entanto, poucos estudos longitudinais existem a respeito dessa associação. No estudo de Porto Alegre, com 5 anos de acompanhamento, foi demonstrado que homens que faziam consumo frequente de álcool apresentavam maior risco de progressão de periodontite (5 a 7% a mais de risco para cada dose diária a mais consumida por dia) comparados a homens que não consumiam álcool, mesmo após ajuste para fatores de confusão.[8] A relação entre o consumo de álcool e as doenças periodontais ainda precisa ser mais bem investigada.

## *OSTEOPOROSE E MENOPAUSA*

Tanto a osteoporose quanto a doença periodontal são doenças relacionadas a alterações no metabolismo ósseo. O período da menopausa está associado a uma redução nos hormônios sexuais femininos, principalmente o estrogênio, e paralelamente a uma maior suscetibilidade à perda de densidade óssea.

Nesse sentido, alguns estudos têm demonstrado uma maior PI periodontal em mulheres com osteoporose no período da menopausa. Interessantemente, estudos que avaliaram mulheres que faziam terapia de reposição hormonal na menopausa, frequentemente indicada para prevenção ou tratamento da osteoporose, demonstraram condições periodontais semelhantes às das mulheres que ainda não estavam na menopausa, indicando que a terapia de reposição hormonal tenha um possível efeito protetor à deterioração periodontal.

## ESTRESSE E ALTERAÇÕES PSICOSSOMÁTICAS

O estresse, assim como outras alterações psicossomáticas, vem sendo estudado como possível indicador de risco para a doença periodontal. Seria possível pensar que um indivíduo estressado ou alterado psicologicamente teria mais doença periodontal por ter seus autocuidados com saúde reduzidos. Além disso, as alterações psicossomáticas podem promover importantes desequilíbrios bioquímicos, principalmente relacionados ao sistema imune e à suscetibilidade do hospedeiro, que explicariam a plausibilidade biológica dessa possível associação.

No entanto, estudos que avaliaram indivíduos estressados comparados a indivíduos não estressados não encontraram tal associação. Enquanto a associação do estresse à doença periodontal parece não estar tão bem estabelecida, alguns comportamentos ou alterações emocionais já foram associados à doença, como, por exemplo, capacidade de *coping*, personalidade agressiva, impaciente e irritável e algumas características do estilo de vida. Contudo, é preciso que se expliquem melhor os mecanismos pelos quais essas alterações poderiam interferir nos tecidos periodontais para que se tenham informações mais consistentes sobre essa possível associação.

## FATORES GENÉTICOS

**LEMBRETE**

Desde os primeiros estudos com gêmeos, parece haver uma predisposição genética para um indivíduo desenvolver periodontite. Observou-se que, se pais ou irmãos têm periodontite, a chance de o indivíduo herdar essa condição pode chegar a 50%.

As características genéticas relacionadas à doença periodontal se referem principalmente aos polimorfismos genéticos que modificam a expressão de **IL-1**, **IL-2**, **IL-4**, **IL-6**, **IL-10** e **TNF-α**. Alguns estudos apontaram alterações genéticas específicas que puderam ser identificadas em determinados grupos. Os achados desses estudos levaram alguns pesquisadores a desenvolver testes para identificação das alterações genéticas, para assim predizer os indivíduos que poderiam ter periodontite. No entanto, essa ideia não funcionou tão bem quanto se imaginava, pois se descobriu que as alterações genéticas encontradas variam grandemente entre as populações. Por isso, ainda não se podem determinar claramente as características genéticas da doença periodontal, tanto da periodontite crônica como da agressiva.

# DOENÇA PERIODONTAL COMO POSSÍVEL FATOR DE RISCO PARA OUTRAS DOENÇAS

No início do século XX, suspeitava-se de uma inter-relação entre as doenças bucais e as enfermidades sistêmicas a partir de observações empíricas do que se chamou infecção focal. Porém, a falta de evidência científica fez com que essa suposição fosse pouco aceita.

O conceito de infecção focal, definida como a disseminação de microrganismos e seus produtos de locais cronicamente infeccionados para outros órgãos do corpo humano, foi a origem para os estudos de associação entre doenças periodontais e condições sistêmicas.

Basicamente duas hipóteses que explicam a plausibilidade biológica dessas associações vêm sendo trabalhadas e estudadas. A primeira relaciona-se com o **aspecto infeccioso das doenças periodontais**. Estudos demonstraram que bactérias periodontopatógenas podem adentrar a circulação sanguínea e alojar-se em órgãos distantes da cavidade bucal. Por exemplo, *Porphyromonas gingivalis* foi encontrada em placas ateromatosas e em placentas.

A segunda via de associação diz respeito aos **efeitos sistêmicos das doenças periodontais** na resposta imunoinflamatória do organismo. Pessoas com doença periodontal apresentam maior quantidade de marcadores inflamatórios sistemicamente, como proteína C-reativa, interleucinas e PGE-2. O aumento de citocinas pró-inflamatórias como as prostaglandinas pode ser considerado responsável por modificações placentárias que levam ao parto prematuro e/ou ao nascimento de bebês com baixo peso.

> **LEMBRETE**
>
> Atualmente, existem evidências razoáveis demonstrando associação da doença periodontal a doenças cardiovasculares, endocardite infecciosa, aterosclerose, controle do diabetes, doenças respiratórias e parto prematuro, em diferentes níveis.

## DOENÇA PERIODONTAL COMO FATOR DE RISCO A DOENÇAS CARDIOVASCULARES

A real associação da doença periodontal com as doenças cardiovasculares continua sendo uma área de constante investigação. Dentre as condições sistêmicas influenciadas pela doença periodontal, a doença cardiovascular foi a que já atingiu maior evidência científica. Mesmo assim, a doença periodontal está longe de ser considerada um verdadeiro fator de risco para as doenças cardiovasculares.

A literatura a respeito da associação entre essas duas doenças é repleta de estudos observacionais transversais, caso-controle e longitudinais. Por outro lado, não existem estudos publicados até o momento sobre o impacto do tratamento periodontal na redução de ocorrência de eventos cardiovasculares. A fim de facilitar a avaliação da evidência disponível sobre a associação de doença periodontal a doenças cardiovasculares, as principais informações sobre as metanálises publicadas estão disponíveis no Quadro 2.1.

Como se pode observar, todas as metanálises encontraram associações significativas entre as duas doenças, com valores de risco que variam de 1,15 a 2,35. Dentre as revisões mais recentes, destacam-se as de Blaizot e colaboradores[9] e de Bahekar e colaboradores.[10]

Blaizot e colaboradores[9] realizaram uma metanálise de estudos observacionais com o objetivo de examinar a associação entre periodontite e doenças cardiovasculares. Selecionaram sete estudos de coorte e 22 estudos de caso-controle e transversais. Como resultado, obteve-se que o risco para o desenvolvimento de doenças

> **LEMBRETE**
>
> A associação entre doenças periodontais e cardiovasculares pode ser explicada, em parte, pela presença de fatores de risco em comum, como idade, sexo, nível educacional, fumo, hipertensão, estresse e sedentarismo.

QUADRO 2.1 – **Metanálises que avaliaram a associação entre doença periodontal e doenças cardiovasculares**

| Autor, ano | Número de estudos | Número de pacientes | Comparações | Número de estudos na metanálise | Resultados principais |
|---|---|---|---|---|---|
| Janket e colaboradores (2003)[11] | ND | 107.011 | Doença periodontal como fator de risco para DCV | 9 de coorte | Doença periodontal aumentou o risco de DCV em 19% (IC 95%, 1,08-1,32) |
| Khader e Ta'ani (2004)[12] | 292 | Coorte: 95.473 Transversal: 8.889 | Doença periodontal com DCV e acidentes cerebrovasculares | 7 de coorte 4 transversais | Risco de doença CHD: RR 1,15 (IC 95%, 1,06-1,25) Maior risco em desenvolver AVC: RR 1,17 (IC 95%, 1,07-1,34) |
| Bahekar e colaboradores (2007)[10] | 320 | Coorte: 86.092 Caso-controle: 1.423 Transversal: 17.724 | Doenças periodontal com DCV | 5 de coorte 5 de caso-controle 5 transversais | RR de coorte: 1,14 (IC 95%, 1,07-1,21) OR dos casos-controle: 2,22 (IC 95%, 1,59-3,11) Nos transversais: OR 1,59 (IC 95%, 1,32-1,90) |
| Humphrey e colaboradores (2008)[13] | 68 | Coorte: 140.786 | Doença periodontal como fator de risco para DCV | 7 de coorte | OR: 1,24 (IC 95%, 1,01-1,51) 34% mais risco de DCV entre os indivíduos que apresentam entre 0 e 10 dentes |
| Blaizot e colaboradores (2009)[9] | 218 | Transversal: 20.109 Coorte: 147.821 | Doença periodontal com DCV | 22 transversais/caso-controle 7 de coorte | OR: 2,35 (IC 95%, 1,87-2,96) RR: 1,34 (IC 95%, 1,27-1,42) |

ND, não determinado; OR, odds ratio (razão de chance); RR, risco relativo; IC 95%, intervalo de confiança de 95%; DCV, doença cardiovascular; AVC, acidente vascular cerebral.

cardiovasculares foi significativamente maior em pacientes com doença periodontal, sendo que o risco relativo dos sete estudos de coorte agrupados foi de 1,34 (IC 95%, 1,27-1,42), e a razão de chance dos 22 estudos transversais e de caso-controle foi de 2,35 (IC 95%, 1,87-2,96). Os autores concluíram, a partir de estudos observacionais, que existe maior risco para o desenvolvimento de doenças cardiovasculares em pacientes com doença periodontal.

A metanálise realizada por Bahekar e colaboradores[10] teve o objetivo de examinar a associação entre periodontite e doença coronariana. Observou-se que risco relativo dos cinco estudos de coorte agrupados foi de 1,14 (IC 95%, 1,07-1,21), e a razão de chance dos cinco estudos de caso-controle foi de 2,22 (IC 95%, 1,59-3,11). Concluiu-se que pacientes com periodontite apresentam maior risco de desenvolver doenças cardiovasculares.

## EVENTOS GESTACIONAIS ADVERSOS

A partir do conhecimento de que inflamações e infecções em geral podem interferir de maneira a precipitar o parto, vem sendo investigada a possibilidade de a carga infectoinflamatória da doença periodontal contribuir para o nascimento de bebês prematuros e/ou de baixo peso.

Os primeiros estudos, entre os quais se destacam dois do Chile, realizaram tratamento periodontal em um grupo de mulheres durante a gestação e em um grupo controle após a gestação. Esses estudos demonstraram que a taxa de prematuridade foi menor nos grupos que receberam tratamento durante a gestação. Depois de vários ensaios clínicos randomizados controlados já realizados, algumas metanálises que buscaram sintetizar os resultados a respeito dessa associação já foram publicadas e seus resultados são resumidos no Quadro 2.2.

Uma metanálise realizada por Polyzos e colaboradores[14] demonstrou resultados favoráveis à realização do tratamento periodontal durante a gestação, resultando em uma razão de chances de 0,55 (IC 95%, 0,35-0,86; p = 0,008) para parto pré-termo.

Entretanto, duas metanálises mais recentes não encontraram esse mesmo resultado. Usando o **CONSORT** para seleção de ensaios clínicos randomizados para a metanálise, Fogacci e colaboradores[15] selecionaram 14 estudos. Foram realizadas metanálises em separado para avaliar a influência do tratamento periodontal nas taxas de nascimentos prematuros (10 estudos) e de baixo peso (quatro estudos). Os autores também realizaram diferentes análises para controle de possíveis vieses de confusão (p. ex., experiência de parto pré-termo anterior). Em todas as análises, o efeito do tratamento periodontal não foi significativo.

De forma semelhante, Chambrone e colaboradores[16] avaliaram 13 ensaios clínicos randomizados, e o resultado encontrado foi de que o tratamento periodontal durante a gestação não é capaz de reduzir as taxas de nascimentos prematuros e/ou de baixo peso. Esse resultado corrobora os achados do ensaio clínico realizado em um hospital público de Porto Alegre.[17]

No estudo citado, um grupo de 299 mulheres foi randomizado para receber tratamento periodontal não cirúrgico durante ou após a gestação, e as taxas não foram diferentes entre os grupos: 9,09 x 11,72% (p = 0,57) para parto pré-termo e 4,05 x 5,63% (p = 0,59) para baixo peso ao nascer. Um ponto importante desse estudo é que foi possível tratar com sucesso a doença periodontal nas gestantes, não deixando dúvidas se o resultado poderia se dever à não redução suficiente da carga infectoinflamatória da doença, uma preocupação recorrente em outros estudos.

**LEMBRETE**

Apesar de as evidências demonstrarem que possivelmente o tratamento periodontal não é capaz de reduzir as taxas de nascimentos prematuros e/ou com baixo peso, o fato de o tratamento poder ser realizado com segurança e sucesso durante a gestação deve encorajar cirurgiões-dentistas e pacientes a não o postergar. Além disso, novas evidências têm demonstrado que as gestantes podem se beneficiar do tratamento, quando são avaliados outros desfechos – por exemplo, o impacto da saúde bucal em sua qualidade de vida.

QUADRO 2.2 – **Resumo das metanálises que avaliaram a associação entre doença periodontal e eventos gestacionais adversos**

| Autor, ano | Número de estudos | Número de pacientes | Comparações | Número de estudos na metanálise | Resultados principais |
|---|---|---|---|---|---|
| Khader e Ta'ani (2005)[12] | 5 estudos observacionais | 2.369 | Ter ou não ter periodontite durante a gestação | 5 | OR: 2,30 (IC 95%, 1,21-4,38) |
| Xiong e colaboradores (2006)[18] | 25 estudos: • 13 de caso-controle • 9 coortes; • 3 ensaios clínicos | 11.802 | Ter ou não ter periodontite durante a gestação | 2 ensaios clínicos | 18 estudos mostraram associação positiva (OR: 1,1-20,0) e 7 mostraram ausência de associação (0,78-2,54). RR: 0,43 (0,24-0,78). |
| Vergnes e Sixou (2007)[19] | 17 estudos observacionais | 7.151 | Ter ou não ter periodontite durante a gestação | 17 | OR: 2,83 (IC 95%, 1,95 -4,10 p = 0,0001). |
| Polyzos e colaboradores (2010)[14] | 11 ensaios clínicos | 6.558 | Ter recebido tratamento periodontal (raspagem e alisamento) durante a gestação ou não ter recebido tratamento (ou somente profilaxia) | 5 na metanálise de estudos de alta qualidade; 6 na metanálise de estudos de baixa qualidade | Parto pré-termo: OR: 1,15 (IC 95%, 0,95-1,40 p = 0,15) Nascimentos com baixo peso: OR: 1,07 (IC 95%, 0,85-1,36 p = 0,55) |
| Uppal e colaboradores (2010)[20] | 18 (10 para parto pré-termo e 8 para baixo peso ao nascer) | | Ter ou não ter recebido tratamento periodontal durante a gestação | 10 na metanálise de parto pré-termo; 8 na metanálise de baixo peso ao nascer | Parto pré-termo: OR: 1.082 (IC 95%, 0,891-1,314) Baixo peso ao nascer: OR: 1.181 (IC 95%, 0,960-1,452) |
| Fogacci e colaboradores (2011)[15] | 14 (10 para parto pré-termo e 4 para baixo peso ao nascer) | 1.241 (pré-termo) 1.174 (baixo peso ao nascer) | Ter recebido tratamento para doença periodontal destrutiva ou periodontite | 3 na metanálise de parto pré-termo; 2 na metanálise de baixo peso ao nascer | RR: 0,63* (IC 95%, 0,32-1,22) |
| George e colaboradores (2011)[21] | 10 ensaios clínicos | 5.645 | Ter ou não ter recebido tratamento periodontal durante a gestação | 10 | Parto pré-termo: OR: 0,65 (0,45-0,93) Baixo peso ao nascer: OR: 0,53 (0,31-0,92) |
| Chambrone e colaboradores (2011)[16] | 13 ensaios clínicos | 7.107 | Ter ou não ter recebido tratamento periodontal durante a gestação | 11 | RR: 0,52 (IC 95%, 0,08-3,31) |

ND, não determinado; OR, odds ratio (razão de chance); RR, risco relativo; IC 95%, intervalo de confiança de 95%.
* Para a metanálise realizada com três estudos considerando os critérios: PS e PI para definição de periodontite, controlada para multiparidade, parto pré-termo prévio e infecção geniturinária.

## DIABETES

Pacientes diabéticos com periodontite avançada possuem pior controle metabólico se comparados a diabéticos com menor gravidade de doença periodontal.

O efeito do tratamento periodontal no controle glicêmico de pacientes diabéticos já foi avaliado em pelo menos três metanálises. Janket e colaboradores,[11] em 2005, avaliaram 10 estudos de intervenção, totalizando 456 pacientes. A média de redução de hemoglobina glicada foi de 0,38% para todos os estudos; 0,66% quando avaliados somente os estudos realizados com pacientes diabéticos tipo 2; e ainda 0,71% se antibióticos foram usados no tratamento destes últimos. No entanto, essas reduções não foram estatisticamente significativas.

Darré e colaboradores[22] publicaram uma metanálise envolvendo nove ensaios clínicos randomizados controlados e 485 pacientes. Os resultados sugerem que o tratamento periodontal poderia gerar uma redução significativa de 0,79% (IC 95%, 0,19-1,40) nos níveis de hemoglobina glicada. Entretanto, os autores sugerem que, devido à falta de robustez e a deficiências no desenho de alguns estudos incluídos, esses resultados deveriam ser vistos com precaução. A metanálise mais recente sobre o tema apresentou uma redução média de 0,4% (IC 95%, 0,77-0,04; p = 0,03) na hemoglobina glicada após tratamento periodontal.[23]

Se compararmos as reduções nos valores da hemoglobina glicada que podem ser alcançadas com o tratamento periodontal e aquelas reduções alcançadas por outros meios de controle glicêmico (p. ex., medicamentos), podemos concluir que a redução da carga infectoinflamatória periodontal pode contribuir significativamente para que o paciente alcance seu controle glicêmico.

**ATENÇÃO**

Desde a década de 1990, além de o diabetes ser considerado um fator de risco para a doença periodontal, esta também passou a ser considerada uma complicação do diabetes.

# 3

# Diagnóstico do processo saúde-doença periodontal

*CASSIANO KUCHENBECKER RÖSING*
*JULIANO CAVAGNI*

**OBJETIVOS DE APRENDIZAGEM**

- Identificar os sinais iniciais relacionados às doenças periodontais
- Diagnosticar o processo saúde-doença periodontal

A odontologia e, em especial, a periodontia têm experienciado, ao longo dos anos, profundas mudanças na sua forma de entender as alterações que ocorrem no processo saúde-doença periodontal. Importantes evoluções ocorreram no conhecimento da etiopatogenia das doenças periodontais, de modo que mudanças de paradigmas têm sido frequentemente observadas. O mesmo vem ocorrendo em relação ao diagnóstico em periodontia.

Por muitos anos, o diagnóstico em periodontia baseou-se apenas em um exame visual das estruturas periodontais, de modo que tudo que fosse diferente do aspecto normal era considerado doença. Indicadores como coloração rósea, consistência firme, contorno festonado da margem gengival, aspecto de "casca de laranja", ausência de dor, odor e mobilidade eram decisivos no diagnóstico periodontal. Assim, um indivíduo portador, por exemplo, de uma periodontite crônica tratada, sem nenhuma evidência de progressão de doença, era considerado doente.

 Uma das primeiras abordagens diagnósticas em periodontia foi proposta por Pierre Fauchard,[1] em 1746, e baseava-se em alterações na coloração e na forma da gengiva, recessão, dor e mobilidade, sendo a presença de supuração o critério mais importante. Assim surgiu o termo *Pyorrhea alveolaris*, que é utilizado até os dias de hoje para definir uma condição periodontal.

Mais tarde, John Hunter (anatomista do século XVIII) incorporou a esses critérios **edema** e **sangramento** após leve provocação para os casos de "escorbuto das gengivas". Joseph Fox, em 1799, apontou para variações na recessão gengival, bem como variações morfológicas do cálculo dental, apontando este último como fator etiológico da *Pyorrhea alveolaris*. Levando-se em consideração que todo aspecto diferente da normalidade era considerado doença, torna-se lícito supor que um paciente tratado periodontalmente, mas com sequelas da periodontite (p. ex., recessão gengival, migração dentária, perda dos contornos gengivais), seria também considerado doente, pois suas estruturas periodontais apresentavam-se diferentes do que era considerado "normal".

Ainda tendo em mente que o entendimento da etiopatogênese das doenças periodontais baseava-se eminentemente no aspecto visual de normalidade dos tecidos periodontais, não é estranho que somente estágios mais avançados da doença fossem detectados. Além disso, o tratamento periodontal proposto tornava-se ainda mais difícil por consistir na correção de defeitos anatômicos para devolver forma e função.

Felizmente, com o passar dos anos, o conhecimento sobre a etiopatogenia das doenças periodontais teve importantes contribuições, com destaque para os estudos de gengivite experimental em humanos e de história natural da doença periodontal desenvolvidos sob supervisão do professor Harald Löe em 1965 e 1978, respectivamente.[2,3] Aliado a isso, a sofisticação de métodos auxiliares ao exame físico foram descobertos e hoje podem ser incorporados ao arsenal de recursos disponíveis pelo cirurgião-dentista para um diagnóstico preciso.

Em uma visão contemporânea do processo saúde-doença periodontal, o paradigma vigente é o da **odontologia baseada em evidências**. Nesse contexto, a principal implicação desses avanços para o diagnóstico foi o entendimento da natureza infectoinflamatória das doenças periodontais. Portanto, o diagnóstico periodontal deve ser derivado de informações obtidas das **histórias médica e odontológica**, combinadas a um **exame minucioso da cavidade bucal**. Informações adicionais de **exames complementares** não são decisivas no diagnóstico, mas podem contribuir na tomada de decisão terapêutica.

O objetivo deste capítulo é apresentar uma estratégia de diagnóstico periodontal baseada na união dessas informações.

**LEMBRETE**

Um diagnóstico preciso inclui, inexoravelmente, uma detalhada entrevista dialogada e um cuidadoso exame físico, além de exames complementares, se necessário.

## ENTREVISTA DIALOGADA

A expressão "entrevista dialogada" tem sido sugerida em substituição ao termo "anamnese". Essa modificação não é apenas semântica, mas refere-se também à postura adotada pelo cirurgião-dentista. O termo "anamnese" é de origem grega (*aná* = trazer de novo, *mnesis* = memória) e está intimamente relacionado a um inquérito. Nesse caso, trata-se de um inquérito de saúde no qual o profissional segue um "roteiro", ao qual o paciente responde de maneira passiva. Isso tem sérias implicações nas informações obtidas, uma vez que se permite uma relativização desses questionamentos. Ainda, muitas vezes, a anamnese é o "momento para dar orçamento", sendo realizada na sala operatória com o paciente e o profissional prontos para o atendimento. Frequentemente utilizam-se "fichas" com uma série de questionamentos nos quais o profissional apenas assinala "sim", "não" ou "não sei/não se aplica".

Já o termo "entrevista dialogada" é entendido como uma oportunidade de conhecimento mútuo com vistas ao estabelecimento de um relacionamento humanizado entre paciente e profissional. Não existe um roteiro predefinido, e o paciente participa de forma ativa em todo o processo a fim de que sejam colhidas informações mais precisas a respeito de cada um dos pontos avaliados.

**LEMBRETE**

Fatores como o ambiente, o diálogo e a utilização apenas de um roteiro para abordagem de pontos essenciais podem tornar a "entrevista dialogada" menos intimidadora, permitindo que as informações colhidas sejam mais precisas.

É recomendável fazer a entrevista dialogada em um ambiente diferente daquele onde será realizado o atendimento clínico. Se isso for impossível, a entrevista deve ser realizada com o paciente sentado de lado na cadeira odontológica, evitando passar a impressão de que se está pronto para o atendimento. Deve-se evitar a utilização de todo e qualquer equipamento de proteção individual (babador, óculos de proteção, máscara e luvas).

A linguagem empregada na entrevista deve estar de acordo com o grau de assimilação do paciente. Logo, não é recomendada a utilização de terminologia específica para o atendimento de uma criança, nem a utilização de linguagem infantil para uma pessoa adulta.

Um roteiro predefinido pode ser usado especialmente para profissionais iniciantes, para que nenhuma informação seja esquecida. Porém, deve-se tomar o cuidado para não transformar esse roteiro em um inquérito de saúde. Deve-se adotar uma postura que permita ao paciente falar mais que o profissional.

Os dados sociodemográficos são informações imprescindíveis. É importante coletar os dados acerca do gênero do paciente, data de nascimento, profissão, número de filhos, além de todas as informações para facilitar a manutenção de contato. Com relação a isso, por exemplo, o número de filhos pode ser uma informação significativa levando-se em consideração que as periodontites agressivas apresentam um componente de agregação familiar importante. Nesses casos, é fundamental que o profissional oriente o paciente de que os filhos podem apresentar a mesma condição.

Existem várias patologias com implicações diretas no estabelecimento e na progressão de doenças bucais, e as condutas terapêuticas são definidas pela presença de tais patologias. É imperioso que o profissional avalie histórico de alergias, presença de doenças infectocontagiosas, alterações metabólicas, hormonais e cardiovasculares, tratamentos médicos recentes e uso de medicações. Por exemplo, pessoas diabéticas com descontrole metabólico não somente apresentam mais chances de quebra na homeostase do periodonto, mas também respondem de maneira diferente ao tratamento periodontal.

Elementos da história odontológica, como histórico familiar em relação à odontologia, tempo da última consulta ou a realização de tratamento completo ou incompleto, podem ajudar a definir se o paciente busca atendimento somente em casos de urgência. Um outro aspecto bastante importante é questionar a maneira como a pessoa avalia sua situação de saúde e estética, pois será um desafio modificar os hábitos em um indivíduo com diversas necessidades terapêuticas odontológicas se ele considera que a sua situação de saúde bucal e estética estão perfeitas. O mesmo é válido para um paciente que se sente muito desconfortável a ponto de procurar por diversos profissionais por conta de, por exemplo, um clareamento que "não deu certo" (sendo que os dentes já estão suficientemente claros).

Alguns hábitos são sabidamente capazes de influenciar a etiopatogenia de algumas doenças bucais. São exemplos clássicos o tabagismo e o consumo de bebidas alcoólicas. É fundamental que o profissional avalie a exposição a esses agentes, bem como estimule o paciente a deixar de usá-los, informando sobre os efeitos nocivos para a saúde bucal e sistêmica. É nesse momento, também, que são avaliados os hábitos de higiene bucal e os dispositivos usados na sua

> **ATENÇÃO**
>
> Dentre os pontos que não podem ser esquecidos em uma entrevista dialogada com o paciente estão os dados sociodemográficos, a queixa principal, a história médica e odontológica, além de hábitos relacionados à saúde.

execução. Vale ressaltar que essa atitude é fundamental, pois, quanto menores forem as modificações no hábito de higiene bucal, maior será a adesão do indivíduo.

Dentre os pontos citados, a queixa principal e sua vinculação com as histórias médica e odontológica é um dos mais importantes, pois é a partir daí que se dará todo o desenrolar da entrevista com o paciente. Assim, se uma pessoa chega com queixa de mau hálito, deve ser investigado todo o histórico dessa queixa para que se possa relacioná-la a elementos da história médica (p. ex., uso de medicamentos capazes de reduzir fluxo salivar) e à história odontológica (presença de doença periodontal).

**LEMBRETE**

Além de ajudar no diagnóstico, uma detalhada entrevista dialogada busca fortalecer a relação humanizada entre paciente e profissional. É nesse momento do atendimento que o profissional traça o perfil do paciente, o que culminará em um atendimento pleno em todas as etapas.

## EXAME FÍSICO

O principal objetivo do exame físico é identificar elementos importantes envolvidos na etiopatogenia das doenças e, com isso, definir de maneira precisa o diagnóstico para o caso. Neste capítulo, será dada ênfase para o exame e o diagnóstico em periodontia.

Ao final do exame, devem ser identificadas características presentes tanto em gengivites quanto em periodontites. Portanto, serão aqui abordados indicadores relacionados ao biofilme supragengival e ao subgengival. Entretanto, todo exame deve ser precedido por um cuidadoso exame dos tecidos moles e duros, a fim de identificar possíveis outras lesões intra e extrabucais.

### DESCRITORES RELACIONADOS AO BIOFILME SUPRAGENGIVAL

Dentre os indicadores comumente relacionados ao biofilme supragengival, destacam-se índices de placa, índice de sangramento e avaliação de fatores retentivos de biofilme supragengival.

#### ÍNDICES DE PLACA

Os índices de placa são fundamentais porque permitem a distinção da quantidade e da localização do biofilme na superfície dos dentes. Esses índices refletem a capacidade de remoção de biofilme, isto é, o padrão de higiene bucal realizado pelo paciente. A Figura 3.1 apresenta o caso de um paciente com grandes quantidades de biofilme.

Dentre os índices de placa preferidos pelos autores, podem-se destacar o **índice de Silness e Löe (ISL)** e o **índice de placa visível (IPV)**. O ISL categoriza a distribuição do biofilme em quatro escores, como expresso no Quadro 3.1.

O IPV é uma simplificação do ISL, pois contempla apenas os escores 2 e 3, uma vez que os escores 0 e 1 referem-se a um biofilme não visível. O IPV é uma alternativa bastante útil, pois, além de simplificar o trabalho, é suficientemente sensível para identificar áreas com necessidade de controle do biofilme. Ademais, está estabelecido que o controle do biofilme necessita ser realizado no nível da placa visível, uma vez que a ausência do biofilme visível está associada a condições

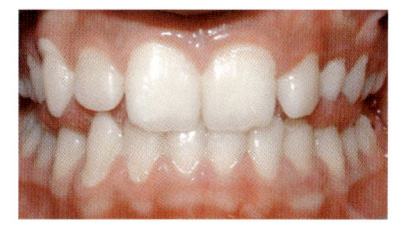

Figura 3.1 – Foto de paciente com grandes quantidades de biofilme visíveis sobre toda a superfície dos dentes.

**LEMBRETE**

Para a realização do ISL e do IPV, deve-se secar a superfície com um leve jato de ar e realizar a inspeção visual com auxílio de refletor.

QUADRO 3.1 – Diferentes categorias propostas para o índice de Löe e Silness (ISL)

| Escore | Característica |
|---|---|
| 0 | Ausência de biofilme junto à margem gengival |
| 1 | Presença de biofilme não visível junto à margem gengival, mas visível na ponta da sonda quando esta percorre a margem gengival |
| 2 | Biofilme visível junto à margem gengival e no interior do sulco gengival |
| 3 | Biofilme em grande quantidade na superfície do dente encobrindo a entrada do sulco gengival. |

Fonte: Silness e Löe.[4]

de saúde. Níveis mais sensíveis de detecção de placa podem ser desmotivadores ao paciente, e claramente inúteis.

A possibilidade da utilização de soluções reveladoras para identificar a distribuição do biofilme sobre os dentes também pode ser considerada. Entretanto, a utilização desse tipo de recurso deve ser avaliada com cautela, uma vez que estes coram, além do biofilme propriamente dito, a película adquirida. Isso torna o controle do biofilme um desafio ainda maior para o paciente e para o profissional, uma vez que a presença somente da película adquirida tem sido frequentemente associada a situações de saúde gengival. Assim, a utilização de soluções reveladoras pode ser considerada somente como um fator motivacional antes do início da terapia periodontal propriamente dita e em ambiente do consultório odontológico. Além disso, quando se trata de pessoas adultas, a coloração residual ao sair da consulta pode ser desagradável e constrangedora, e o nível de detecção obtido com os corantes vai além do necessário para a saúde gengival.

Independentemente do índice de aferição do padrão de controle do biofilme supragengival, o profissional necessita avaliar a presença e a distribuição desse biofilme, onde se podem detectar as eventuais dificuldades do paciente. Por exemplo, existem indivíduos que apresentam placa visível indiscriminadamente; outros têm o biofilme concentrado nas superfícies proximais, o que denota a falta de controle interproximal de placa; outros, ainda, têm uma distribuição de placa mais focada em dentes posteriores, etc. Essa identificação é útil no momento de planejamento da orientação para o controle de placa.

## ÍNDICE DE SANGRAMENTO GENGIVAL (ISG)

**Índice de sangramento gengival**

Permite avaliar as condições inflamatórias da margem da gengiva. É o descritor utilizado para diagnosticar a presença e a distribuição da gengivite, uma vez que revela a frequência de remoção do biofilme pelo paciente.

O ISG é uma dicotomização do índice gengival inicialmente proposto por Löe e Silness (ILS).[4] Sua utilização tem sido preferida pelos autores, tendo em vista que este índice apresenta uma categoria de "vermelhidão gengival", e essa característica de "normalidade gengival" não é capaz de diferenciar situações de saúde e doença.

**PROCEDIMENTO:** A execução do ISG é feita percorrendo-se a margem gengival com auxílio de sonda periodontal em um ângulo de 45 graus em relação ao longo eixo do dente, iniciando-se pela face distal em direção à face mesial do dente (Figs. 3.2 e 3.3). A sonda periodontal deve penetrar levemente a região do sulco gengival (aproximadamente 1 mm), e a presença de sangramento deve ser anotada em ficha anexa ao prontuário do paciente.

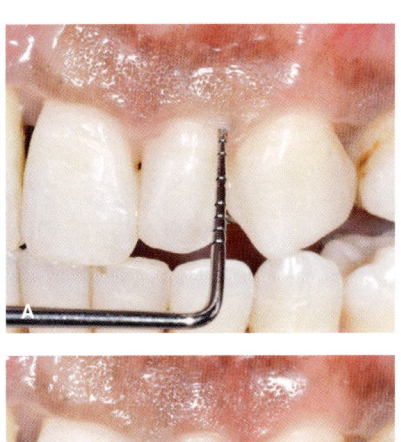

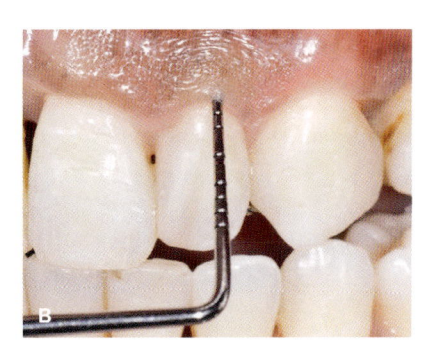

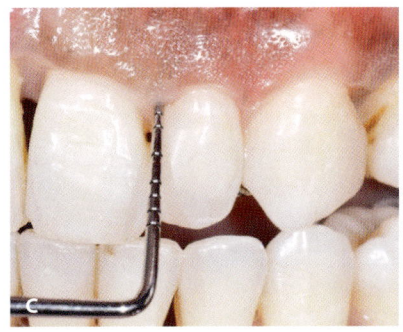

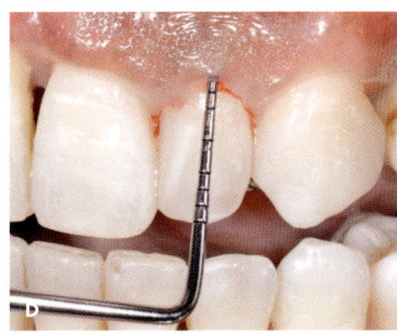

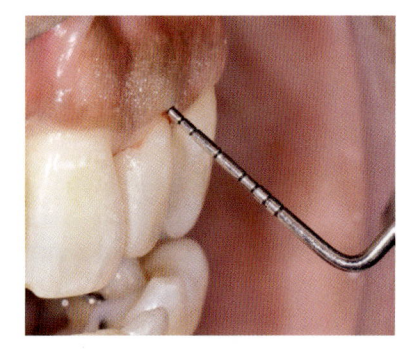

*Figura 3.2 – Fotografias clínicas ilustrando a realização do ISG. (A-C) Sonda periodontal sendo inserida de distal para mesial. (D) Presença de sangramento gengival em todas as faces do dente 22.*

*Figura 3.3 – Inserção de aproximadamente 1 mm da sonda periodontal e sua posição de 45 graus em relação ao dente.*

As Figuras 3.2 e 3.3 apresentam as etapas de realização do ISG em um paciente.

Não existem valores de pontos de corte para que se considere um ISG aceitável. De forma semelhante ao IPV, é importante observar a sua distribuição e, no decorrer do tratamento, a sua evolução. Por exemplo, um indivíduo que ao final do tratamento apresenta 15% de sangramento gengival, tendo iniciado o tratamento com todas as superfícies sangrantes, apresentou uma melhora considerável quando comparado a um outro indivíduo, com os mesmos 15% de superfícies sangrantes, que iniciou o tratamento com 18% de sangramento gengival.

## *DETERMINAÇÃO DOS FATORES RETENTIVOS DE PLACA*

A manutenção dos níveis de biofilme compatíveis com saúde só é obtida por meio de um adequado controle de placa pelo paciente. Entretanto, inúmeras vezes essa tarefa torna-se dificultada em virtude de situações clínicas que impedem que a pessoa execute apropriadamente as medidas de higiene bucal. São exemplos de fatores retentivos de placa comumente apontados pela literatura:

- cálculo dental;
- cavidades cariosas;
- restaurações e próteses defeituosas;
- restos radiculares;
- aumentos de volume gengival extensos (Fig. 3.4).

A Figura 3.4 apresenta diversos fatores retentivos de biofilme.

**LEMBRETE**

Os fatores retentivos de placa não fazem parte da etiologia da gengivite; entretanto, por permitirem maior acúmulo de biofilme, estão intimamente relacionados a situações de desequilíbrio no processo saúde-doença periodontal.

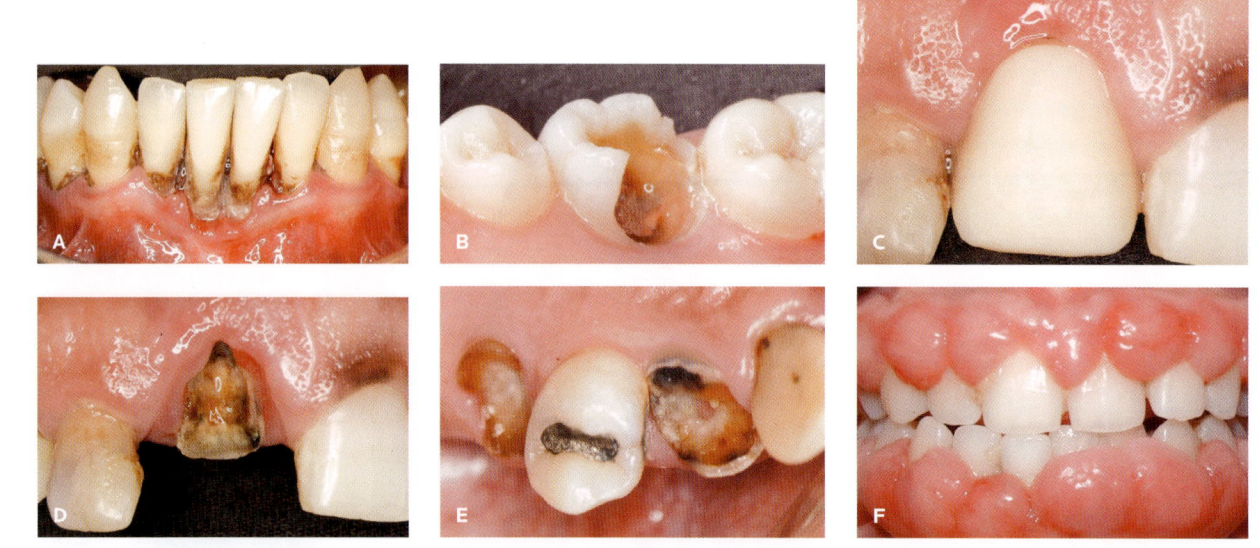

*Figura 3.4 – Fotografias clínicas exemplificando os diferentes tipos de fatores retentivos de biofilme. (A) Cálculo dental. (B) Cavidade cariosa extensa. (C e D) Prótese fixa desadaptada antes e depois da remoção da coroa, demonstrando ampla área de hiperemia. (E) Raízes residuais. (F) Aumento de volume gengival extenso associado ao uso de medicamento (nifedipina).*

## DESCRITORES RELACIONADOS AO BIOFILME SUBGENGIVAL

Clinicamente, as formas destrutivas de doença periodontal (periodontites) são caracterizadas por sangramento ou supuração do fundo da bolsa periodontal, além de perda óssea e de inserção clínica, frequentemente acompanhadas de recessão gengival.

Para os estágios mais avançados da doença, além das características citadas, observam-se **mobilidade**, **migração** e **inclinação dentária**, bem como envolvimento das **áreas de furca**.

A seguir serão abordados os indicadores relacionados à etiopatogenia das periodontites. Destacam-se PS, exsudato subgengival, medida dos níveis de inserção clínica e verificação do comprometimento das áreas de furca.

**ATENÇÃO**

O diagnóstico periodontal envolve aspectos morfológicos e inflamatórios, os quais devem ser englobados em um abrangente exame periodontal em todos os sítios de todos os dentes presentes na cavidade bucal do paciente, para que a presença de doença periodontal individual não seja subestimada.

**DIAGNÓSTICO:** A fim de otimizar o exame clínico periodontal, sugere-se que o profissional tenha uma sistemática de exame. Esta pode ser iniciada pelas faces vestibulares do dente 18, seguindo-se em direção ao 28 e assim por diante, retornando pelas faces palatinas. A mesma sistemática pode ser utilizada para a arcada inferior, iniciando-se pelas faces vestibulares do dente 38.

A **sondagem periodontal** é o método mais utilizado para o diagnóstico subgengival, mas esse recurso requer alguns cuidados para que seja o mais acurado possível. Existe, no mercado de produtos odontológicos, uma ampla variedade de sondas periodontais. Assim, alguns fatores devem ser considerados quando da escolha de uma sonda periodontal. A espessura e a secção da ponta da sonda devem ser consideradas, uma vez que sondas com ponta muito fina e de secção retangular, em vez de sondagem, podem provocar uma punção dos tecidos periodontais, aumentando com isso as medidas de PS, dos níveis de inserção clínica e percentual de sítios sangrantes.

Outro fator a ser considerado é a pressão exercida pelo operador no momento da realização do exame. Estima-se que uma pressão de aproximadamente 0,75 N ou 25 g seja apropriada para um correto exame. Para minimizar a probabilidade de erro na sondagem, recomenda-se que o profissional utilize sempre o mesmo tipo e marca comercial de sonda periodontal com um mesmo paciente.

O grau de inflamação dos tecidos também deve ser considerado no momento da realização da sondagem, pois um tecido periodontal inflamado perde tonicidade, o que permite uma maior penetração da sonda, superestimando a real medida. A posição da sonda deve ser a mais paralela possível em relação ao longo eixo do dente considerando o contorno da superfície dentária.

## PROFUNDIDADE DE SONDAGEM (PS)

A profundidade de sondagem é provavelmente o descritor mais utilizado para diagnóstico de doença periodontal. Entretanto, o uso desse indicador como critério de diagnóstico não é recomendado, uma vez que a PI progressiva pode ocorrer independentemente da PS. Portanto, recomendações clínicas e estudos científicos que tenham utilizado basicamente PS como critério diagnóstico periodontal estão equivocados de acordo com o conhecimento vigente. Como exemplo dessa situação, pode-se citar um indivíduo em que a recessão gengival acompanha a progressão de PI sem que haja um aprofundamento da bolsa periodontal.

A PS tem sido considerada um indicador eminentemente inflamatório, visto que fatores como pressão da sonda e grau de inflamação dos tecidos com consequente aumento do edema gengival expressam importantes variações na medida da PS.

A utilização da PS deve ser considerada para predizer a dificuldade do tratamento subgengival, uma vez que a dificuldade na abordagem de uma bolsa periodontal de 8 mm é evidentemente maior do que em uma bolsa de 3 mm.

A Figura 3.5 demonstra a realização de uma medida de PS.

## EXSUDATO SUBGENGIVAL – SANGRAMENTO PERIODONTAL E SUPURAÇÃO

A presença de exsudato subgengival é avaliada no momento da realização do exame de PS, e é isso que define a atividade de doença em um sítio sondado. Esse indicador baseia-se no fato de que a infecção de um sítio pelo biofilme gera uma resposta inflamatória que culmina em ulceração do epitélio do sulco, transformando-o em epitélio da bolsa, que é frequentemente composto pelos epitélios sulcular e juncional. Assim, no momento em que a sonda periodontal é introduzida na bolsa periodontal, ao entrar em contato com os vasos expostos pela perda de continuidade do epitélio, ocorre sangramento.

**Profundidade de sondagem**

Refere-se à distância em milímetros entre a porção mais apical sondável e a margem gengival.

**LEMBRETE**

Apesar de a redução da PS ser um desfecho esperado do tratamento periodontal, estudos demonstraram de forma bastante elegante que é possível manter um quadro de estabilidade (saúde) periodontal mesmo em sítios com PS aumentada.

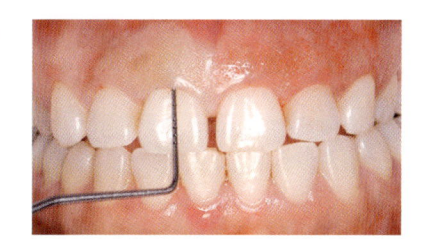

Figura 3.5 – Foto clínica ilustrando a realização da medida de PS. Note que, nessa situação, o sítio apresenta 3 mm de PS.

**LEMBRETE**

A presença de supuração é um achado menos frequente quando comparado ao sangramento periodontal. Entretanto, sua presença tem sido associada à progressão de doença no momento da realização do exame.

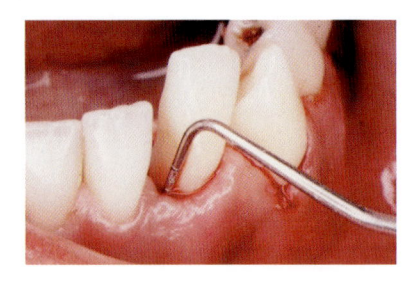

*Figura 3.6 – Presença de sangramento subgengival após avaliação da PS demonstrando atividade de doença periodontal neste sítio.*

> **ATENÇÃO**
>
> A avaliação dos níveis de inserção clínica é imprescindível e mandatória tanto no diagnóstico quanto no acompanhamento periodontal nas consultas de manutenção.

A Figura 3.6 demonstra a presença de sangramento após a avaliação da profundidade de sondagem.

## MEDIDA DOS NÍVEIS DE INSERÇÃO CLÍNICA

A PI clínica representa história pregressa do paciente em relação à atividade de doença periodontal destrutiva, mas não deve ser considerada isoladamente. Quando associada a sangramento à sondagem é o indicador periodontal considerado padrão ouro para o diagnóstico da condição periodontal subgengival.

Os níveis de inserção clínica são avaliados por meio da distância entre a porção mais apical sondável e um ponto fixo no dente, que normalmente é a junção amelocementária. Nos casos de pessoas portadoras de próteses fixas que se estendem além da junção amelocementária, pode-se utilizar como referência para este indicador a linha de cimentação protética.

No momento do exame físico inicial, a presença de PI dará a ideia de experiência passada de perda tecidual; sua quantificação demonstra a gravidade dessa perda. Entretanto, a maior utilidade dessas medidas está no acompanhamento longitudinal do paciente, após o tratamento, para verificar a estabilidade e a evolução do processo.

## ENVOLVIMENTO DE FURCAS

O diagnóstico e o tratamento das áreas de bifurcações ou trifurcações representam desafios para todo cirurgião-dentista. Por isso, serão abordados inteiramente mais adiante. De uma maneira resumida, as lesões de bi ou trifurcações subdividem-se em três graus, de acordo com o comprometimento dos tecidos periodontais:

- Grau I – perda horizontal de tecidos de suporte não ultrapassando um terço da largura total do dente;
- Grau II – perda horizontal de tecido de suporte ultrapassando um terço do dente, mas sem atingir a sua largura total;
- Grau III – envolvimento de lado a lado na área das bi ou trifurcações.

A Figura 3.7 traz uma representação esquemática do exame e dos três graus das lesões de bifurcações ou trifurcações.

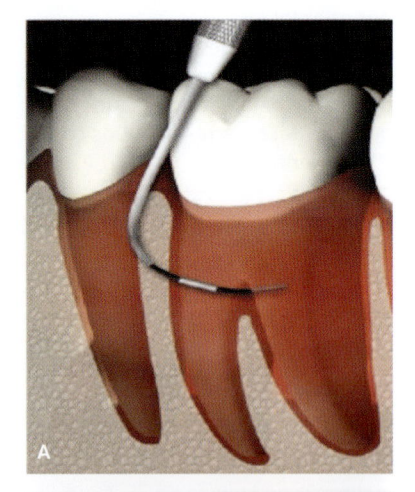

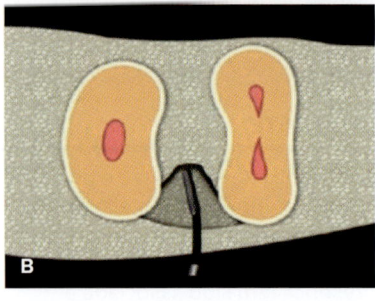

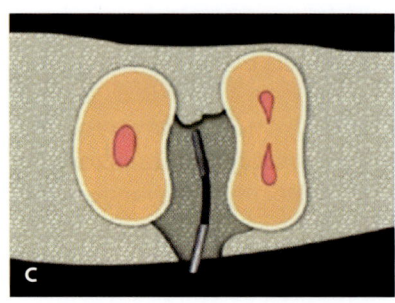

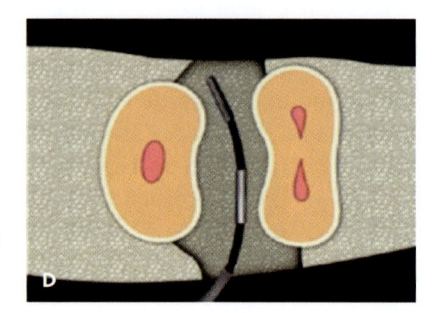

*Figura 3.7 – (A) Representação esquemática da sondagem da furca. (B-D) Representação esquemática da classificação dos diferentes graus de lesões de bi ou trifurcações de acordo com a perda de suporte periodontal.*

# EXAMES COMPLEMENTARES

## EXAMES DE IMAGEM

O exame radiográfico é provavelmente o exame complementar mais solicitado como auxiliar ao diagnóstico periodontal. No entanto, ele apresenta uma série de limitações, pois avalia apenas o espectro bidimensional de um objeto tridimensional. Alterações que porventura ocorram em faces livres não são detectáveis nesse exame. Por isso, a técnica radiográfica de escolha deve ser aquela que minimize possíveis distorções, sendo a do paralelismo e da bissetriz as de primeira escolha.

Uma alternativa bastante interessante é a **radiografia panorâmica**, pois, com a melhora na qualidade desse tipo de exame, é possível aliar o uso racional de exames por imagem (uma vez que as doses de radiações são relativamente baixas nesse tipo de exame) a menores distorções e sobreposições de estruturas.

## TESTE DE SENSIBILIDADE PULPAR

Muitas vezes o profissional pode se deparar com situações de dúvida acerca da origem da lesão (endodôntica ou periodontal). Nesses casos, a utilização de gases refrigerantes pode ser considerada (teste de sensibilidade pulpar). No entanto, o simples fato de um determinado dente responder negativamente a esse teste não necessariamente significa que a lesão seja endodôntica. Logo, a união de outros elementos, como presença de doença periodontal em outras áreas da cavidade bucal, atresia da câmara pulpar ou restaurações amplas, devem ser consideradas para determinar o correto diagnóstico.

A associação de exames complementares como o teste frio e o exame radiográfico com contraste (cone de guta-percha no sítio com maior PS) deve ser levada em consideração.

## OUTROS MÉTODOS

Outros métodos têm sido propostos pela literatura como auxiliares ao diagnóstico periodontal, tais como exames microbiológicos, temperatura do sulco e da bolsa periodontal, métodos imunológicos e enzimáticos. Entretanto, devido ao baixo valor preditivo desses recursos, seu uso tem sido restrito a centros de pesquisa. Inexiste, até o presente momento, um recurso que possa ser considerado ideal.

# DETERMINAÇÃO DO DIAGNÓSTICO DO PROCESSO SAÚDE-DOENÇA PERIODONTAL

A partir da coleta sistemática de informações na entrevista dialogada, seguida do exame físico e de eventuais exames complementares, o

> **LEMBRETE**
>
> Muitas vezes, quando se fala em diagnóstico, há uma ligação direta com um sistema classificatório. Isso acontece pela frequente hegemonia de um ou outro sistema. Entretanto, o mais importante é que o profissional tenha amplo conhecimento das características de sistemas classificatórios e entenda por que determinado sistema opta por uma ou outra denominação.

> **ATENÇÃO**
>
> É fundamental que o diagnóstico dado ao paciente tenha como base a etiopatogenia da doença, pois a terapia só tem efetividade quando a causa é tratada.

profissional tem condições de estabelecer o diagnóstico da condição do indivíduo, baseando-se na conjunção das informações com o seu conhecimento.

Classificar as doenças, muitas vezes, facilita a comunicação. Entretanto, como os sistemas têm limitações, o profissional pode tornar-se refém da classificação, não conseguindo, em muitas situações, "enquadrar" a condição do seu paciente no sistema classificatório vigente.

Este capítulo não objetiva apresentar algum sistema classificatório como ideal, tampouco endossá-lo. Entretanto, para que o diagnóstico do indivíduo seja concebido, algumas diretrizes serão estabelecidas, envolvendo uma mescla de sistemas classificatórios.

Em primeiro lugar, é importante diferenciar se a condição apresentada restringe-se ao periodonto de proteção (gengivite), de sustentação (periodontite) ou se o indivíduo é portador de ambas as condições. Assim, serão apresentadas características das duas doenças periodontais mais comuns: gengivites e periodontites.

## GENGIVITES

As gengivites são manifestações inflamatórias na gengiva restritas à área marginal. Nesse sentido, sob o ponto de vista clínico, **não há PI relacionada à gengivite**.

**DIAGNÓSTICO:** As características clínicas associadas às gengivites são vermelhidão (resultante da hiperemia), perda de contorno (pelo edema) e sangramento da margem gengival à sondagem ou espontâneo (pelo rompimento da integridade do epitélio sulcular). Desses, é patognomônico de gengivite o sangramento gengival.

A Figura 3.8 apresenta um paciente com características clínicas de gengivite.

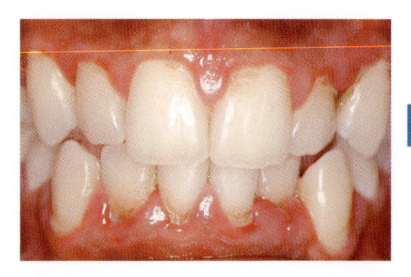

*Figura 3.8 – Características clínicas de gengivite. Observe a presença de edema, vermelhidão e sangramento espontâneo.*

Embora nas gengivites não haja PI, atualmente incluem-se nas gengivites aqueles processos inflamatórios marginais que acometem indivíduos com prévia PI. Por exemplo, indivíduos que tenham tido PI por periodontite ou que apresentam recessão gengival por traumatismo de escovação e, por determinado período, acumulam biofilme supragengival podem apresentar gengivite em áreas com prévia PI. Fica caracterizado, nesses casos, que a PI não está em curso e não tem relação com as causas da gengivite diagnosticada.

Em relação às gengivites, é importante ressaltar que o processo é reversível com tratamento e não deixa sequelas, como pode ser observado na Figura 3.9. Também é importante destacar que as gengivites são necessárias para o estabelecimento de biofilme subgengival, que é a causa das doenças periodontais destrutivas.

A grande maioria das gengivites está associada à presença de biofilme supragengival. Quando o biofilme supragengival não é a causa da gengivite, a sua presença exacerba as condições apresentadas (p. ex., gengivites de origem viral). Existem, também, gengivites modificadas por fatores sistêmicos (p. ex., hormônios), por medicações (fenitoína, nifedipina, ciclosporina, etc.) ou até mesmo pela má nutrição.

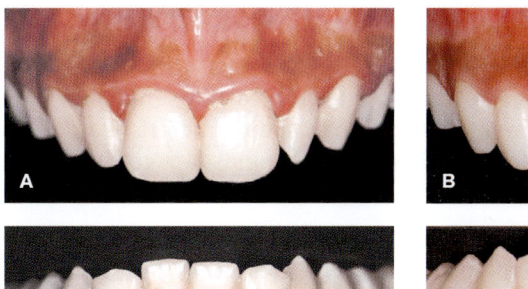

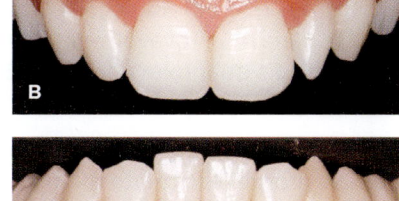

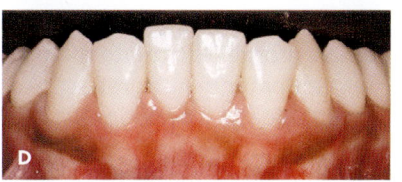

*Figura 3.9 – Fotografias clínicas ilustrando a resposta ao tratamento da gengivite nas arcadas superior (A e B) e inferior (C e D) do mesmo paciente. Observe que não existe nenhum tipo de sequela após o tratamento.*

A simples presença do fator sistêmico não é indicativa de que haja modificação. Muitas vezes a presença e a distribuição do biofilme são mais importantes do que qualquer outro eventual modificador sistêmico. O profissional, entretanto, deve estar alerta às condições sistêmicas e entender, no processo diagnóstico, qual a eventual participação desse modificador, pois isso modifica a abordagem terapêutica.

## PERIODONTITES

**DIAGNÓSTICO:** É fundamental a presença dos dois sinais patognomônicos para diagnóstico de periodontite: presença de sangramento à sondagem (SS) do fundo da bolsa (sangramento periodontal) resultante do rompimento da integridade do epitélio juncional ou epitélio da bolsa; e presença de PI, resultante da migração apical do epitélio juncional e, muitas vezes, reabsorção óssea.

São também associados às periodontites, mas sem importância diagnóstica, aumento da PS, presença de recessão gengival e presença de mobilidade. A Figura 3.10 apresenta as características clínicas da periodontite crônica.

No contexto do diagnóstico das periodontites, é relevante ter em mente que a presença e a quantidade de PI observadas em um único momento somente dão a ideia de experiência passada de destruição tecidual. A atividade de doença somente pode ser aferida com medidas sequenciais de PI. A presença de sangramento periodontal é um indicativo de atividade inflamatória, e sua ausência está normalmente associada à estabilidade dos níveis de inserção.

Ainda que não se esteja endossando um ou outro sistema classificatório, é importante ter claro que existem diferentes expressões das periodontites, algumas delas com maior e outras com menor velocidade de destruição tecidual. Diante da concomitância frequente de gengivites e periodontites, o efetivo diagnóstico de uma periodontite só pode ser confirmado após a primeira fase do tratamento periodontal: o tratamento da gengivite. Dentro do sistema classificatório da American Academy of Periontology,[5] dois tipos principais de periodontites são descritos e, para fins do presente capítulo, detalhados: periodontites agressivas e periodontites crônicas.

As **periodontites crônicas** são mais prevalentes em adultos, embora possam ocorrer em crianças e adolescentes. São bastante vinculadas

**Periodontites**

São um processo inflamatório no periodonto de sustentação causadas pela presença de biofilme subgengival.

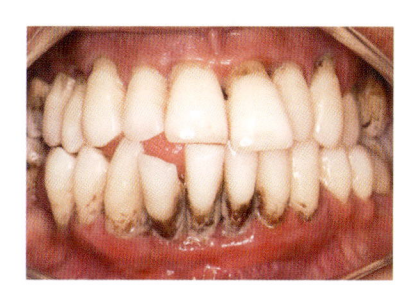

*Figura 3.10 – Características clínicas da periodontite crônica. É possível observar PI em todos os dentes, mudanças na posição, grandes quantidades de placa e cálculo dental.*

à presença de fatores locais, como placa e cálculo, e têm um componente comportamental bastante forte.

Em termos microbiológicos, a periodontite crônica apresenta um padrão variável, provavelmente vinculado às suas características clínicas, pois quanto maior for a PS, mais anaeróbios têm condições de estar presente.

As **periodontites agressivas**, por sua vez, são caracterizadas por uma taxa de progressão muito maior do que as periodontites crônicas. Frequentemente há agregação familiar, justamente pelo fato de que a suscetibilidade à periodontite agressiva pode ser transmitida.

Antigamente havia relatos de que as periodontites agressivas não estavam associadas à presença de cálculo e placa, também vinculando-as fortemente a um periodontopatógeno: *Aggregatibacter actinomycetemcomitans*. As evidências mais contemporâneas demonstram de forma clara que frequentemente existem grandes quantidades de placa e cálculo nos portadores de periodontites agressivas – tanto localizadas quanto generalizadas.

Além disso, outras bactérias, algumas das quais também estão presentes nas periodontites crônicas, têm sido fortemente associadas a casos de periodontites agressivas. Assim, entende-se que a suscetibilidade tem um papel fundamental e que, no processo diagnóstico, são cruciais as informações sobre a experiência de doença periodontal dos familiares.

A Figura 3.11 apresenta um paciente portador de periodontite agressiva.

No contexto do diagnóstico, não se pode esquecer de todos os fatores que hoje reconhecidamente podem alterar o curso das doenças

> **LEMBRETE**
>
> A característica mais significativa das periodontites crônicas é a sua baixa velocidade de progressão, muitas vezes levando vários anos para que sua expressão clínica tenha maior significado, especialmente para o paciente.

> **ATENÇÃO**
>
> A simples presença do eventual fator modificador não é indicativa de que tal fator esteja efetivamente modificando a periodontite. Assim, para o diagnóstico, é importante estar alerta para a presença desses fatores, mas sem automaticamente imputar sua participação na cadeia causal.

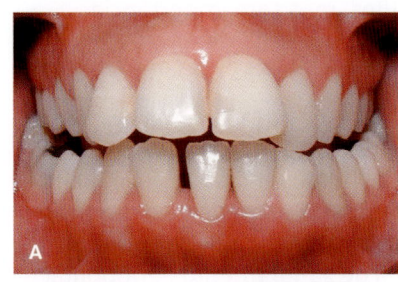

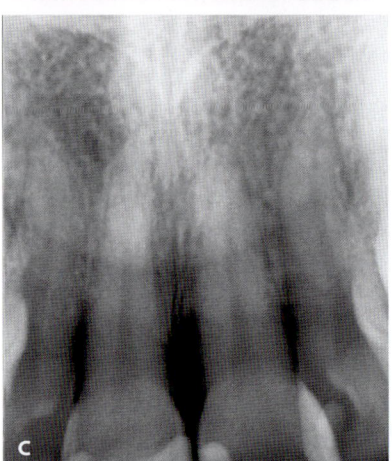

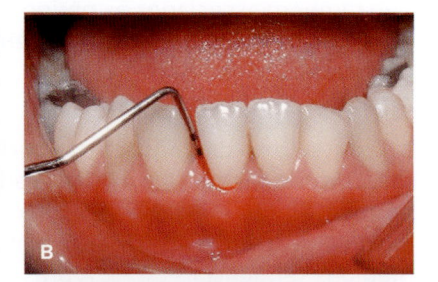

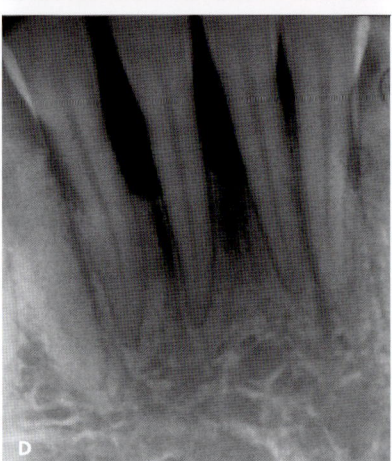

*Figura 3.11 – Aspecto clínico (A e B) e radiográfico (C e D) de uma pessoa de 17 anos portadora de periodontite agressiva. É possível observar a presença de sinais clínicos inflamatórios e extensa perda óssea radiográfica incompatível com o tempo de erupção dos dentes.*

periodontais destrutivas, dentre os quais os mais significativos são o hábito do fumo e o diabetes. A esses, adicionam-se obesidade, estresse, fatores genéticos, alcoolismo, menopausa, dentre outros.

A partir do momento do tratamento (que deve, sempre que possível, incluir a abordagem desses fatores modificadores) torna-se possível efetivamente verificar se os fatores de risco realmente estão interferindo no processo de doença. Se não houver alteração nos fatores modificadores, e a resposta à terapia for adequada, leva-nos a inferir que tal fator não participava, no caso em questão, da cadeia causal a ponto de ter relevância para a abordagem clínica.

## OUTRAS SITUAÇÕES CLÍNICAS A SEREM CONSIDERADAS

Além do exposto anteriormente, é importante considerar outras situações no processo de diagnóstico. Muitas dessas situações são objeto de estudo em outros capítulos dessa obra, como, por exemplo, as gengivites e periodontites ulcerativas necrosantes, as lesões endodôntico-periodontais combinadas, os abscessos gengival, periodontal e pericoronal, as gengivites fúngicas e virais, etc. O conhecimento de todos esses problemas se soma à compreensão do processo de diagnóstico envolvendo as condições periodontais.

## CONSIDERAÇÕES FINAIS

Este capítulo reforçou a importância do diagnóstico como chave do sucesso da abordagem terapêutica em odontologia e, no caso específico deste livro, em periodontia. Torna-se clara a importância da primeira consulta, momento em que se estabelece o vínculo entre o profissional e o paciente. Esse vínculo é iniciado por uma profunda e adequada entrevista dialogada, seguindo-se pelo exame clínico e, eventualmente, por exames complementares.

A partir de todas as informações colhidas, ao profissional é dada a tarefa de estabelecer o diagnóstico. As situações mais frequentes nesse contexto são a **presença somente de gengivite** e a **presença concomitante de gengivite e periodontite**. Em situações menos frequentes, encontram-se pessoas que, por já terem experienciado tratamentos vinculados ao biofilme supragengival ou por terem modificado seus hábitos, apresentem somente periodontite.

É importante ressalvar que algumas periodontites que ocorrem concomitantemente às gengivites (especialmente no caso em que bolsas menos profundas estão presentes) somente têm seu diagnóstico confirmado após o tratamento da gengivite – a primeira fase do tratamento periodontal. Também é importante ressaltar que, no processo de diagnóstico, o conhecimento disponível sobre a etiopatogenia deve ser utilizado, mas interpretado de acordo com o curso clínico da doença, para que os eventuais fatores modificadores sejam considerados como tal não pela sua simples presença, mas por sua importância no contexto dos acontecimentos vinculados à doença.

# 4

# Tratamento das doenças periodontais

SABRINA CARVALHO GOMES
PATRÍCIA DANIELA MELCHIORS ANGST

**OBJETIVOS DE APRENDIZAGEM**
- Determinar o prognóstico da doença periodontal
- Estabelecer um plano de tratamento adequado

O tratamento das doenças periodontais é um permanente desafio. Para que o mesmo atinja sucesso, o planejamento do caso deve ser adequado, incluindo a determinação do prognóstico.

O objetivo desse capítulo é fazer uma reflexão sobre o processo de tratamento periodontal, de acordo com as evidências disponíveis.

## PROGNÓSTICO E PLANO DE TRATAMENTO EM PERIODONTIA

**LEMBRETE**

O estabelecimento de um prognóstico adequado está na dependência de exame físico apropriado, entrevista dialogada profunda e exames adicionais, quando necessário. Essas informações, tomadas em conjunto, auxiliam na determinação do prognóstico, que pode ser mediato e/ou imediato.

O termo "prognóstico" é comumente definido como uma predição da evolução, da duração e do desfecho prováveis da doença. Em doenças crônicas, como a doença periodontal, o prognóstico é dinâmico e necessita de constante reavaliação. Isso se deve ao fato de o prognóstico poder ser alterado, ao longo do tempo, em decorrência de condições dos indivíduos, como condição ambiental e emocional, inserção social, exposição a medicações e ao tabagismo, diabetes, desregulação hormonal, entre outras.[1] Por isso, a pessoa em tratamento periodontal necessita da atenção de um profissional que entenda o eixo agressão-resposta da sua doença como mutável e passível de grandes alterações.

Fundamentalmente, em razão da natureza dinâmica da doença com a qual estamos lidando, muitos dos prognósticos podem ser de caráter mediato, ou seja, pode ser necessária a sinalização da resposta de um paciente, dente ou sítio para a tomada final de decisão. Como exemplo, tomamos um caso de complexo manejo do paciente e/ou de intervenção, como a decisão quanto a extrações dentárias simples ou múltiplas de dentes com extensa perda óssea alveolar devido à periodontite. Nesse caso, é de extrema importância a espera pela resposta do indivíduo diante do tratamento periodontal inicial; dentes com prognóstico desfavorável, em geral, tendem a responder adequadamente e a ter o prognóstico melhorado quando são bem tratados e quando os fatores sistêmicos (quando há) estão sob controle.

Desde que seja estabelecida uma adequada manutenção periódica preventiva (MPP) pelo paciente e pelo profissional, dentes com diagnóstico pobre ou questionável não afetam o periodonto dos dentes adjacentes e podem ser mantidos com sucesso ao longo do tempo. Contudo, essa não é uma justificativa para manterem-se dentes condenados. Esse equívoco tem a mesma dimensão da exodontia sem necessidade.

## ESTABELECIMENTO DE UM PLANO DE TRATAMENTO

Ao avaliar as áreas da saúde em geral sob uma perspectiva histórica, observamos um grande vínculo dessas áreas à contemplação das doenças, e não das pessoas com essas doenças. No nosso caso, sendo a expressão da doença periodontal um reflexo direto dos hábitos de autocuidados, autoestima e qualidade de vida, o planejamento do seu tratamento deve considerar outros aspectos que não apenas dentes, sítios e profundidades de sondagem.

Um exemplo clássico que pode ilustrar essa situação é a observação de que somente a intervenção técnica por parte do cirurgião-dentista é pouco eficiente na manutenção de indivíduos tratados. Apenas quando o eixo paciente-profissional é bem estabelecido e preservado consegue-se evidência de efetividade das intervenções periodontais.

Estudos mostram que a atenção dada a uma população, mas que não é mantida ao longo do tempo, resulta em nenhuma ou pouca redução na prevalência de gengivite. O mesmo se aplica para as periodontites. Estudos mostram claramente que pessoas que possuem e mantêm mais vínculos com a equipe de saúde ao longo dos anos tendem a manter um maior número de dentes.

Com base nessas observações, é possível traçar um perfil de como desenvolver um plano para pessoas em tratamento periodontal. Ora, se os autocuidados são essenciais, se o acompanhamento longitudinal do indivíduo é essencial, e se a compreensão dos fatores de risco ou modificadores entra, também, nesse cenário, o que podemos fazer para que um plano de tratamento contemple a dinâmica etiopatogênica das doenças periodontais? Isso será discutido ao longo deste capítulo.

**LEMBRETE**

Compreendendo que estamos diante de um indivíduo doente, toda a atenção deve ser dada à mudança de hábitos, que é a maior responsável pelo retorno à condição de saúde e, sobretudo, pode garantir a longevidade dos dentes e o bem-estar dos pacientes.

## TRATAMENTO DA GENGIVITE

### CONTROLE DO BIOFILME SUPRAGENGIVAL PELO BINÔMIO PACIENTE-PROFISSIONAL

Em primeiro lugar, sugere-se uma revisão sobre o conceito *status quo* em relação ao controle supragengival. De acordo com o que se sabe contemporaneamente sobre o assunto, o biofilme supragengival não é apenas o fator etiológico das gengivites; é também um grande modulador das características de um biofilme subgengival. Essa relação se dá porque, a partir da formação e da manutenção de biofilme supragengival, há o desenvolvimento de alteração inflamatória (mesmo que subclínica, ou seja, que não é percebida por sangramento) e, a partir dessa condição clínica, ocorre um íntimo contato do biofilme supragengival com o ambiente subgengival.

Com base nesse conhecimento, realizou-se um estudo longitudinal com foco em pessoas com periodontite de moderada a severa, fumantes e nunca fumantes.[2,3] Esses sujeitos foram atendidos apenas com relação às necessidades supragengivais, ou seja, durante 180 dias, não foi realizado qualquer tipo de intervenção subgengival.

Nesse estudo observou-se redução significativa de inflamação subgengival (SS e PS), ganho de inserção clínica e, na sequência, redução significativa de microrganismos marcadores da doença periodontal (*Porphyromonas gingivalis*, *Parvimonas micra*, *Dialister pneumosintes* e *Aggregatibacter actinomycetemcomitans*) independentemente do hábito do tabagismo. Confirmando o impacto do controle estrito do biofilme supragengival nos indicadores subgengivais, os resultados alcançados nesse estudo tiveram valores semelhantes a estudos em que foram empregadas intervenções subgengivais, ou até mesmo antibióticos.

Ao encontro dessa perspectiva, algumas observações longitudinais identificaram que indivíduos com maiores escores de inflamação gengival (gengivite) perdem mais dentes. Foi demonstrado que sítios que se mantinham constantemente com sangramento gengival (em pelo menos 70% das consultas) apresentaram risco aumentado para PI (taxa de 40 a 75% maior de perda anual) quando comparados a sítios com leve inflamação e/ou saudáveis.

Ao discutir a importância do controle supragengival, Smulov e colaboradores,[4] realizaram um estudo simples (quando comparado a nosso momento de pesquisa), mas pioneiro à época. Eles identificaram que o controle do biofilme supragengival é o fator determinante do sucesso do tratamento, independentemente da modalidade terapêutica aplicada. Nesse estudo, desenvolvido sob boca dividida, os quadrantes que receberam instrumentação subgengival, mas sem atenção ao biofilme supragengival, não apresentaram resposta ao tratamento realizado.

Mais recentemente, um estudo de intervenção, com acompanhamento longitudinal de 450 dias, foi desenvolvido exatamente com o intuito de compreender as diversas sistemáticas de atenção a pessoas na fase de terapia ativa. Resumidamente, 25 indivíduos com periodontite crônica de moderada a severa receberam randomicamente três modalidades de atenção periodontal em diferentes quadrantes: atenção somente supragengival; atenção supragengival e subgengival concomitantemente; e atenção supragengival e, após aproximadamente 30 dias, intervenção subgengival. Desse estudo pode-se depreender o seguinte:

- o controle somente supragengival foi capaz de reduzir PS e SS e levar a ganhos de inserção de forma significativa;
- os quadrantes que receberam intervenção subgengival apresentaram valores melhores dos indicadores citados;

- nos quadrantes que receberam controle supragengival por 30 dias anteriormente ao controle subgengival, 49% dos sítios que receberiam tratamento subgengival deixaram de recebê-lo, pois deixaram de apresentar SS positivo.

Todas essas observações indicam que o controle supragengival é fundamental quando do estabelecimento de estratégias de atenção terapêutica à pessoa em tratamento periodontal. Dessa forma, parece claro que o planejamento e o próprio tratamento da periodontite devem envolver, num primeiro momento, o **controle mecânico do biofilme supragengival** (com abordagem para o aprendizado do adequado autocuidado da saúde bucal pelo paciente), somente depois realizando o controle do biofilme subgengival.

Quanto ao controle mecânico do biofilme supragengival, este deve envolver escovação dental (com escovas manuais ou elétricas) combinada com a limpeza interdental. Tal observação é levantada porque, embora a escovação possa alcançar até 1 mm da placa subgengival, ela é inefetiva nas áreas interproximais – áreas de maior risco para o desenvolvimento de cárie e doença periodontal.

Confirmando essa informação, e evidenciando a ausência de controle da placa interdental pela maior parte da população, temos que somente 60% da placa supragengival é removida a cada episódio de escovação; não importa quantas vezes o indivíduo realiza a escovação, ele sempre limpa as mesmas áreas. Não obstante, se as pessoas forem adequadamente orientadas e motivadas a realizar a limpeza interdental, esse quadro pode ser revertido, e o controle mecânico do biofilme pode promover e manter a saúde bucal.

Especificamente quanto aos dispositivos de limpeza dental, existem atualmente no mercado inúmeros modelos de escovas dentais, tanto manuais quanto elétricas. Escovas elétricas são ditas capazes de remover mais placa em menos tempo, o que as tornaria superiores às escovas manuais. Contudo, tanto em curto como em longo prazo, não existem diferenças entre os diferentes modelos quanto à remoção da placa supragengival. De fato, esses resultados sugerem que o mais importante é a correta instrução e motivação do indivíduo quanto ao correto uso da escova dental, seja ela qual for. Em mãos treinadas, ambos os dispositivos tendem a apresentar resultados semelhantes.

Em relação aos dispositivos para limpeza interdental, é desejável que sejam de fácil uso, removam placa de maneira efetiva e não causem efeitos deletérios aos tecidos moles ou duros. Dentre os dispositivos que estão disponíveis atualmente, o mais comum é o fio dental. No entanto, sua utilização é complexa para alguns indivíduos; nesses casos, pode ser substituída por escovas interdentais ou unitufos, de acordo com cada particularidade.

**RESUMINDO**

O fio dental deve ser indicado para áreas interproximais quando há ponto ou área de contato. Quando há ausência de ponto de contato, ou presença de recessões gengivais, e especialmente concavidades nos sítios proximais, a escova interdental é a mais adequada. Escovas unitufos são úteis em áreas com envolvimento de furca, ausência dentária, distais de terceiros molares, entre outros (para revisão, consultar Claydon).[5] Vale ressaltar, entretanto, que o cirurgião-dentista deve tentar ao máximo simplificar a indicação dos dispositivos para o controle mecânico do biofilme supragengival, sob pena de onerar o paciente e desmotivá-lo.

## CONTROLE QUÍMICO DO BIOFILME SUPRAGENGIVAL

É reconhecido que a escovação dentária é um hábito amplamente realizado. Porém, somente pequena parcela das pessoas realiza uma adequada remoção mecânica do biofilme. Isso se dá por falta de motivação para a prática rotineira e adequada, ou por problemas em suas habilidades manuais, ou ainda por quadros de incapacitação (p. ex., quadros pós-cirúrgicos ou casos de traumas com ou sem imobilização).

**LEMBRETE**

O controle mecânico do biofilme supragengival pelo binômio paciente-profissional é a medida terapêutica mais indicada e aceita para o tratamento das doenças periodontais. Entretanto, manter as superfícies dentárias livres de biofilme é tarefa bastante complexa.

**ATENÇÃO**

O uso da clorexidina acarreta alguns efeitos adversos, especialmente manchamento dental e lingual, e perda transitória do paladar. Por essa razão, é mais indicada para casos que envolvam curtos períodos de utilização.

**SAIBA MAIS**

Recentes evidências estão disponíveis comparando a ação dos enxaguatórios contendo óleos essenciais com os enxaguatórios contendo clorexidina, com respeito à atividade antiplaca e à ação antigengivite. De acordo com esses estudos, a melhor ação antiplaca ainda é encontrada com o uso da clorexidina. Entretanto, quanto à ação antigengivite, a tendência aponta para não haver diferença entre os dois agentes químicos.

Em relação ao controle do biofilme interproximal, esse cenário é ainda pior. Nesse sentido, os **agentes químicos** – especialmente sob a forma de enxaguatórios bucais – foram desenvolvidos para atuar como coadjuvantes do controle mecânico, na tentativa de superar as falhas e dificuldades do tratamento convencional.

Dentre os meios de administração dos agentes químicos disponíveis, os cremes dentais e os enxaguatórios bucais são os mais empregados. Os dentifrícios são os mais amplamente utilizados pela população e, em geral, são de baixo custo, o que os torna o veículo padrão. Contudo, devido à sua composição mais complexa, muitas vezes os agentes químicos acabam inativados por outros ingredientes da fórmula. Assim, os enxaguatórios têm surgido como alternativa, visto que possuem composição mais simples, são de fácil uso e possuem atualmente grande apelo comercial.

Neste cenário, o digluconato de clorexidina é o agente químico padrão-ouro para controle do biofilme. Estudos mostram reduções de até 72% no acúmulo de biofilme e de até 45% na inflamação gengival, quando comparado com soluções placebo.[6] Esses resultados se devem principalmente à alta substantividade da clorexidina (capacidade de se adsorver, mantendo-se ativa na cavidade oral por até 12 horas) e à sua atividade antimicrobiana.

Outros agentes químicos têm sido testados e utilizados na tentativa de diminuir a formação do biofilme e prevenir a gengivite. Os agentes ativos mais empregados são triclosan, óleos essenciais e cloreto de cetilpiridínio. Poucos estudos têm sido conduzidos com o triclosan, uma vez que é mais encontrado em cremes dentais. Quanto ao cloreto de cetilpiridínio, os poucos estudos sobre o seu uso demonstram efeitos antiplaca e antigengivite estatisticamente significantes, mas de magnitude clínica pequena. Em sua maioria, os estudos sobre controle químico são realizados avaliando os óleos essenciais, os quais têm demonstrado efeito adicional significativo quando utilizados em conjunto com a escovação.

Como as formulações contendo óleos essenciais não diferem do uso da clorexidina e não trazem maiores efeitos adversos, tanto quando usadas em monoterapia quanto como adjuntos a procedimentos de higiene bucal, parecem ser uma alternativa confiável para o controle da inflamação gengival em longo prazo. Baseando-se em tais achados, esses agentes químicos podem ser recomendados com segurança às pessoas em tratamento periodontal, devendo ser utilizados concomitantemente com a realização adequada do controle mecânico do biofilme supragengival, e assim fornecer benefícios adicionais ao tratamento e à manutenção dos resultados.

# TRATAMENTO DA PERIODONTITE

## CONTROLE DO BIOFILME SUBGENGIVAL

O tratamento da periodontite pressupõe o controle do biofilme estabelecido subgengivalmente. Para tanto, terapias não cirúrgicas são eficazes e efetivas. A efetividade da terapia não cirúrgica encontra-se discutida por alguns autores.[7,8]

Microbiologicamente, a eficácia da terapia periodontal subgengival é diretamente relacionada à habilidade do tratamento em reduzir os níveis e/ou a prevalência de uma ou mais espécies bacterianas patogênicas. Em geral, a **raspagem subgengival** efetivamente reduz a população de microrganismos Gram-negativos e concomitantemente permite o aumento da população de cocos e bacilos Gram-positivos, usualmente associados com quadros de saúde gengival. Essa ação se reverte clinicamente em mudanças na PS, nos níveis de inserção e, principalmente, na redução do SS. Ora, não se espera resposta diferente dada a clara evidência dos microrganismos do biofilme como fatores etiológicos das doenças periodontais.

Não obstante, ainda que a remoção do biofilme bacteriano seja o objetivo principal dos procedimentos de raspagem e alisamento subgengivais, é realizada também a remoção do cálculo aderido à superfície radicular. Embora tenha sido demonstrado que a cicatrização periodontal não é afetada pela presença de cálculo remanescente, a "lisura" radicular é o *end-point* desejado na terapia não cirúrgica. Sugere-se que uma adequada lisura superficial seja realizada para ser possível identificar se a causa da não remissão da doença é uma instrumentação mal realizada ou outros fatores, por exemplo, recolonização subgengival a partir de um inadequado controle supragengival, ausência de resposta devido à presença de fatores modificadores, ou possível lesão periodontal com envolvimento endodôntico.

Para a realização da intervenção subgengival existem diferentes instrumentos e/ou protocolos descritos. Quanto aos instrumentos disponíveis, podem-se elencar os **manuais mecânicos** (p. ex., curetas, limas, foices) e os **manuais elétricos** (ultrassom). Sob o ponto de vista da resposta terapêutica, não existem diferenças entre os dois métodos. Alguns autores chegaram a sugerir que o ultrassom reduziria o tempo operatório. No entanto, como esse recurso deixa a superfície mais rugosa, há necessidade de alisamento com instrumentos manuais mecânicos, o que resulta, ao final, praticamente nenhuma diferença em relação à economia de tempo.

Quanto aos protocolos, a seguir, estão descritos aqueles a respeito dos quais já há resultados publicados:

- *Full mouth disinfection* (desinfecção de boca toda) – protocolo que preconiza a raspagem e o alisamento radicular supra e subgengival conjuntamente de toda a boca em um intervalo de até 2 dias. A instrumentação é finalizada com irrigação subgengival com substâncias antissépticas – especialmente digluconato de clorexidina.
- *Full mouth debridement* (raspagem de boca toda) – protocolo que preconiza a raspagem e o alisamento radicular supra e subgengival também ao mesmo tempo. Este protocolo, no entanto, apesar de recomendar um período de até 2 dias para a intervenção, não utiliza solução irrigadora.
- *Quadrant-wise disinfection* (raspagem por quadrante) – protocolo que preconiza a raspagem e o alisamento radicular por quadrantes, tanto para a abordagem supra como subgengival, sem intervalo de tempo predefinido. É a terapia comumente realizada.

De fato, existem poucos benefícios adicionais das terapias de *fullmouth* sobre as de *quadrant-wise* com respeito aos resultados terapêuticos, e, quando existem, manifestam-se apenas nos primeiros meses. Longitudinalmente, os resultados e sua manutenção são semelhantes. Além disso, ao considerar que o tratamento de uma doença crônica tem seus resultados estabelecidos por meio de uma mudança de comportamento, pode-se sugerir que o tempo de terapia, em si, não seja fundamental, mas sim o comportamento do indivíduo com os autocuidados e a adesão às recomendações profissionais.

## DIAGNÓSTICO E TRATAMENTO DAS LESÕES DE FURCA

No que se refere ao tratamento subgengival, existem, também, situações clínicas que dificultam a atuação profissional. É o caso da instrumentação de dentes polirradiculares, principalmente com lesão de furca.

Anatomicamente, as lesões de furca são lesões inflamatórias que se instalam na região inter-radicular, uma região existente entre as raízes e determinada pelo número de raízes. A presença desses envolvimentos e outras características, como altura da entrada de furca, número de raízes, presença de projeções de esmalte ou dilacerações, entre outras, embora confiram peculiaridade ao exame e ao tratamento das áreas de furca, não levam a uma maior suscetibilidade à periodontite.

De fato, poderiam ser essas as justificativas para os achados de estudos que, frequentemente, observam piores condições, como PS aumentada, maior PI e, também, maior número de dentes perdidos para os dentes molares. Contudo, essa observação está relacionada diretamente ao tipo de população estudada e às razões para a perda. De fato, os incisivos inferiores são os dentes mais frequentemente perdidos por doença periodontal de acordo com estudos populacionais. A progressão das periodontites especificamente nas áreas de furca parece não ser diferente de outras áreas em molares.

As lesões de furca são usualmente classificadas com base no grau de comprometimento inter-radicular pela doença. Lindhe e colaboradores[9] propuseram uma classificação utilizada até os dias atuais, de acordo com a qual existem três tipos de lesões, dependendo da sondagem horizontal dessas regiões:

- Grau I – quando ocorre o envolvimento de até um terço da área inter-radicular;
- Grau II – quando o envolvimento ultrapassa um terço da extensão da área inter-radicular;
- Grau III – quando o envolvimento atinge toda a área inter-radicular, criando uma comunicação lado a lado.

Essa classificação é útil para auxiliar no prognóstico do caso, bem como orientar a escolha pela atenção terapêutica mais adequada.

**TRATAMENTO:** As lesões de furca – independentemente do seu grau – em geral são tratadas inicialmente por terapia convencional não cirúrgica (raspagem e alisamento radiculares). Para isso, alguns instrumentos específicos podem ser úteis, como curetas tipo Columbia ou da série Pádua-Lima.

Apesar das dificuldades no tratamento das lesões de furca devido ao seu acesso, essa terapêutica é indicada devido ao bom prognóstico alcançado e à possibilidade da manutenção dos dentes por longos períodos após o tratamento, uma vez que tenha sido assegurado pelo binômio paciente-profissional os cuidados adequados do biofilme supragengival.

Confirmando essas observações, estudos de avaliação longitudinal demonstraram a longevidade dos resultados dos tratamentos realizados em áreas de furca. Existem relatos de taxas de sobrevivência superiores a 90% em períodos de 5 a 9 anos de acompanhamento após tratamento não cirúrgico. Corroborando esses relatos, outros estudos reportam taxa de perda dentária entre 6,9 e 3,4% em um período de 7 anos, ou ainda uma taxa de retenção de dentes que apresentam lesão de furca, entre os quais estavam dentes com rizectomia, de aproximadamente 97% durante um período de 13,6 anos.

**Furcas de grau III e algumas situações de furcas de grau II**, no entanto, podem não responder adequadamente ao tratamento convencional. Esses casos podem indicar o uso de terapias adicionais:

- Plastia – procedimento pelo qual intencionalmente se desgastam os tecidos radiculares buscando uma anatomia mais favorável da área inter-radicular, quer para melhor adaptação dos tecidos gengivais, quer para um controle do biofilme supragengival mais fácil pelo paciente.
- Tunelização – procedimento indicado principalmente para molares inferiores. Esse procedimento preserva a área de furca criando um túnel através dessa região, permitindo um controle adequado do biofilme no local.
- Ressecção radicular (rizectomia) – procedimento no qual as raízes de um dente são separadas, em geral, com a extração de uma delas.

Cabe ressaltar que todas essas modalidades terapêuticas devem ser adequadamente indicadas e planejadas. Além disso, é importante a aceitação pelo indivíduo e a sua capacidade de controle do biofilme nessas regiões no futuro, bem como da possibilidade restauradora, quando for o caso.

## ANTIBIÓTICOS NO TRATAMENTO PERIODONTAL

Ao abordar a questão de diferentes protocolos de atenção ao biofilme subgengival, a utilização de antibióticos como coadjuvantes durante o tratamento periodontal merece uma boa discussão.

Embora algumas escolas preconizem sua utilização em diferentes situações, a literatura contemporânea demonstra que os estudos falham em demonstrar benefício maior do que aquele alcançado apenas com o tratamento convencional. De fato, alguns estudos demonstram melhoras nos indicadores periodontais; porém, essa melhora em geral é modesta, e sua magnitude e relevância clínica são questionáveis, o que coloca em discussão a indicação desse regime. Esse achado é reportado independentemente do antibiótico utilizado ou do tipo de periodontite (crônica ou agressiva).

Para ilustrar essa questão, podemos elencar os resultados de um estudo realizado por Haas e colaboradores em 2008.[10] Trata-se de um ensaio clínico randomizado com 12 meses de monitoramento a fim de avaliar o efeito da utilização sistêmica de azitromicina como coadjuvante a raspagem e alisamento radiculares. Foram avaliadas 24 pessoas com periodontite agressiva que passaram pelo tratamento supragengival. Após isso, uma parte desses indivíduos recebeu azitromicina por 3 dias, além de raspagem e alisamento radiculares; outra parte recebeu placebo e raspagem e alisamento radiculares.

Os resultados desse estudo mostraram não haver diferença entre acúmulo de placa e cálculo, gengivite, PI e SS. Somente a PS mostrou maior redução significativa para o grupo em uso do antibiótico (2,88 mm vs. 1,85 mm, respectivamente). Contudo, a relevância clínica dessa redução média pode ser questionada (1,03 mm), uma vez que o tamanho do efeito não seja reportado, e pela ausência de efeito no sangramento periodontal. Além disso, deve-se pesar a relação custo/benefício do uso de antibióticos durante o tratamento periodontal.

**LEMBRETE**

Com base nos estudos apresentados, pode-se evidenciar a baixa previsibilidade dos efeitos da utilização dos antibióticos durante o tratamento periodontal. O sangramento periodontal atualmente é o melhor fator preditivo para futura progressão da doença. Com antibióticos observa-se ausência de efeito adicional sobre este indicador em relação ao tratamento convencional.

Outra questão a ser discutida quanto ao uso de antibióticos são os resultados da sua utilização sobre as diferentes categorias de PS. No estudo citado, foi encontrada redução significativa na PS somente para bolsas médias. Bolsas rasas e profundas mostraram comportamento similar para ambos os grupos (teste e controle). Resultados semelhantes foram encontrados para a utilização de metronidazol e metronidazol + amoxicilina. Em geral, podem ser observadas reduções na PS e no nível de inserção clínica para bolsas profundas (sem considerar a relevância clínica dessas alterações); no entanto, o SS permanece semelhante entre os grupos.

Não se justifica o uso indiscriminado de antibióticos em qualquer paciente; esta não deve ser uma recomendação de prescrição para toda pessoa em tratamento periodontal. Porém, em casos estritos, em que o tratamento periodontal supragengival seguido do tratamento subgengival não resultou em eliminação da doença (pouca ou nenhuma redução de sinais inflamatórios e/ou ganho clínico de inserção, ou após extensa avaliação da qualidade do tratamento em si, com controle supragengival e adequada instrumentação subgengival), o uso coadjuvante de antibióticos pode ser levantado.

## ACESSO CIRÚRGICO AO BIOFILME SUBGENGIVAL

Embora a terapia periodontal não cirúrgica seja o protocolo de atenção ao biofilme subgengival de primeira escolha, existem situações em que o acesso cirúrgico deve ser pensando e empregado. Este pode ser realizado caso seja necessário permitir o acesso a áreas "difíceis de controlar", como algumas **lesões de furca** e **defeitos intraósseos**.

Nesses casos, inicialmente realiza-se o tratamento periodontal convencional não cirúrgico. Diante de resposta negativa ou não resposta do paciente, do dente ou do sítio na fase de reavaliação, e tendo certeza da qualidade da raspagem e do alisamento radiculares anteriores e do adequado controle de placa pelo paciente, o acesso cirúrgico é realizado.

NÃO FAÇA! Para a região anterior, em decorrência das questões estéticas, o acesso cirúrgico deverá ser evitado.

Tais questões devem ser observadas uma vez que tenha sido demonstrado não existir diferenças quanto à remoção de cálculo entre o tratamento cirúrgico e a terapia convencional (raspagem e alisamento radiculares) na maioria dos estudos.

O acesso por si só não garante melhor visualização. Quanto à cicatrização e à resposta ao tratamento, ambas as modalidades apresentam resultados semelhantes longitudinalmente quanto aos níveis de inserção clínica. Assim, o acesso cirúrgico ao biofilme subgengival deve ser considerado como uma tentativa de compensar falhas no tratamento convencional em restabelecer saúde.

PROCEDIMENTO: Tecnicamente, o acesso cirúrgico é realizado sob anestesia, iniciando-se por incisões intrassulculares no dente em questão e nos adjacentes (para permitir uma adequada mobilidade do retalho e melhor visualização), tanto por vestibular como por lingual. Após o descolamento do retalho, procede-se à remoção de todo tecido de granulação e cálculo (se houver), juntamente com raspagem e alisamento radiculares. Ao final, após lavagem da área, realizam-se o reposicionamento do retalho e a sutura.

# REAVALIAÇÃO E ACOMPANHAMENTO DO PACIENTE PERIODONTAL TRATADO

## REAVALIAÇÃO DO PACIENTE APÓS TRATAMENTO PERIODONTAL

Após a realização do tratamento periodontal, é indispensável que o paciente seja encaminhado a uma terapia de manutenção e acompanhamento longitudinal. Entretanto, ele deve previamente passar por uma reavaliação de sua condição sistêmica (por meio de uma nova entrevista dialogada) e periodontal (por meio de novos exames clínicos) de forma a determinar suas necessidades individuais em relação ao controle do biofilme supra e subgengival. Esse protocolo possibilita estabelecer os procedimentos clínicos que deverão ser realizados na consulta em questão ou mesmo identificar áreas com necessidade de retratamento. Partindo dos resultados do controle supragengival e subgengival, serão conhecidas e guiadas as demais etapas da manutenção.

Didaticamente, ilustraremos os possíveis resultados das intervenções supra e subgengivais, correlacionando-as com os procedimentos indicados a serem realizados posteriormente.

### a) Reavaliação supragengival

O Quadro 4.1 indica os procedimentos a serem adotados conforme os resultados encontrados no controle supragengival.

### b) Reavaliação subgengival

O Quadro 4.2 apresenta as alterações que podem ocorrer em relação à PS e aos níveis clínicos de inserção após o tratamento.

O Quadro 4.3 indica os procedimentos a serem adotados conforme os resultados encontrados no controle subgengival.

### c) Procedimentos terapêuticos

O Quadro 4.4 apresenta os procedimentos terapêuticos que devem ser realizados nas consultas de manutenção periódica e preventiva.

O Quadro 4.5 e a Figura 4.1 apresentam os procedimentos terapêuticos que devem ser realizados nas consultas de manutenção preventiva de acordo com os parâmetros clínicos subgengivais.

---

**QUADRO 4.1** – Possíveis resultados do controle supragengival e os respectivos procedimentos clínicos associados

| Resultados encontrados | Procedimentos clínicos a serem adotados |
|---|---|
| Ausência de placa visível<br>Ausência de sangramento gengival | Nenhum procedimento indicado (resultado ideal) |
| Ausência de placa visível<br>Presença de sangramento gengival | Motivação |
| Presença de placa visível<br>Presença de sangramento gengival | Instrução de higiene bucal |
| Presença de placa visível<br>Ausência de sangramento gengival | Avaliação |

*Fonte: Adaptado de Fernandes.*[11]

---

**QUADRO 4.2** – Alterações que podem ocorrer em relação à PS e aos níveis clínicos de inserção após o tratamento

| Alterações | Razões para a ocorrência |
|---|---|
| Diminuição na profundidade de sondagem | Redução do edema<br>Formação de um epitélio juncional longo |
| Aumento na profundidade de sondagem | Edema na margem gengival<br>Migração apical do epitélio juncional (perda de inserção) |
| Ganho clínico de inserção | Formação de um epitélio juncional longo<br>Associado com saúde |
| Perda de inserção clínica | Migração apical do epitélio juncional<br>Associada com doença |

*Fonte: Adaptado de Fernandes.*[11]

**QUADRO 4.3** – **Possíveis resultados do controle subgengival e os respectivos procedimentos clínicos associados**

| Resultados encontrados | Procedimentos clínicos a serem adotados |
|---|---|
| Redução na profundidade de sondagem<br>Ausência de sangramento periodontal | Manutenção |
| Redução na profundidade de sondagem<br>Presença de sangramento periodontal | Manutenção |
| Mesma profundidade de sondagem<br>Ausência de sangramento periodontal | Manutenção |
| Mesma profundidade de sondagem<br>Presença de sangramento periodontal | Manutenção<br>Reintervenção |

*Fonte: Adaptado de Fernandes.[11]*

**QUADRO 4.4** – **Procedimentos terapêuticos realizados nas consultas de manutenção periódica preventiva**

| Procedimentos | Frequência |
|---|---|
| Informações ao paciente e motivação | Sempre |
| Instrução de higiene bucal e treinamento | Se necessário |
| Deplacagem subgengival | Se necessário |
| Raspagem e alisamento subgengival (RASUB) | Se necessário |
| Raspagem, alisamento e polimento supragengival | Sempre |
| Aplicação tópica de flúor | Se necessário |

*Fonte: Adaptado de Fernandes.[11]*

**QUADRO 4.5** – **Procedimentos terapêuticos a serem realizados de acordo com os parâmetros clínicos subgengivais**

| Procedimentos | Parâmetros clínicos |
|---|---|
| Instrução de higiene bucal | IPV + |
| Deplagem subgengival | Exsudato subgengival |
| RASUB | Aumento da PS<br>Progressão da PI |
| Aplicação tópica de flúor | Lesões de cárie |

*Fonte: Adaptado de Fernandes.[11]*

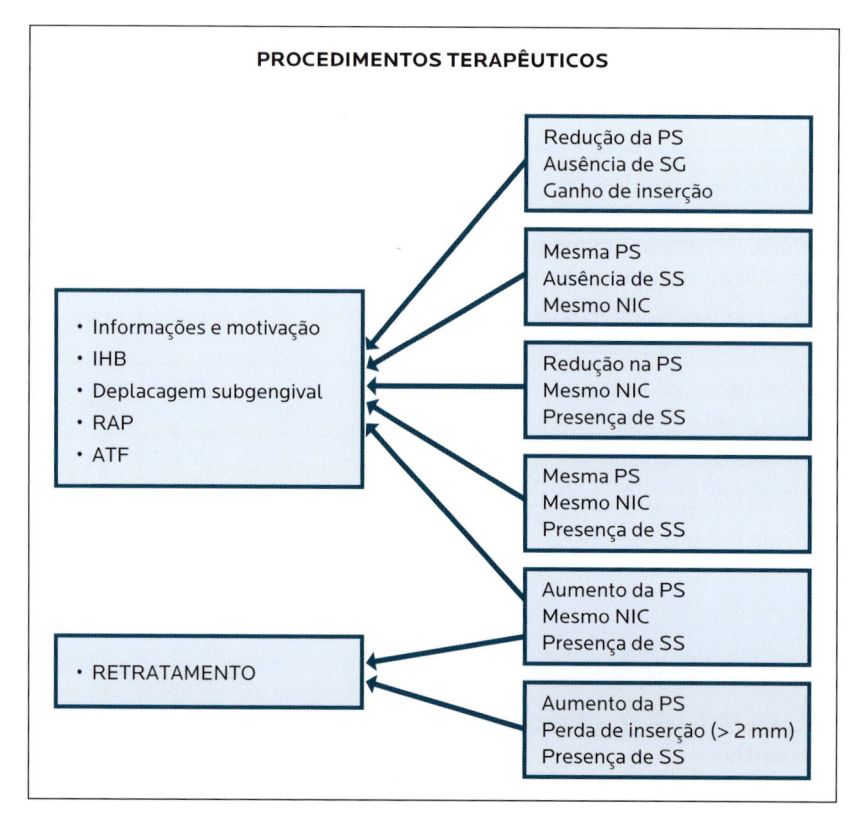

*Figura 4.1 – Procedimentos terapêuticos que serão realizados nas consultas de manutenção preventiva de acordo com os parâmetros clínicos subgengivais.*
*Fonte: Adaptada de Fernandes.[11]*

## ACOMPANHAMENTO E MANUTENÇÃO DO PACIENTE PERIODONTAL TRATADO

**Manutenção**

De acordo com o Glossário da Sociedade Brasileira de Periodontologia,[12] é considerada uma terapia periodontal de suporte e é definida como "procedimentos realizados em intervalos selecionados para ajudar o indivíduo a manter sua saúde bucal. Fazendo parte da terapia periodontal, um intervalo estabelecido para cuidados periodontais periódicos".

**LEMBRETE**

A motivação para a MPP surge da constatação de que, com o acompanhamento, as modalidades de terapias periodontais passaram a apresentar melhores resultados.

Com o término do tratamento, é fundamental a participação do paciente periodontal em um programa de manutenção periódica preventiva (MPP) para que os resultados alcançados com o tratamento sejam mantidos longitudinalmente. A proposta é a realização de consultas periódicas, nas quais o profissional intervém buscando atenuar as consequências de eventuais práticas incorretas de higiene bucal. É também um momento que permite um papel de reeducação para a saúde ao longo do tempo.

König e colaboradores[13] observaram que as bolsas com PS maior ou igual a 6 mm reduziram-se de 21,8 para 0,1% do total de sítios examinados imediatamente após o tratamento periodontal. Interessantemente, resultados muito adequados (percentual de sítios com PS maior ou igual a 6 mm) foram mantidos ao longo dos 8 anos. O mesmo comportamento foi observado para sítios com PS < 4 mm: inicialmente representando 17% dos sítios, passaram a representar 83,7% após 3 anos, e 64,4% após 8 anos. Os sítios com PS entre 4 e 6 mm também se tornaram mais numerosos (de 16,2 para 33%). Esses resultados expressam a manutenção dos resultados do tratamento e a desinflamação obtida, tendo sido reduzido o percentual de sítios mais profundos.

Recentemente, Lorentz e colaboradores[14] analisaram prospectivamente o comportamento periodontal de um grupo de pessoas tratadas que participaram de um programa de manutenção com consultas a cada 3 meses por um período de 12 meses.

Nas consultas, realizaram-se raspagem e polimento supragengival e raspagem e alisamento radiculares subgengivais. Os resultados demonstraram que 170 indivíduos (86,7%) se mantiveram estáveis, e 20 deles (13,3%) apresentaram progressão da periodontite no período. Foram perdidos 47 dentes (1,38%) ao longo do período de observação.

**CONDUTA TERAPÊUTICA:** Além da entrevista, a American Academy of Periontology[15] recomenda, em um programa de manutenção periódica preventiva, a realização de exames de reavaliação, execução de raspagem, alisamento e polimento coronorradicular supragengival, bem como raspagem e alisamento radiculares subgengivais.

Heasman e colaboradores[16] realizaram uma revisão sistemática avaliando as evidências com relação à importância do controle supragengival e subgengival nas consultas de manutenção. Ao final, foram incluídos 11 estudos prospectivos com pelo menos 12 meses de duração avaliando indivíduos portadores de periodontite crônica. Os resultados mostraram não haver diferenças na redução da PS nem nos ganhos de inserção clínica entre as duas modalidades de intervenção realizadas durante a MPP. Como conclusão, os autores afirmam que a melhor evidência disponível indica que ambas as modalidades de intervenção realizadas na MPP se equivalem no que diz respeito aos desfechos clínicos de PS e níveis de inserção clínica após 12 meses de tratamento não cirúrgico.

Tais observações parecem indicar que, a despeito dos procedimentos realizados durante a fase de manutenção, o ponto crítico do sucesso do tratamento e manutenção periodontais ainda está baseado no adequado controle do biofilme bacteriano pelo paciente e pelo profissional. Dessa forma, os maiores esforços dos cirurgiões--dentistas devem ser guiados para a mudança de hábitos da pessoa em tratamento periodontal.

# 5
# Aquisição de habilidades clínicas e cirúrgicas periodontais

**MARILENE ISSA FERNANDES**
**FERNANDO ANTÔNIO RANGEL LOPES DAUDT**

**OBJETIVOS DE APRENDIZAGEM**

- Selecionar o instrumental adequado para cada tipo de tratamento periodontal
- Identificar as técnicas de terapia das doenças periodontais

Os objetivos da terapia periodontal são a descontaminação da superfície dentária supra e subgengival e a remoção do biofilme bacteriano e do cálculo dental, como forma de evitar a progressão da doença periodontal.

O procedimento mais comumente usado para o debridamento da superfície radicular é a raspagem seguida do alisamento de forma mecânica, utilizando diferentes tipos de instrumentos manuais. O tipo de instrumental a ser utilizado depende da localização do debridamento (supra ou subgengival) e do envolvimento ou não de um procedimento cirúrgico de acesso ao biofilme bacteriano e cálculo dental.

Os resultados dessa terapia foram mostrados em diferentes estudos considerando descritores etiológicos, inflamatórios e de destruição. A instrumentação manual exige habilidade clínica e treinamento, pois muitas vezes a anatomia da raiz dificulta o alcance de uma superfície de raiz biologicamente compatível com os tecidos periodontais.

Instrumentos sônicos e ultrassônicos foram propostos com o objetivo de automatizar o procedimento de raspagem e alisamento da superfície dental. Estudos reportaram resultados controversos quanto à eficiência da instrumentação subgengival com instrumentos sônicos e ultrassônicos e também com instrumentação manual, que pode levar mais tempo para atingir os mesmos resultados.

**LEMBRETE**

Cálculo remanescente e biofilme bacteriano têm sido encontrados nas raízes dentárias em estudos conduzidos com os métodos de instrumentação manual e ultrassônica, não demonstrando diferenças significativas entre essas técnicas.

O tratamento com **instrumentação ultrassônica** causa menos dano para a superfície da raiz do que a instrumentação manual; no entanto, um treinamento adequado deve ser realizado como forma de evitar danos irreversíveis à superfície radicular pelo uso inadvertido desses instrumentos. Estudos demonstraram que a **instrumentação manual** tende a deixar a superfície radicular mais lisa do que a instrumentação ultrassônica.

Consideramos ser importante, neste capítulo, descrever as necessidades de instrumental de acordo com o tratamento da doença periodontal, quer seja para o controle do biofilme supra ou subgengival, quer seja para os procedimentos cirúrgicos, tanto para acesso ao biofilme quanto para as cirurgias regenerativas e plásticas periodontais.

## AVALIAÇÃO PERIODONTAL

A avaliação periodontal compreende desde a entrevista dialogada até o exame físico do paciente. Para tanto, devemos considerar o tipo de ficha que será utilizado para o apontamento dos dados coletados. Assim, é necessário, como pré-requisito, ter em mãos a ficha clínica que será utilizada, além de lápis e caneta.

Para o exame físico periodontal são necessários instrumentos que avaliam os descritores etiológicos, inflamatórios e de destruição. Os instrumentos de apoio são odontoscópio e pinça para algodão, apresentados na Figura 5.1. O odontoscópio auxilia na visualização e iluminação indireta do campo, enquanto a pinça para algodão é utilizada para o posicionamento do isolamento relativo.

Os instrumentos específicos para a avaliação periodontal são **sonda periodontal**, **sonda exploradora** e **sonda Nabers**, demonstradas na Figura 5.2.

A Figura 5.3 ilustra a utilização da sonda periodontal. Com relação à sonda milimetrada, embora existam vários tipos e formatos, as mais recomendadas são as cilíndricas, com diâmetro aproximado de 1 mm, como por exemplo a de Glickman.

**LEMBRETE**

A sonda periodontal é o instrumento considerado indispensável para uma adequada avaliação do processo saúde-doença periodontal. Ela determina o diagnóstico de gengivite na realização do ISG e o diagnóstico de periodontite quando se avaliam as medidas de PS e o nível clínico de inserção, além da presença ou ausência de SS periodontal.

*Figura 5.1 – Instrumental específico e de apoio utilizado para o exame físico periodontal: sonda Nabers, sonda periodontal, odontoscópio e pinça.*

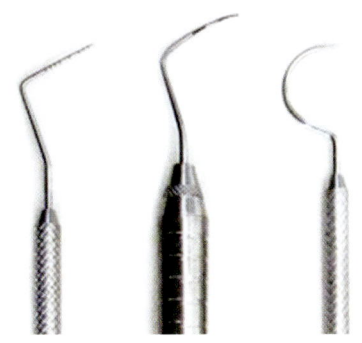

*Figura 5.2 – Sondas para avaliação periodontal: sonda periodontal, sonda Nabers e sonda exploradora.*

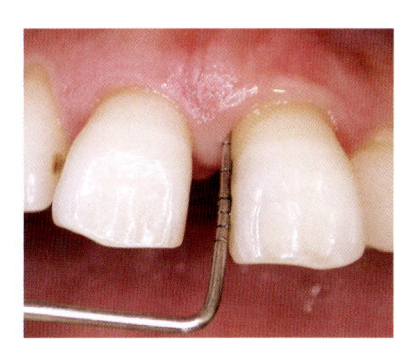

*Figura 5.3 – Utilização da sonda periodontal no momento da avaliação da PS e do nível clínico de inserção.*

## CONTROLE DO BIOFILME SUPRAGENGIVAL

Os instrumentos utilizados para o controle do biofilme supragengival podem ser as curetas universais e as curetas da série

Gracey. As **curetas universais**, demonstradas na Figura 5.4, caracterizam-se por apresentar um desenho que favorece sua utilização tanto em dentes anteriores quanto em dentes posteriores, para todas as faces.

As **curetas da série Gracey**, apresentadas na Figura 5.5, são desenhadas de forma que cada número corresponde a um tipo de dente ou face específica. Dessa forma, as curetas mais recomendadas são as de números 1/2 e 3/4, utilizadas especialmente para a raspagem de dentes anteriores até pré-molares. As curetas de números 11/12 são desenhadas para alcançar especialmente a face mesial de dentes posteriores, enquanto as curetas de números 13/14 alcançam as faces distais. Como essas curetas têm um desenho específico para dentes específicos, acabam favorecendo e facilitando os procedimentos de raspagem.

Para a realização de um adequado controle do biofilme supragengival, além de curetas, são necessários ainda instrumentos tais como:

- taças de borracha;
- escova de Robson;
- tira de lixa para acabamento e polimento de granulação fina;
- fio ou fita dental;
- escova dental ou unitufo;
- escovas interdentais de diferentes diâmetros;
- pote Dappen plástico;
- espelho de toucador.

Uma mesa clínica para o controle do biofilme supragengival deve estar organizada de maneira a contemplar todas as possíveis necessidades, possibilitando a completa remoção do cálculo dental e do biofilme supragengival, além do polimento da superfície dentária. A Figura 5.6 apresenta uma mesa clínica para controle do biofilme supragengival organizada da maneira adequada.

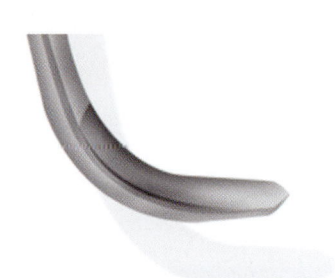

*Figura 5.4 – Cureta periodontal do tipo universal, que pode ser utilizada para a raspagem de qualquer dente, tanto anterior quanto posterior.*

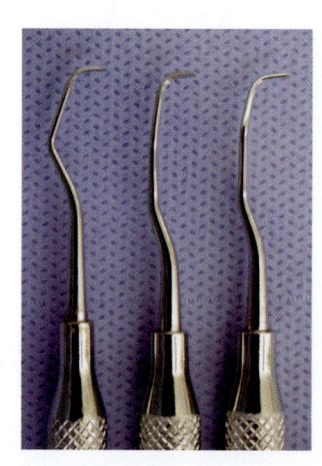

*Figura 5.5 – As curetas da série Gracey são desenhadas de forma que cada número corresponde a um tipo de dente ou face específica, facilitando o acesso do instrumento à área desejada.*

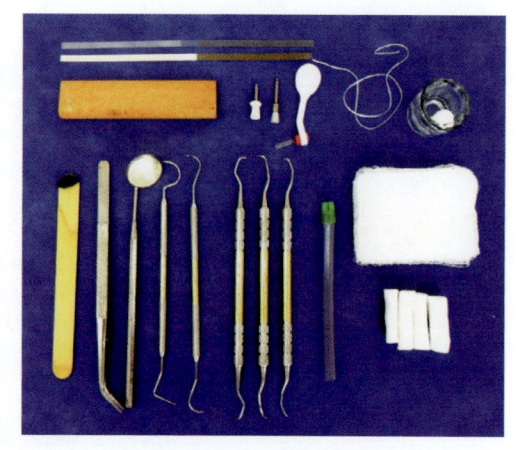

*Figura 5.6 – Mesa clínica para controle do biofilme supragengival, que deve estar organizada de maneira a contemplar todas as possíveis necessidades durante o tratamento.*

# CONTROLE DO BIOFILME SUBGENGIVAL

O controle do biofilme subgengival exige a necessidade de instrumentos mais delicados que permitam o acesso à porção mais profunda da bolsa periodontal sem traumatizar os tecidos gengivais. Assim, são utilizadas **as curetas da série Gracey tradicionais**, podendo também ser utilizadas as curetas **Gracey After-Five**, com lâmina afilada normal e rígida, e as **Gracey Mini-Five**, apresentadas na Figura 5.7, com lâmina reduzida à metade do comprimento, as quais permitem excelente adaptação em bolsas estreitas e em furcas.

Para uma raspagem subgengival cuidadosa e efetiva, estão indicadas as limas, que correspondem a um grupo de raspadores destinados à instrumentação de bolsas periodontais mais profundas e anatomicamente irregulares. As mais recomendadas são as limas de Dunlop números 1/2, utilizadas nas faces mesial e distal de dentes posteriores e nas faces palatina e lingual de dentes anteriores, e de números 2/5, utilizadas nas faces distal, lingual e palatina de dentes molares, ou onde o acesso permitir.

As limas de Hirschfeld mais recomendadas são as de números 3/7, para faces vestibular, palatina e lingual de dentes posteriores e face vestibular de dentes anteriores, e as de número 5/11, para face distal de dentes posteriores. A Figura 5.8 apresenta diferentes modelos de limas para raspagem subgengival.

Para o controle do biofilme subgengival, são recomendadas as curetas de Pádua-Lima, que possuem como característica a ponta arredondada com corte ativo. Estas são especialmente indicadas para a instrumentação de concavidades e áreas de furca. As curetas de Pádua-Lima existem em tamanhos diferentes que correspondem à largura da lâmina, sendo N a estreita e W a larga, como pode ser observado na Figura 5.9.

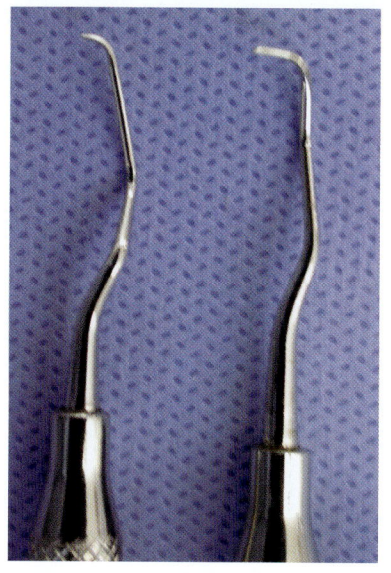

*Figura 5.7 – Curetas Gracey Mini-Five, com lâmina reduzida à metade do comprimento, comparada à cureta padrão. As curetas Gracey Mini-Five permitem excelente adaptação em bolsas estreitas e furcas.*

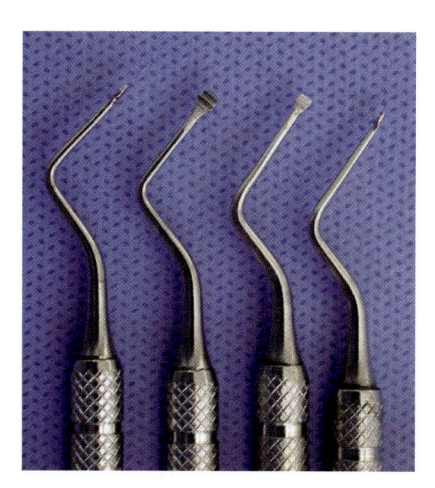

*Figura 5.8 – As limas periodontais Hirschfeld e Dunlop são um grupo de raspadores destinados à instrumentação de bolsas periodontais mais profundas e anatomicamente irregulares.*

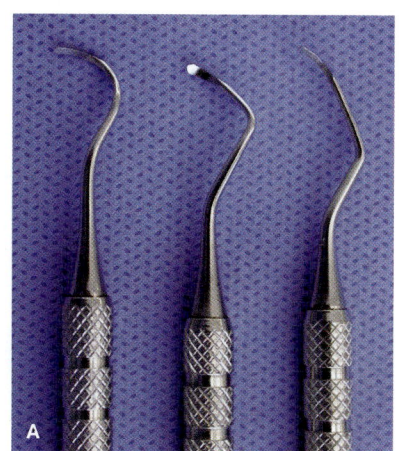

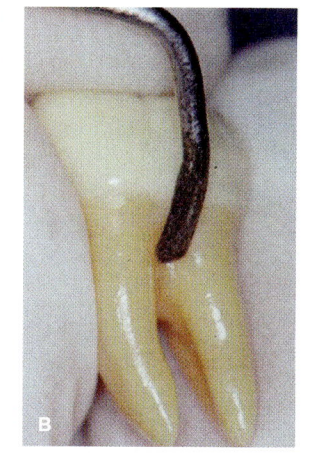

*Figura 5.9 – (A) Curetas de Pádua-Lima, especialmente recomendadas para a instrumentação de concavidades e áreas de furca. (B) Cureta de Pádua-Lima na região da furca.*

Em uma consulta de controle do biofilme subgengival, portanto, devem compor a mesa clínica as curetas da série Gracey, as limas Hirschfeld e Dunlop e as curetas de Pádua-Lima, como demonstrado na Figura 5.10.

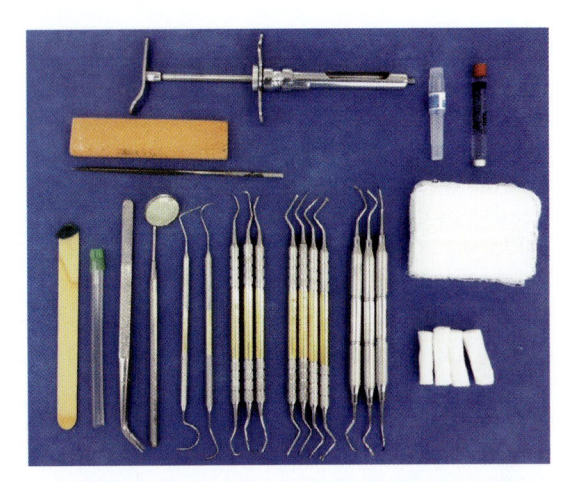

*Figura 5.10 – Mesa clínica para o controle do biofilme subgengival, que deve estar organizada de maneira a contemplar todas as possíveis necessidades durante o tratamento.*

# CIRURGIAS PERIODONTAIS

**LEMBRETE**

As cirurgias periodontais, por serem procedimentos de maior complexidade, envolvem os instrumentos para exame e para controle do biofilme supragengival e subgengival, além daqueles específicos para a técnica cirúrgica.

Os instrumentos específicos utilizados nas cirurgias periodontais podem ser divididos de acordo com a finalidade e a técnica cirúrgica. Para a incisão dos tecidos periodontais, o instrumental utilizado são os gengivótomos ou bisturis de Kirkland e Orban, apresentados na Figura 5.11, ou cabo para bisturi Bard-Parker e lâminas de bisturi números 11, 12, 15 e 15C, demonstrados na Figura 5.12. Em cirurgias que envolvem retalho, o descolador de Mott, que pode ser visto na Figura 5.13, está indicado. Tesouras cirúrgicas para tecido também são utilizadas com diferentes finalidades, podendo ser retas, curvas ou específicas para sutura, como se observa nas Figuras 5.14 e 5.15.

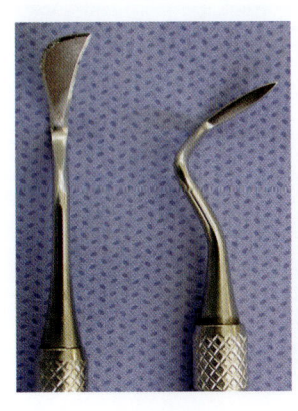

*Figura 5.11 – Bisturis de Kirkland e Orban.*

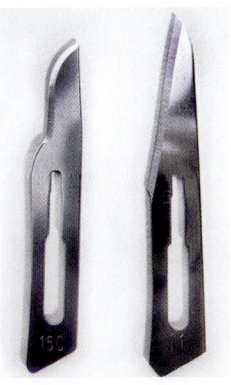

*Figura 5.12 – Lâminas de bisturi números 15C e 11 para adaptação em cabo para bisturi Bard-Parker.*

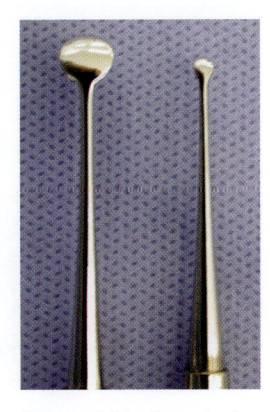

*Figura 5.13 – Descolador de Mott.*

Considerando a sutura, indica-se a utilização do porta-agulhas de Castro Viejo, por este ser mais delicado e por facilitar o manuseio dos tecidos periodontais com um mínimo de traumatismo. Em algumas situações, podem ser utilizadas pinças específicas para facilitar a sutura. O porta-agulhas de Castro Viejo e a pinça para sutura são apresentados na Figura 5.16.

Naquelas cirurgias que envolvem osteotomia, estão indicadas as limas para osso interproximal de Schluger números 9 e 10, visualizadas na Figura 5.17, os cinzéis de Ochsenbein números 1, 2, 3 e 4, apresentados na Figura 5.18, e os microcinzéis de Ochsenbein números 1, 2, 3 e 4, que podem ser vistos na Figura 5.19. A escolha do instrumento está na dependência da quantidade de osso que será removido.

Os procedimentos cirúrgicos podem envolver a utilização de materiais complementares, como fio de sutura de seda (4.0) com agulha $1/2$ x 1,7 cm. Placa de vidro e espátulas são utilizadas nos casos em que se usa cimento cirúrgico ou quando se realizam restaurações transcirúrgicas. As canetas de alta e baixa rotação e as brocas a serem utilizadas também são selecionadas de acordo com o tipo de procedimento.

### LEMBRETE

O adequado planejamento dos procedimentos que serão realizados favorece a organização da mesa cirúrgica, evitando que faltem instrumentos ou materiais no transcorrer cirúrgico.

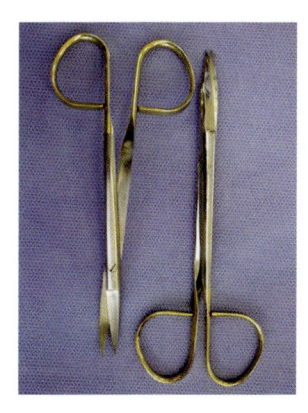

*Figura 5.14 – Tesouras cirúrgicas curvas e retas.*

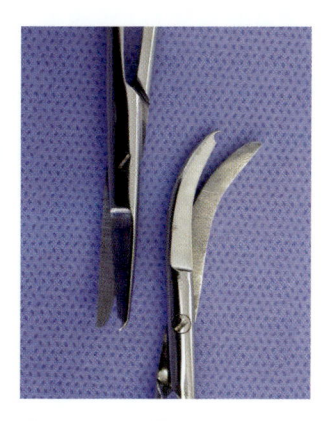

*Figura 5.15 – Tesouras para fio de sutura reta e curva.*

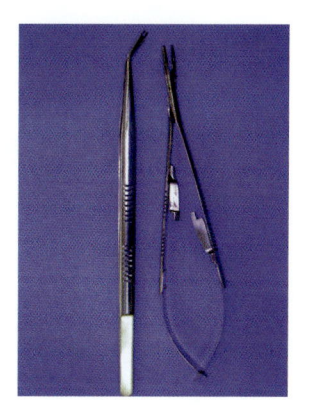

*Figura 5.16 – Porta-agulhas de Castro Viejo e pinça para sutura.*

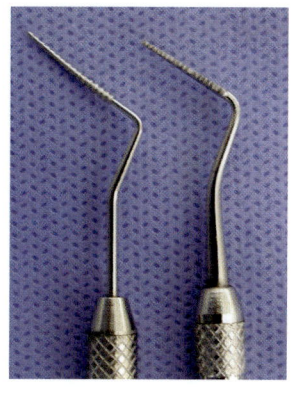

*Figura 5.17 – Limas para osso interproximal de Schluger.*

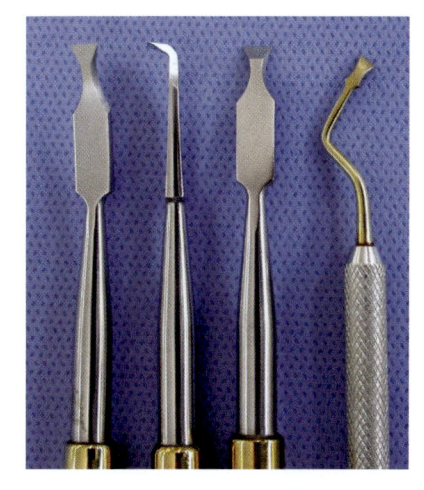

*Figura 5.18 – Cinzéis de Ochsenbein.*

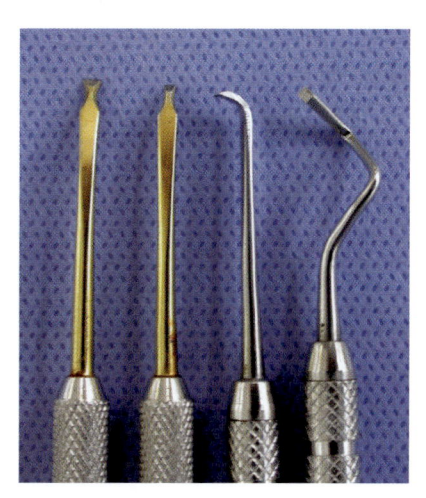

*Figura 5.19 – Microcinzéis de Ochsenbein.*

Além desses materiais e equipamentos, devem também compor a mesa cirúrgica os seguintes itens, conforme demonstra a Figura 5.20:

- conjunto de cânulas para aspiração;
- cubetas;
- soro fisiológico estéril;
- seringa descartável;
- gaze esterilizada;
- cimento cirúrgico;
- clorexidina a 0,12%.

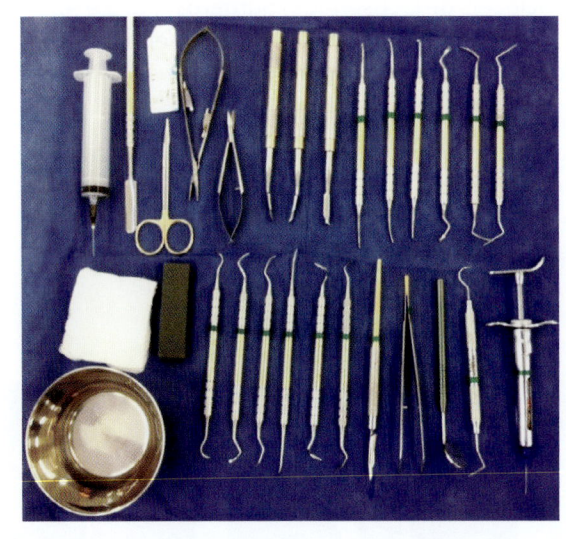

*Figura 5.20 – Organização da mesa cirúrgica.*

## AFIAÇÃO DOS INSTRUMENTOS PERIODONTAIS

A afiação do instrumental tem por objetivo manter os instrumentos periodontais com o seu fio de corte, conservando a lâmina do instrumento e preservando o seu fio original para um trabalho mais efetivo.

**LEMBRETE**

A alteração do desenho original da lâmina prejudica a eficácia do instrumento, visto que esse não mais poderá ser utilizado de acordo com o desenho inicialmente proposto.

Diferentes técnicas de afiação podem ser utilizadas; no entanto, estas devem alcançar o objetivo de estabelecer uma borda cortante afiada sem desgastar indevidamente o instrumento nem alterar sua forma original. Para tanto, é importante compreender a localização e a direção das bordas cortantes e ângulos existentes entre as superfícies que formam a lâmina do instrumento.

### PARTES QUE COMPÕEM O INSTRUMENTAL

Para ser possível a correta afiação do instrumental, é necessário o conhecimento do desenho dos instrumentos de raspagem que se pretende utilizar. Atualmente, os raspadores mais utilizados são as curetas e as limas. Esses raspadores são constituídos das seguintes partes: **cabo**, **haste** e **extremidade ativa ou lâmina**, conforme demonstra a Figura 5.21.

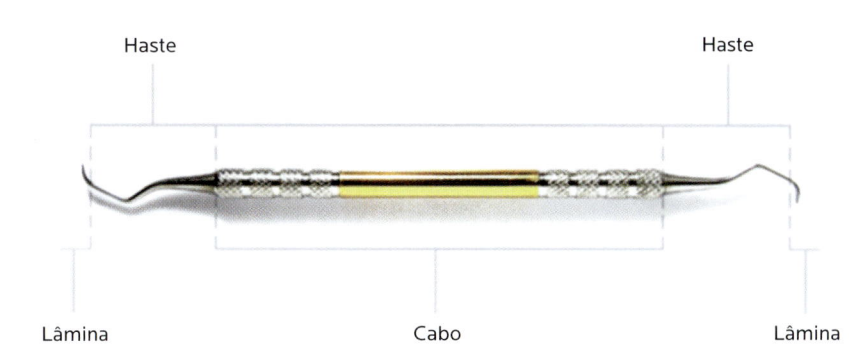

*Figura 5.21 – Partes que compõem o instrumental: cabo, haste e extremidade ativa ou lâmina.*

A lâmina é a parte do raspador responsável pela remoção do biofilme e do cálculo dental, bem como pelo alisamento da superfície dentária. Seu desenho varia de acordo com a finalidade do instrumento e a condição da área a ser instrumentada. A lâmina (ou extremidade ativa) apresenta faces que são denominadas coronária, lateral e dorsal, como se observa na Figura 5.22.

Essa denominação está associada à posição da face da lâmina em relação ao dente. Assim, a face coronária é aquela que está voltada para a coroa clínica do dente quando em posição de raspagem. A face coronária está entre as faces laterais da lâmina; é também denominada apical, por estar voltada para o ápice do dente quando em posição de trabalho. O dorso da lâmina corresponde ao ponto de encontro entre as faces laterais.

A união das faces coronária e lateral forma ângulos que estão na dependência do tipo de instrumento. O ângulo de corte, formado pela união da face coronária com a lateral, também chamado de fio de corte, varia de 70 a 80 graus nas curetas e limas Dunlop; nas limas tipo Hirschfeld, esse ângulo é de 40 graus; e nos bisturis de Kirkland e Orban, o ângulo varia de 3 a 5 graus.

Durante uma raspagem, a posição na qual o instrumento apresenta maior efetividade, chamada **ângulo de trabalho**, é aquela em que a lâmina do instrumento forma com a superfície do dente um ângulo que varia de 45 a 90 graus. O **ângulo de afiação** é aquele formado pelo encontro da face lateral do instrumento com a pedra de afiar.

Para uma adequada afiação do instrumental, os seguintes princípios devem ser observados:

- Selecionar a pedra de afiar adequada ao tipo de instrumento, levando-se em conta sua forma e abrasividade. Observar que a pedra de afiar deve ser esterilizada.
- Estabelecer e manter um ângulo correto entre a pedra de afiar e a superfície do instrumento, considerando o formato da lâmina.
- Manter um apoio estável e firme, assegurando que a angulação correta seja mantida durante todo o movimento de afiar. Assim, o desgaste da superfície do instrumento será uniforme, evitando que o bordo cortante fique com uma inclinação inadequada.
- Evitar a aplicação de pressão excessiva para evitar remover mais metal do que o necessário, o que reduz a vida útil do instrumento.
- Trabalhar sob iluminação que favoreça a visualização do contorno da lâmina.

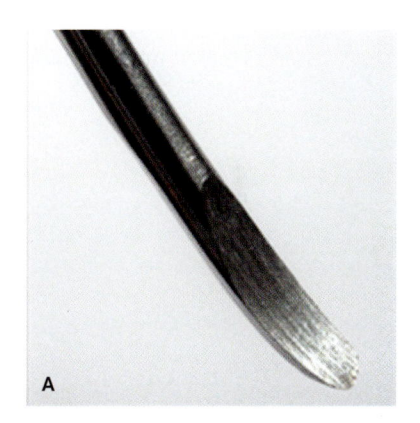

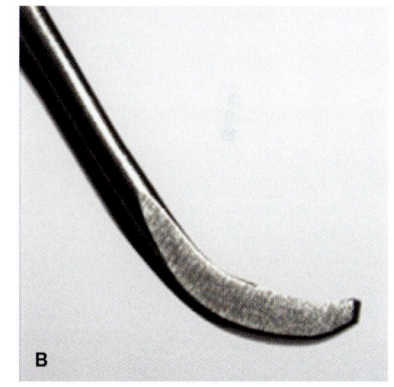

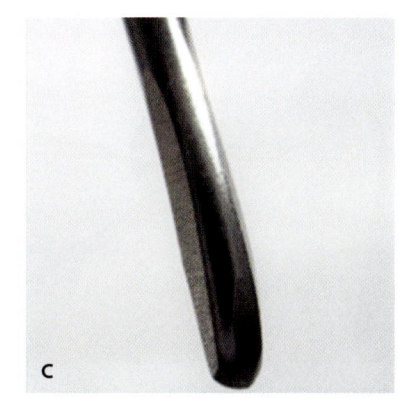

*Figura 5.22 – Faces da lâmina de uma cureta: (A) coronária, (B) lateral e (C) dorsal.*

- Afiar ao primeiro sinal de alteração do fio de corte, uma vez que lâminas totalmente sem fio de corte exigem maior remoção de metal, dificultando a afiação e reduzindo a vida útil do instrumento.
- Avaliar o fio de corte com base no princípio de que uma linha não reflete luz, por possuir apenas uma dimensão. Assim, a linha corresponderia ao raspador com corte, ou seja, se o fio de corte do raspador mostrar uma linha opaca é porque está afiado. No entanto, se refletir luz, caracteriza uma superfície (e não mais uma linha); portanto, o corte não está satisfatório.

**LEMBRETE**

Para a afiação das limas, está indicado o uso de pedras com formato triangular, que podem ser de carborundum número 10 ou 12F, ou limas microdiamantadas, tipo agulha, com bordos cortantes número D46.

Para a afiação dos instrumentos de periodontia, são frequentemente utilizadas pedras de carborundum com diferentes formas e tamanhos. Podem ser retangulares com superfícies planas ou chanfradas, cilíndricas ou cônicas. A escolha da forma da pedra está na dependência do tipo de instrumento que será afiado. As pedras para afiação de carborundum devem ser de granulação fina ou extrafina.

## TÉCNICA DE AFIAÇÃO PARA CURETAS

**NÃO FAÇA!** A afiação das curetas não deve envolver o desgaste da face coronária, pois essa ação acarreta perda de rigidez e resistência da lâmina, com o risco de introduzir desvios no fio de corte.

A afiação da face lateral mantém a profundidade da lâmina, preservando sua resistência e rigidez. A técnica de afiação do fio de corte da lâmina da cureta pela face lateral envolve os seguintes passos:

1) Apoiar a face lateral do instrumento sobre a pedra de maneira que a face coronária forme com a pedra um ângulo de 110 graus (em relação à pedra).
2) Acertar o ângulo de afiação.
3) Realizar movimentos de tração acompanhando a curvatura da base da lâmina para a ponta, conforme demonstrado na Figura 5.23.
4) Afiar a porção média, seguindo um movimento de tração único e linear, como se observa na Figura 5.24.
5) Finalmente arredondar a ponta da lâmina, como ilustra a Figura 5.25.

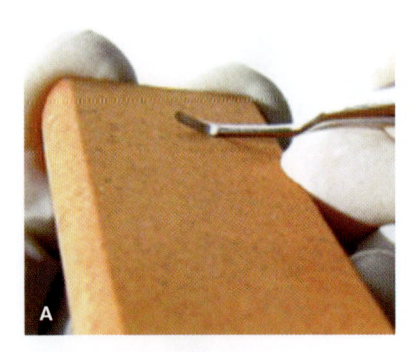

*Figura 5.23 – Afiação das curetas com movimentos de tração acompanhando a curvatura da lâmina da base para a ponta.*

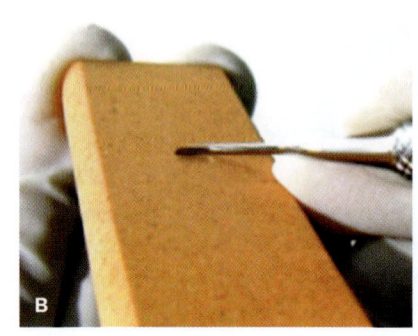

*Figura 5.24 – Afiação da porção média da lâmina da cureta.*

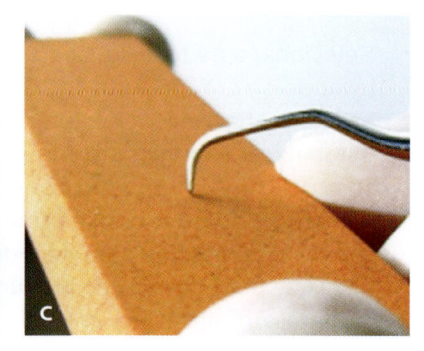

*Figura 5.25 – Arredondamento da ponta da lâmina da cureta.*

## TÉCNICA DE AFIAÇÃO PARA LIMAS

Para a afiação das limas, é possível utilizar pedras de carborundum de formato triangular ou limas diamantadas tipo agulha.

A técnica de afiação do fio de corte da lâmina das limas envolve o desgaste tanto da face lateral quanto da face coronária, sendo importante observar os seguintes passos, ilustrados na Figura 5.26:

1) Observar a inclinação das faces, mantendo a lima tipo agulha diamantada paralela à face que será desgastada.
2) Não modificar a posição horizontal e vertical da lima de afiar diamantada.
3) Fazer movimentos pequenos com pressão leve.

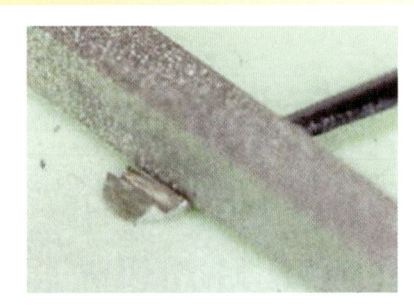

*Figura 5.26 – Afiação das limas, mantendo a lima tipo agulha diamantada paralela à face que será desgastada.*

## AFIAÇÃO DOS BISTURIS DE KIRKLAND E ORBAN

Para a afiação dos bisturis de Kirkland e de Orban, ou gengivótomos, estes devem ter sua lâmina desgastada em toda a extensão do corte, mantendo ângulo entre 3 e 5 graus. Podem ser utilizadas pedras manuais de afiação, como a de carborundum.

## VANTAGENS DE MANTER O FIO DE CORTE AFIADO

Quando mantemos o fio de corte afiado, é necessária uma menor pressão para empunhar o instrumento durante um procedimento de raspagem, o que requer um menor número de acessos para remover o biofilme bacteriano e os depósitos calcificados. Com isso, há menor possibilidade de ocorrer traumatismo na gengiva, além de favorecer um trabalho mais ágil e reduzir o desgaste do operador, diminuindo o risco de lesões por esforços repetidos.

# 6

# Tópicos especiais em periodontia: urgências em periodontia

**FERNANDO ANTÔNIO RANGEL LOPES DAUDT**
**MARILENE ISSA FERNANDES**

**OBJETIVOS DE APRENDIZAGEM**

- Identificar os processos agudos que acometem o periodonto, bem como sua etiologia, prevalência e características clínicas, microbiológicas e histopatológicas
- Estabelecer o diagnóstico e o manejo adequados diante de situações de urgência e encaminhar adequadamente para tratamento quando em fase crônica

A doença periodontal apresenta um curso predominantemente crônico. No entanto, em algumas situações clínicas, podem estar presentes características de **inflamação aguda**. Nessas situações, dor e desconforto interferem na vida social e profissional do paciente e ainda podem levar a dificuldades na alimentação, comprometendo o estado nutricional, principalmente em crianças ou indivíduos com algum envolvimento sistêmico.

Os processos agudos mais frequentes que afetam os tecidos periodontais são os seguintes:

- gengivite ulcerativa necrosante aguda (GUNA);
- periodontite ulcerativa necrosante aguda (PUNA);
- gengivoestomatite herpética aguda;
- abscesso gengival;
- abscesso periodontal;
- pericoronarite.

As condições agudas apresentam as seguintes características:

- têm início rápido;
- são causadas por vírus ou bactérias;
- podem envolver a gengiva, o ligamento periodontal e o osso alveolar;
- caracterizam-se por dor, desconforto e infecção;
- podem se apresentar de forma localizada ou generalizada e apresentar implicações sistêmicas.

## PREVALÊNCIA DAS URGÊNCIAS

As situações clínicas de urgência de origem periodontal e/ou gengival têm prevalência de aproximadamente 20%, segundo Ahl e colaboradores.[1] Galego-Feal e colaboradores[2] relatam que, dentre todas as urgências, entre 8 e 14% são de origem dental.

Situações clínicas agudas também podem acometer pacientes após tratamento periodontal, na fase de MPP, em que, por condições sistêmicas ou locais (periodonto com pouca inserção), ocorram situações clínicas agudas, como abscessos na gengiva e no periodonto. Estima-se que 37% de pessoas em MPP, entre 5 e 24 anos, apresentam situações clínicas relacionadas com dor e necessitam de atendimento de urgência.[3]

O entendimento dos processos agudos é importante para um tratamento correto e para o alívio rápido da sintomatologia apresentada. Observe o Quadro 6.1, que apresenta alguns trabalhos da literatura que descrevem a prevalência dessas situações clínicas.

A literatura descreve a prevalência das doenças periodontais necrosantes (DPN) em indivíduos portadores do vírus HIV. Periodontites associadas ao HIV com presença de ulceração e necrose tecidual são de ocorrência rara, e a sua prevalência pode não diferir das lesões semelhantes da população em geral. O Quadro 6.2 apresenta alguns estudos que verificaram a prevalência de doenças periodontais necrosantes em pacientes HIV positivos.

**Urgência**

É uma situação clínica que representa dor de intensidade entre forte e moderada que o paciente não consegue suportar, necessitando de atendimento rápido. A emergência, diferentemente, significa uma situação clínica em que existe o risco de vida para o paciente.

## QUADRO 6.1 – Prevalência de lesões agudas do periodonto – doenças periodontais necrosantes

| Autor | Prevalência | Estado de desenvolvimento |
|---|---|---|
| Pindborg (1951)[4] | 14% dos militares (2ª Guerra Mundial) | Países desenvolvidos |
| Giddon e colaboradores (1964)[5] | 2,5% de estudantes no 1º ano<br>6,7% de estudantes no 2º ano | Países desenvolvidos |
| Sheiham (1966)[6] | 1,7% e 26% das crianças de 2 a 6 anos | Países subdesenvolvidos |
| Horning e colaboradores (1990)[7] | 0,5% mais proeminente em adultos jovens | Países desenvolvidos |

## QUADRO 6.2 – Prevalência das doenças periodontais necrosantes em pacientes HIV positivo

| Autor | Associação com HIV |
|---|---|
| Glick e colaboradores (1990)[9] | 700 pacientes = 0,3% com DPN |
| Ryley e colaboradores (1992)[10] | 200 pacientes = 1% com DPN |
| Holmstrup e Westergaard (1994)[11] | Pacientes com HIV: 0 e 11% |

# GENGIVITE ULCERATIVA NECROSANTE AGUDA (GUNA)

GUNA é definida como uma condição inflamatória destrutiva do tecido gengival, sendo caracterizada por uma infecção bacteriana nas gengivas interdentais (em forma de cratera) com ulceração, necrose e destruição das papilas interdentais que pode se estender à gengiva marginal. Sua etiologia primária é invasão bacteriana nos tecidos por microbiota oportunista.

O tratamento está associado a:

- alívio da inflamação aguda e subsequente atendimento da sua fase crônica;
- alívio de eventuais comprometimentos sistêmicos, como febre e mal-estar;
- tratamento das condições sistêmicas associadas que contribuem para o início ou desenvolvimento das alterações gengivais e periodontais.

As primeiras lesões de GUNA são vistas frequentemente na região anterior dos dentes inferiores nas faces interproximais, podendo ocorrer em qualquer região. Nas regiões onde as lesões acontecem, frequentemente existem sinais de uma gengivite crônica preexistente, mas nem sempre a papila se mostra edematosa. A higiene oral desses indivíduos se apresenta deficiente, com grandes quantidades de placa sobre a superfície dos dentes, especialmente ao longo da margem gengival.

As características clínicas da GUNA, de acordo com Rowland,[12] estão associadas a:

- ulceração e necrose das papilas interdentais e/ou na gengiva marginal;
- placa branco-amarelada sobre a úlcera;
- presença de eritema linear;
- sangramento gengival que pode ser espontâneo ou provocado;
- alteração discreta da temperatura (febre);
- linfoadenopatia;
- halitose.

Em relação à sintomatologia relatada, as pessoas, de forma geral, apresentam dor intensa e prostração.

A Figura 6.1 ilustra a ulceração e a necrose das papilas interproximais observadas em pacientes com GUNA.

Segundo Corbet,[13] GUNA pode apresentar determinadas **características essenciais**, tais como:

- dor ou desconforto de rápido estabelecimento;
- úlceras gengivais em forma de cratera na papila interdental podendo envolver a margem gengival;
- úlceras gengivais que sangram espontaneamente ou ao toque.

As características não essenciais da GUNA estão associadas aos seguintes sinais:

- presença de pseudomembrana cobrindo a lesão;
- odor fétido;
- febre;
- mal-estar;
- linfoadenopatia.

A microbiota constante é composta de *Treponema* sp., *Selenomonas* sp., *Fusobacterium* sp., *Bacteroides melaninogenicus*s sp. *intermedius* (*Prevotella intermedia*) e uma microbiota variável de coleção heterogênea de tipos bacterianos.[14]

A histopatologia da GUNA mostra uma lesão caracterizada por úlceras com necrose do epitélio e camadas superficiais do tecido conjuntivo, com a presença de uma reação inflamatória aguda não específica. Alguns achados histológicos mostram a formação de zonas, de acordo com Listgarten:[15]

- a zona superficial mostra uma rede de fibrina com células epiteliais degeneradas, leucócitos, eritrócitos, bactérias e restos celulares;
- em uma porção presumivelmente mais íntegra do epitélio, também são vistas grandes quantidades de espiroquetas e bacilos intercelulares;
- o tecido conjuntivo no fundo da lesão mostra uma zona necrótica composta por células desintegradas, espiroquetas e outras bactérias, possivelmente fusobactérias;
- na porção de tecido conjuntivo mais íntegro são vistas somente espiroquetas.

A GUNA está associada a **fatores predisponentes**, dentre os quais destacam-se os seguintes:

- estresse emocional;
- desnutrição;
- consumo de tabaco;
- ingestão de bebidas alcoólicas;
- gengivite preexistente.

Além desses fatores, situações de imunossupressão e imunodeficiência podem estar relacionadas com casos de gengivite ulcerativa necrosante aguda.

DIAGNÓSTICO: Dá-se pela presença de ulceração, necrose e destruição das papilas, além de dor intensa, como pode ser observado na Figura 6.2.

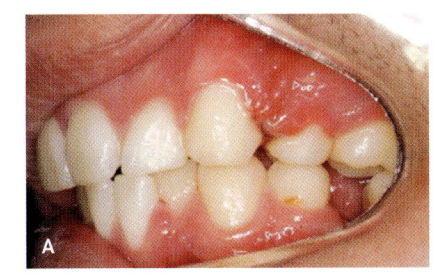

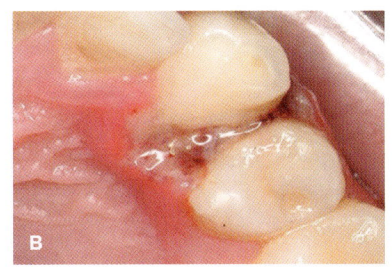

*Figura 6.1 A-B – Características clínicas da GUNA. Observe ulceração e necrose das papilas interproximais.*

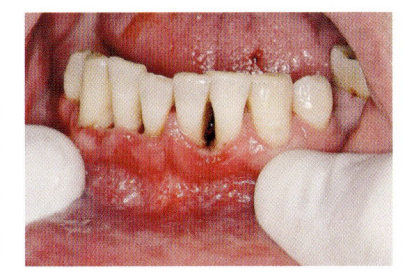

*Figura 6.2 – Diagnóstico de GUNA: presença de ulceração, necrose e destruição das papilas, além da queixa de dor intensa.*

## TRATAMENTO DA GUNA

Estabelecido o diagnóstico de GUNA, é necessário realizar a remoção dos fatores retentivos do biofilme, com o objetivo de estabelecer um adequado controle profissional do biofilme supragengival. Para tanto, muitas vezes é necessário utilizar anestesia tópica.

**PRESCRIÇÃO:** Considerando que o controle caseiro do biofilme fica prejudicado pela dor associada às áreas de necrose, está indicada a utilização de controle químico (digluconato de clorexidina a 0,12%, de 12 em 12 horas, por 7 dias). As medicações de uso sistêmico são para dor (paracetamol, 500-750 mg a cada 4 horas). Em caso de linfoadenopatia, o uso de antibióticos está indicado, e a primeira escolha é o metronidazol (400 mg a cada 8 horas durante 7 dias). Os resultados do tratamento podem ser observados nas Figuras 6.3 a 6.6.

*Figura 6.3 – Tratamento da GUNA antes (A) e após (B) terapia de controle químico e antibiótico.*

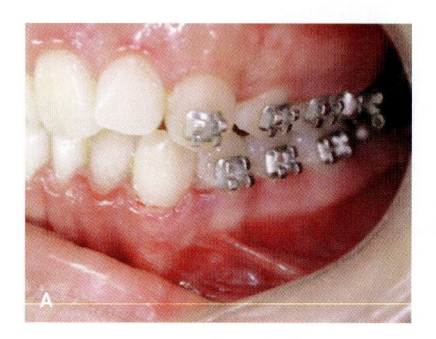

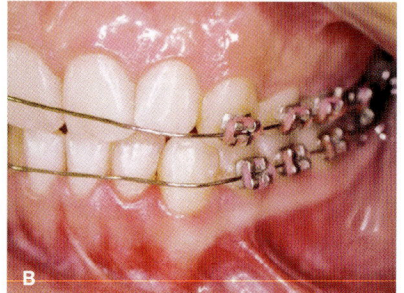

*Figura 6.4 A-C – Diagnóstico de GUNA. Observe ausência de perda óssea radiográfica.*

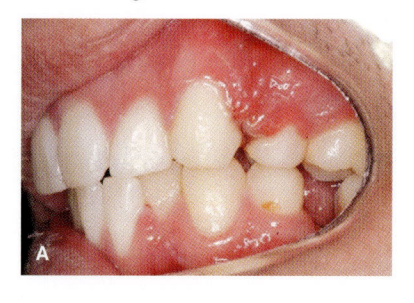

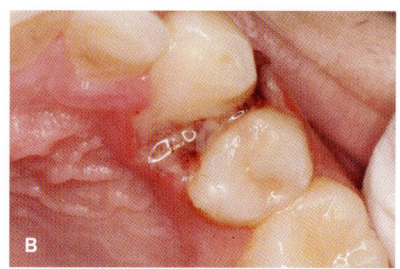

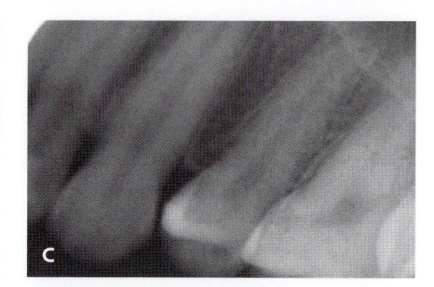

*Figura 6.5 A-B – O tratamento foi realizado com remoção do biofilme supragengival com curetas, utilização de controle químico e antimicrobiano sistêmico.*

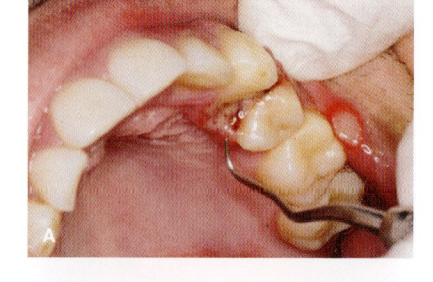

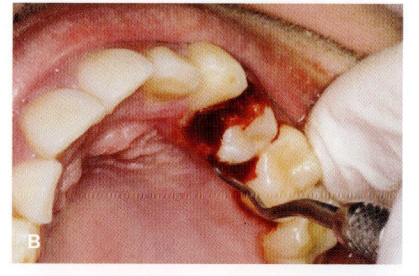

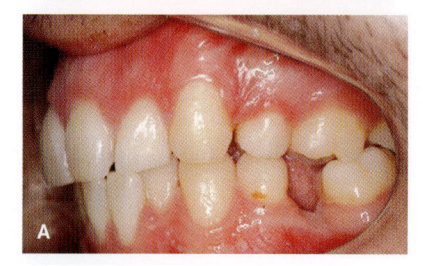

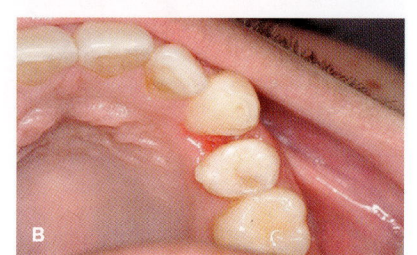

*Figura 6.6 A-B – Resultado clínico 7 dias após a terapia. Observe a cicatrização das papilas interproximais.*

# PERIODONTITE ULCERATIVA NECROSANTE AGUDA (PUNA)

De acordo com a American Academy of Periodontology,[16] a PUNA é definida como uma infecção caracterizada pela necrose das gengivas, do ligamento periodontal e do osso alveolar.

Como características clínicas, PUNA apresenta ulceração e necrose dos tecidos gengivais, do ligamento periodontal e do osso alveolar, além de eritema linear; pode também apresentar sequestro ósseo.

A PUNA é uma doença de evolução rápida e agressiva e, por isso, não forma bolsa periodontal. Também se pode observar comprometimento sistêmico com presença de febre e linfoadenopatia. Halitose é frequentemente observada. Como sintomatologia, observa-se dor e prostração.

A Figura 6.7 apresenta um caso de PUNA.

Na microbiologia da PUNA, são observadas espécies de *Treponema* e *Selenomonas*, *Fusobacterium nucleatum*, *Prevotella intermedia* e *Porphyromonas gingivalis*.[17] Quando PUNA está associada a pacientes HIV positivos, os microrganismos predominantes são *Borrelia*, cocos Gram-positivos, Estreptococos beta-hemolíticos e *Candida albicans*.[18]

De acordo com Cobb e colaboradores,[19] o biofilme supragengival de lesões biopsiadas de papilas necrosadas de indivíduos HIV positivo com PUNA (10 homens e 6 mulheres) mostraram que 87,5% dos espécimes apresentaram espiroquetas e polimorfos nucleares neutrófilos associados a células necróticas, e 56,5% dos espécimes eram do vírus herpes simplex.

Ryley e colaboradores[10] avaliaram 161 pacientes HIV positivo com Cd4 > 400 cel./mm e observaram que 2 apresentavam-se com PUNA, 37 com periodontite de adulto, 51 com gengivite e 71 com saúde periodontal. Esses valores demonstram que a associação entre doenças periodontais necrosantes e a infecção por HIV parece não diferir da prevalência em pacientes HIV negativo.

A PUNA apresenta determinados fatores que podem ser predisponentes, como, por exemplo, história de GUNA recorrente, infecção por HIV e imunossupressão. O **diagnóstico** de PUNA está associado à presença de crateras interproximais profundas com descobrimento do osso alveolar interdental e sequestro ósseo, como pode ser visto na Figura 6.8.

**TRATAMENTO:** Com o diagnóstico de PUNA estabelecido, além de avaliação da queixa e duração dos sintomas, associados às características clínicas, o tratamento a ser realizado deve envolver anestesia regional para raspagem supragengival e subgengival, remoção do sequestro ósseo e deplacagem profissional.

**PRESCRIÇÃO:** Devem ser prescritos controle químico (digluconato de clorexidina a 0,12% a cada 12 horas por 7 dias) e medicação para dor (paracetamol, 500-750 mg a cada 4 horas). Em caso de envolvimento

### LEMBRETE

GUNA e PUNA são diferentes estágios de uma mesma infecção; a primeira fica limitada à gengiva, e a outra se estende aos tecidos de inserção do dente.

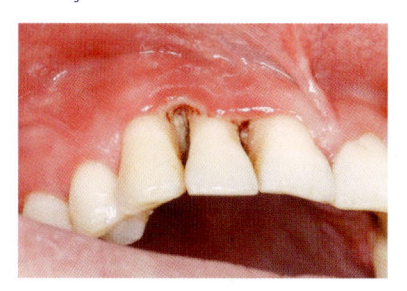

Figura 6.7 – Caso clínico de PUNA. Observe necrose óssea interproximal.

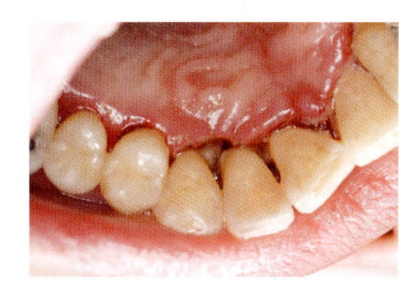

Figura 6.8 – Diagnóstico de PUNA associado à presença de crateras interproximais com a crista óssea exposta.

sistêmico, o uso de antimicrobianos está recomendado. A primeira escolha é o metronidazol (400 mg a cada 8 horas durante 7 dias).

O diagnóstico diferencial entre PUNA e GUNA se faz no sentido de que na PUNA ocorre PI, perda óssea alveolar e sequestro ósseo, não sendo frequente ocorrer aumento de PS nas duas manifestações.

As Figuras 6.9 a 6.11 apresentam casos de PUNA.

*Figura 6.9 A-D – Caso clínico de PUNA. Observe as crateras e o sequestro ósseo interproximal.*

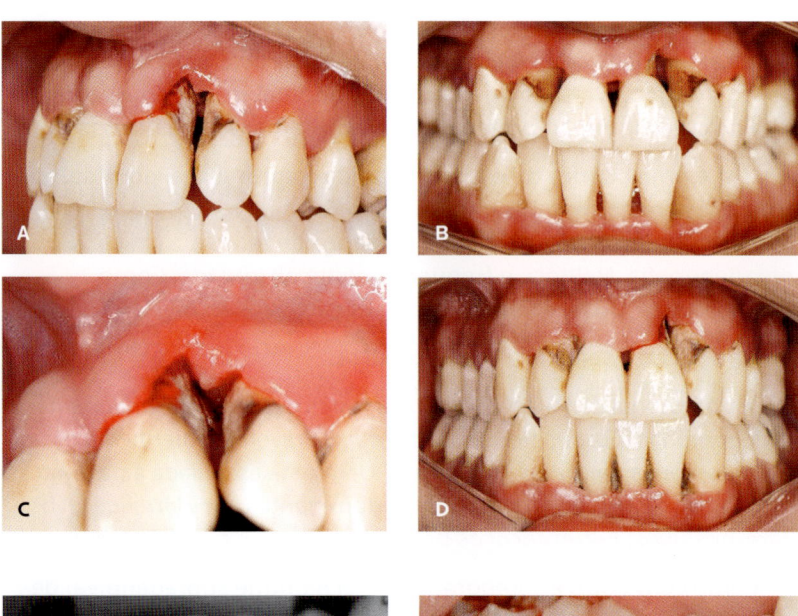

*Figura 6.10 A-F – Tratamento de PUNA com presença de sequestro ósseo. Observe a radiografia da região interproximal entre os dentes 46 e 45 e a remoção do sequestro ósseo após anestesia regional. Encaminhado para análise histopatológica.*

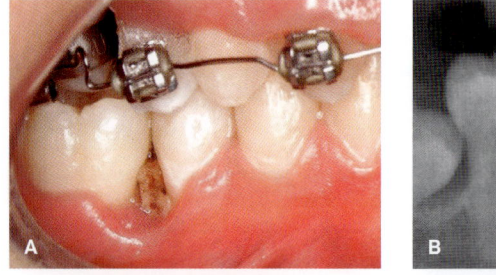

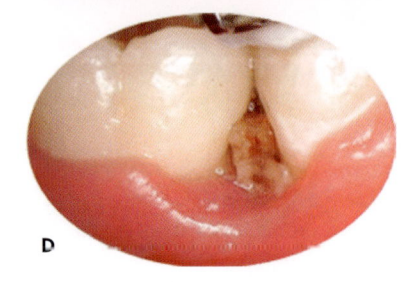

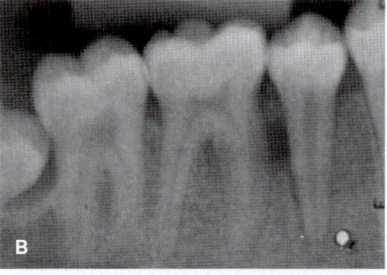

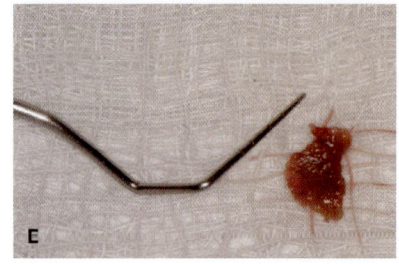

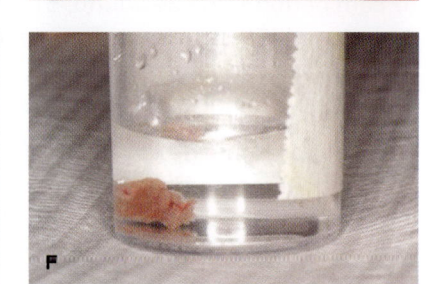

*Figura 6.11 – Espaço interproximal entre molar e pré-molar 15 dias após remoção do sequestro ósseo e tratamento com antimicrobiano.*

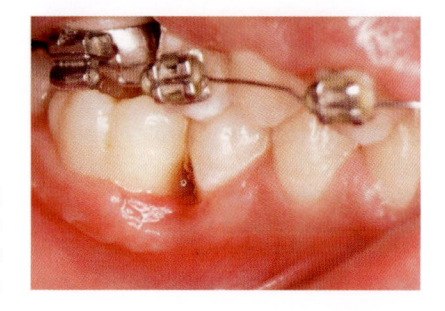

## ERITEMA GENGIVAL LINEAR

O eritema gengival linear se apresenta clinicamente como uma linha de hiperemia na gengiva marginal, caracterizada pela desproporção entre a intensidade da inflamação e a quantidade de biofilme bacteriano presente, como pode ser observado na Figura 6.12. A gengiva **não apresenta úlceras nem alterações na PS**.

Frequentemente, o eritema gengival linear tem sido associado a pacientes HIV positivo. Pode ser localizado ou generalizado, apresentando dor intensa e ausência de SS.

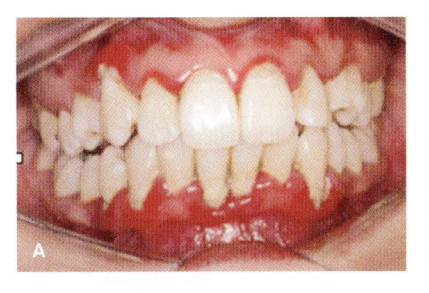

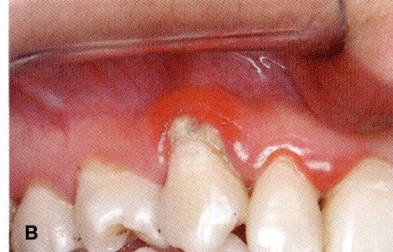

*Figura 6.12 A-C – Características clínicas do eritema linear.*

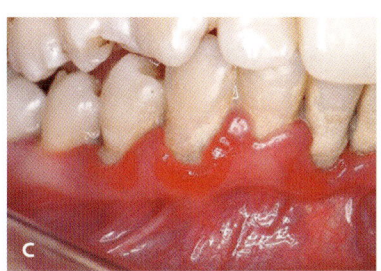

## GENGIVOESTOMATITE HERPÉTICA PRIMÁRIA

A gengivoestomatite herpética primária é definida como uma infecção produzida pelo vírus da herpes simples (HSV). Após inoculação primária na pele ou na mucosa, o HSV tem replicação local. Sua etiologia é o vírus herpes simplex (HSV1) em primoinfecção. A infecção produzida pelo vírus HSV1 apresenta-se sob duas formas: a primária, chamada **gengivoestomatite herpética primária** ou primoinfecção; e a **gengivoestomatite herpética recorrente** ou recidivante.

As características clínicas, antes dos 5 anos, apontam para uma lesão com fase de incubação assintomática de 3 a 9 dias. Após esse período, a infecção se caracteriza pelos seguintes sinais, com duração de 7 a 14 dias:

- dor;
- irritabilidade;
- febre;
- prostração;
- perda do apetite;
- aumento da salivação;
- vesículas que se rompem, formando úlceras localizadas na gengiva, nos lábios e na mucosa oral.

Existem alguns fatores predisponentes iniciadores da gengivoestomatite herpética, como estímulos locais, sol em excesso, lesões da pele ou mucosa, febre alta, estado gripal ou de estresse.

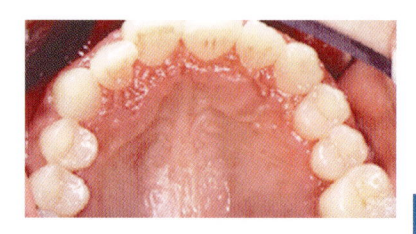

*Figura 6.13 – Gengivoestomatite herpética afetando o palato. Observe numerosas vesículas e pequenas ulcerações.*

As Figuras 6.13 e 6.14 apresentam casos de gengivoestomatite herpética.

O tratamento da gengivoestomatite herpética está associado com o controle da sintomatologia, da febre e da dor provocadas pelas úlceras.

**PRESCRIÇÃO:** Para o controle da febre e da dor, está indicado paracetamol em gotas ou comprimidos, anestésico tópico para auxiliar na alimentação e controle químico com digluconato de clorexidina a 0,12% (a cada 12 horas por 7-14 dias). O uso de antiviral tópico ou sistêmico é recomendado para herpes recorrente somente no período inicial.

O diagnóstico diferencial entre GUNA e gengivoestomatite herpética aguda é importante, pois, em algumas situações, as lesões podem apresentar características clínicas semelhantes. Veja, no Quadro 6.3, as principais diferenças.

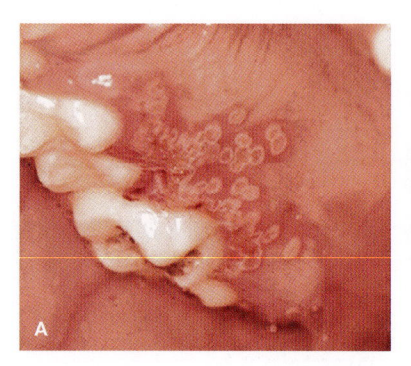

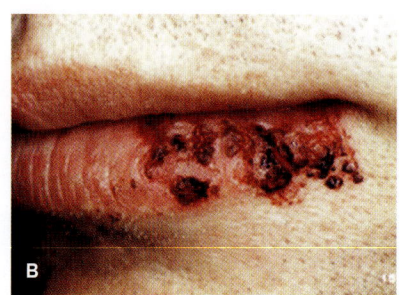

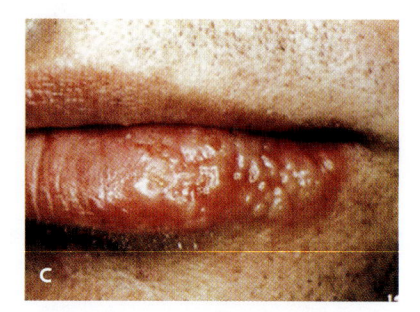

*Figura 6.14 A-C – Gengivoestomatite herpética recorrente no palato e no lábio.*

**QUADRO 6.3** – **Diagnóstico diferencial entre GUNA e gengivoestomatite herpética aguda**

|  | Etiologia | Idade | Local | Características clínicas | Transmissão | Duração |
|---|---|---|---|---|---|---|
| GUNA | Bacteriana | 15-30 anos | Papilas | Ulceração/necrose Eritema linear | Não | 1-2 dias se tratada |
| Gengivoestomatite herpética aguda | Viral | Crianças | Gengiva/mucosa | Vesículas/úlcera Eritema difuso | Sim | 1-2 semanas |

# ABSCESSOS NO PERIODONTO

**LEMBRETE**
Abscessos são comumente encontrados em pessoas com história de periodontite, com muita PI, e que apresentam bolsas profundas.

Abscessos periodontais são definidos como uma coleção purulenta que se desenvolve na parede mole da bolsa periodontal, formada por necrose de liquefação (destruição) no interior dos tecidos sadios.

O abscesso é uma condição periodontal frequente em que os tecidos periodontais podem ser rapidamente destruídos. Os abscessos podem ser classificados de acordo com a localização (gengival ou periodontal), com o curso da lesão (crônico ou agudo) e com o número de dentes envolvidos (único ou múltiplos).

## ABSCESSO GENGIVAL

O abscesso gengival é uma lesão caracterizada por aumento de volume gengival localizado, com superfície "brilhante" e dolorosa na margem gengival ou na papila interproximal. A presença de corpos estranhos forçados para o interior da gengiva mostra uma resposta inflamatória aguda. Os corpos estranhos constituem-se principalmente de casca de pipoca, crustáceos, fragmentos de palito dental ou fio dental, cimentos odontológicos, entre outros, como pode ser observado na Figura 6.15.

**DIAGNÓSTICO:** Dá-se por meio dos sintomas de dor e edema e por ter início repentino; na maioria das vezes, a pessoa apresenta saúde gengival prévia.

**TRATAMENTO:** É realizado pela remoção do corpo estranho por meio de raspagem da área. Como essa lesão é de curso rápido, não é frequente a presença de linfoadenopatia. Portanto, o uso de antimicrobianos não está indicado.

*Figura 6.15 A-C – Aspecto clínico de um abscesso gengival. Observe a remoção do corpo estranho, no caso um pedaço de palito dental.*

*Fonte: Caso clínico Prof. Dr. Rui Vicente Oppermann.*

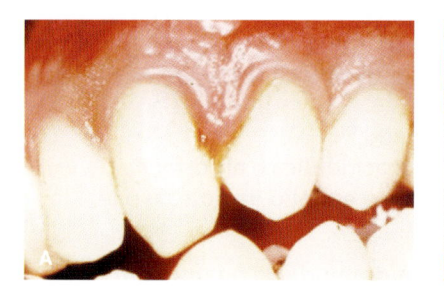

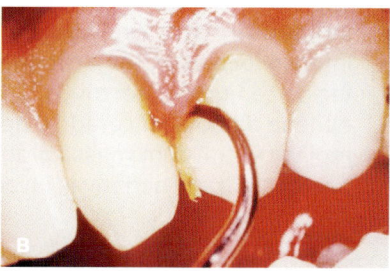

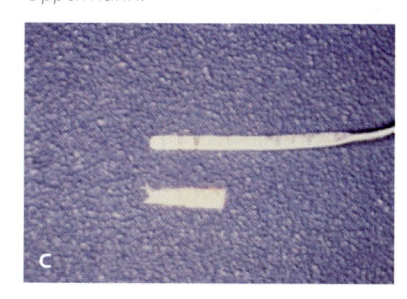

## ABSCESSO PERIODONTAL AGUDO

O abscesso periodontal agudo é definido como uma lesão que resulta na rápida destruição das estruturas de suporte ao redor do dente, em período limitado, com sinais clínicos facilmente detectáveis.

A prevalência de abscesso periodontal em indivíduos com doença periodontal é de 59,7% em pacientes não tratados; 13,5% em pacientes no tratamento da doença periodontal; e 37% em pacientes de manutenção. O abscesso periodontal pode estar associado a pacientes com doença periodontal ou pode ocorrer em pacientes sem doença periodontal, pois muitas vezes pode ser uma manifestação clínica de uma patologia no dente, como fratura ou fissura radicular, reabsorção radicular, entre outras.

Em pacientes **com história de doença periodontal**, a etiologia dos abscessos periodontais está no fechamento da entrada da bolsa por restos de cálculo, após raspagem e alisamento coronário que não se limitem à área supragengival, após resolução da inflamação marginal da gengiva e após raspagem e alisamento radicular subgengival inadequada.

Na **ausência de doença periodontal**, a etiologia dos abscessos está associada à impactação de corpos estranhos, como elásticos ortodônticos, perfurações dentinárias ou fraturas por instrumentação endodôntica ou por broca, além de infecções por cistos laterais. Ainda outros fatores que afetem a morfologia da superfície radicular, como reabsorção radicular externa, dentes invaginados e cáries na superfície radicular, podem favorecer a formação de abscessos.

A **microbiologia** dos abscessos periodontais é indistinguível daquela encontrada em sítios subgengivais de indivíduos adultos com periodontite. É uma microbiota complexa, dominada por bactérias anaeróbias estritamente Gram-negativas, sendo as bactérias mais prevalentes as *Porphyromonas gingivalis*, *Prevotella intermedia* e *Fusobacterium nucleatum*.

A **histopatologia**, quando o abscesso está associado a sítios com periodontite, representa um período de exacerbação da doença, com perda de inserção e óssea e modificação na microbiota e/ou na resistência do hospedeiro. Mudanças na composição da microbiota, na virulência das bactérias ou nas defesas do hospedeiro também podem fazer com que a luz da bolsa seja insuficiente para drenar o aumento da supuração.

Em um trabalho realizado por De Witt e colaboradores,[20] foram realizadas biópsias em 12 abscessos periodontais agudos. A descrição, de fora para dentro, mostrou:

- epitélio oral e lâmina própria normais;
- infiltrado inflamatório agudo;
- intenso foco de inflamação (neutrófilo-linfócito);
- tecido conjuntivo necrótico;
- epitélio da bolsa ulcerado e destruído;
- região central com massa granular, acidofílica e amorfa;
- bactérias Gram-negativas invadindo o epitélio da bolsa e o tecido conjuntivo.

O padrão de destruição nos abscessos depende da quantidade de bactérias, de sua virulência e do pH local, pois um ambiente ácido favorece a atividade das enzimas lisossomiais.

**DIAGNÓSTICO:** O diagnóstico do abscesso periodontal se dá por meio da entrevista dialogada, em que devemos observar a sua história médica e odontológica. Clinicamente, o abscesso periodontal agudo se caracteriza por início abrupto com elevação ovoide na gengiva ao longo da superfície radicular. A dor pode ser desde um leve desconforto até dor à palpação, sensação de dente "crescido" e dor forte. A gengiva pode apresentar vermelhidão severa e edema. O dente pode ter mobilidade. Halitose pode estar presente, assim como febre, prostração, linfoadenopatia e supuração espontânea ou provocada após pressão. No exame radiográfico, observa-se perda óssea de acordo com a presença e a severidade da periodontite, além de algum grau de perda óssea adicional, que varia de alargamento do espaço periodontal até perda óssea maior.

O abscesso periodontal agudo pode causar destruição rápida das estruturas de suporte dos dentes afetados. É bastante prevalente em pacientes periodontais, podendo ocorrer mesmo naqueles já tratados ou em tratamento. Constitui uma das principais causas de extração de dentes em pacientes de manutenção.

**TRATAMENTO:** O tratamento do abscesso periodontal deve ser realizado em dois estágios: primeiramente, o manejo da fase aguda; depois, o tratamento apropriado da lesão preexistente, por meio de drenagem com sonda periodontal pela bolsa periodontal ou ponto de flutuação. A raspagem, em um primeiro momento, pode não estar indicada, visto não haver, necessariamente, destruição das fibras colágenas viáveis do ligamento periodontal. Deve-se indicar controle químico do biofilme supragengival, analgésicos em caso de dor moderada ou severa e antibiótico se houver comprometimento sistêmico.

Após o controle da fase aguda, o tratamento periodontal deve ser realizado. Durante um abscesso periodontal agudo, existe uma rápida destruição do osso alveolar, mas que não necessariamente envolve a destruição das fibras colágenas do ligamento periodontal. Assim, existe alto potencial de cicatrização e regeneração se a raspagem não for realizada na área durante a fase aguda. Observe as Figuras 6.16 a 6.19, que apresentam o tratamento de drenagem do abscesso periodontal.

PRESCRIÇÃO: O tratamento com antibiótico se faz necessário quando o indivíduo encontra-se deprimido imunologicamente e/ou quando não se consegue uma drenagem do abscesso. A amoxicilina apresenta boa absorção oral, garantindo níveis plasmáticos e teciduais maiores, quando comparada à penicilina V, representando uma boa opção.

De acordo com Trope e colaboradores,[21] para uma adequada terapia, é necessário estabelecer o diagnóstico diferencial entre abscesso de origem periodontal e de origem endodôntica, a partir da identificação dos sinais e sintomas listados no Quadro 6.4.

O rastreamento com contraste, por meio da colocação de cones de guta-percha no interior da bolsa ou fístula, com sua posterior avaliação radiográfica, ilustrado nas Figuras 6.20 a 6.22, constitui uma boa alternativa para definição do diagnóstico entre abscessos de origem endodôntica e periodontal ou ocasionados por fraturas radiculares longitudinais.

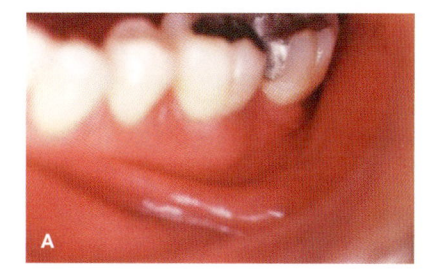

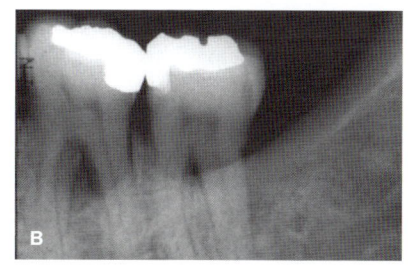

Figura 6.16 – Características clínicas (A) e radiográficas (B) do abscesso periodontal. Observe o aumento de volume na região da furca do dente 36 associado à perda óssea.

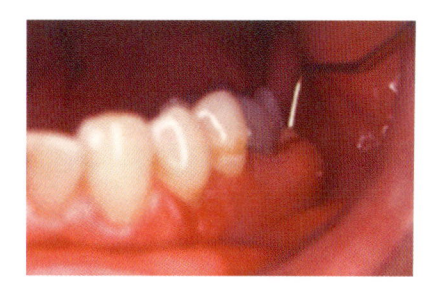

Figura 6.17 – Tratamento do abscesso com drenagem via bolsa periodontal.

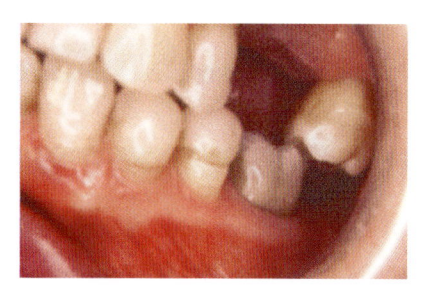

Figura 6.18 – Uma semana após drenagem do abscesso periodontal, já em fase crônica.

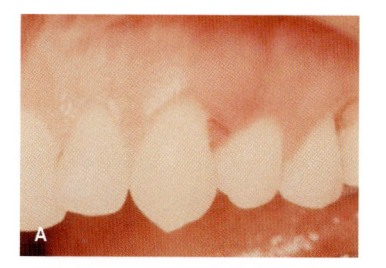

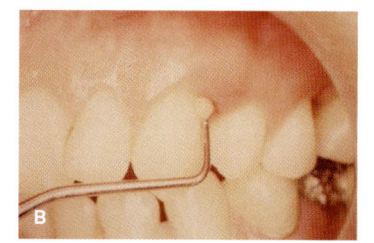

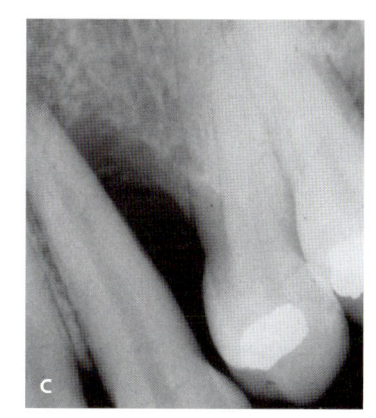

Figura 6.19 – (A) Abscesso periodontal agudo, (B) drenagem com sonda periodontal e (C) radiografia mostrando perda óssea severa na face distal do dente 23.

QUADRO 6.4 – **Diagnóstico diferencial entre abscesso periodontal e de origem endodôntica**

| Critério | Abscesso periodontal | Abscesso endodôntico |
| --- | --- | --- |
| Dor | Difusa, irradiada, contínua, menos intensa | Pulsátil, localizada, contínua, mais intensa |
| Radiografia | Perda óssea vertical e horizontal, área radiolúcida lateral | Radiolucidez na região periapical |
| Sondagem | Extensa | Pouca ou nenhuma |
| Bolsa | Presente | Ausente |
| Cárie | Ausente | Presente e profunda |
| Vitalidade pulpar | + ou - | - |
| Pressão e percussão | Presente e discreta | Presente |
| Digitação apical | Ausente | Presente e nítida |

*Figura 6.20 A-B – Rastreamento da bolsa ou fístula com cone de guta-percha.*

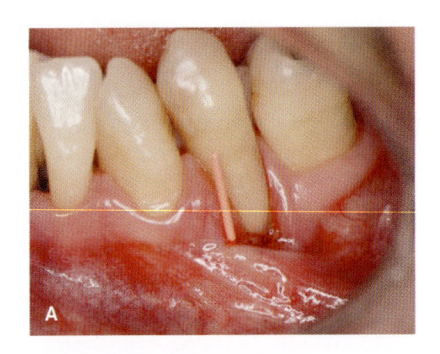

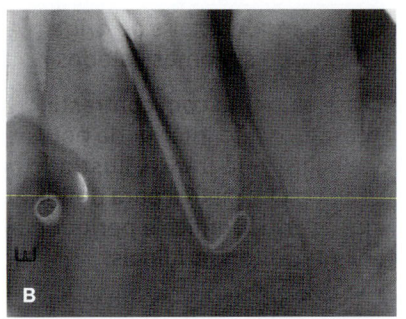

*Figura 6.21 A-C – Fratura longitudinal radicular associada a fístula na região vestibular do incisivo central.*

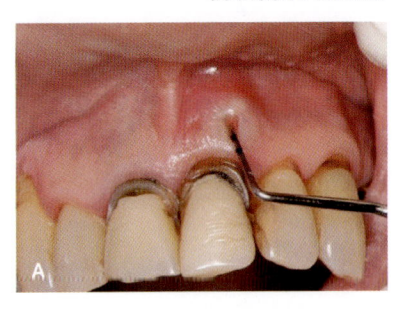

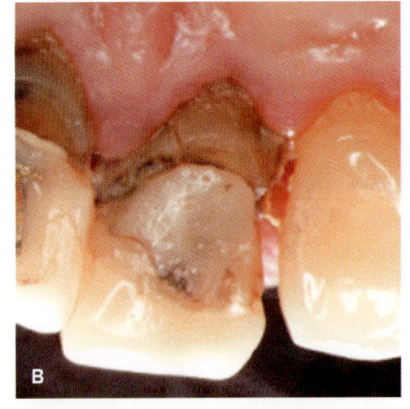

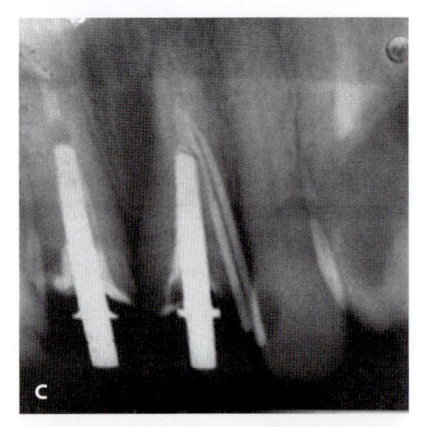

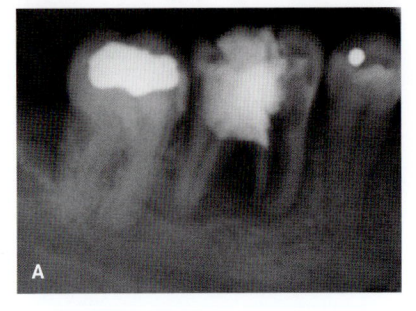

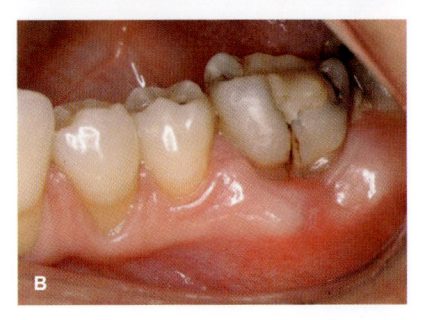

*Figura 6.22 A-B – Fratura longitudinal da raiz mesial do primeiro molar inferior.*

# PERICORONARITE

A pericoronarite é definida como uma lesão aguda e localizada, presente no **tecido gengival que circunda a coroa de um dente parcialmente irrompido**, mais comum nos terceiros molares inferiores. Sua prevalência é de aproximadamente 11% das urgências odontológicas.

**DIAGNÓSTICO:** É feito por meio da entrevista, a partir da qual se observa a história médica e odontológica do paciente, e por meio de características como dor espontânea, edema, sangramento dos tecidos ao redor do dente – pode ocorrer exsudato purulento, trismo, febre, mal-estar e linfoadenopatia. A halitose pode estar presente. Ao exame radiográfico, a pericoronarite se apresenta com o dente parcialmente irrompido ou impactado.

**TRATAMENTO:** É feito pela drenagem da área com irrigação com solução fisiológica, além de controle do biofilme supragengival localizado com clorexidina a 0,12%. Após a fase aguda, pode-se indicar ulectomia ou exodontia, se não houver a possibilidade de erupção do dente.

As Figuras. 6.23 e 6.24 apresentam o processo de tratamento da pericoronarite.

Manifestações agudas no periodonto requerem apresentar as informações pertinentes ao caso do paciente de acordo com as alternativas terapêuticas. O potencial de complicações sistêmicas e as expectativas de resultados devem ser elucidados, favorecendo o entendimento do tratamento e de suas consequências, além da possibilidade de recorrência dessas manifestações. Assim, após o tratamento da manifestação aguda, deve-se estabelecer uma estratégia de planejamento e execução do tratamento das doenças periodontais.

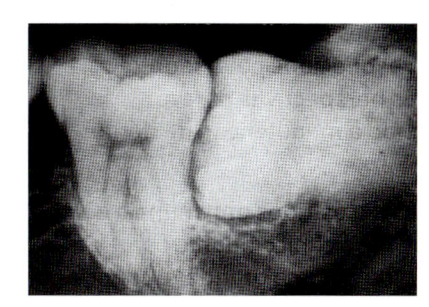

*Figura 6.23 – Característica radiográfica de dente impactado associado a quadro agudo de pericoronarite.*

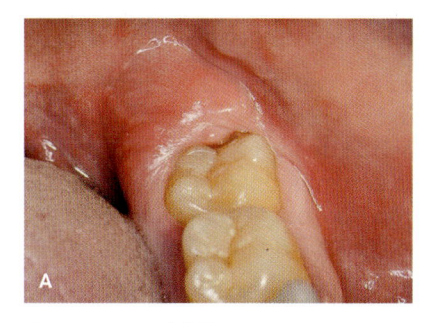

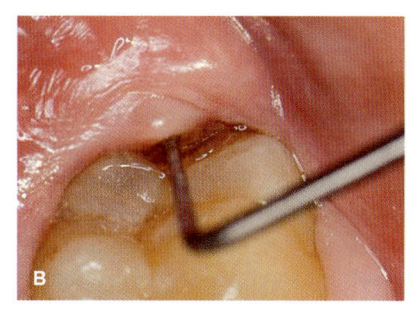

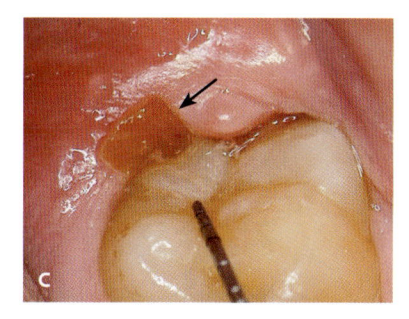

*Figura 6.24 – (A) Terceiro molar parcialmente erupcionado com pericoronarite. Observe edema e vermelhidão na região. (B) Drenagem do abscesso com sonda periodontal. (C) Remoção de corpo estranho (seta).*

# 7

## Tópicos especiais em periodontia: aspectos fundamentais para a inter-relação entre periodontia e odontologia restauradora

*RUI VICENTE OPPERMANN*
*SABRINA CARVALHO GOMES*
*AMANDA FINGER STADLER*

**OBJETIVOS DE APRENDIZAGEM**

- Entender a dinâmica da relação entre periodontia e odontologia restauradora
- Compreender a constituição histológica do espaço biológico do periodonto e a resposta periodontal em face de restaurações subgengivais
- Compreender o manejo clínico de lesões endoperiodontais

A inter-relação entre odontologia restauradora e periodontia tem sido alvo de grandes discussões ao longo do tempo. Mais recentemente, observou-se grande alteração conceitual.

Até pouco tempo atrás, situações em que as margens do preparo ou da cárie estendiam-se subgengivalmente e casos de dentes comprometidos por reabsorção radicular externa ou trincas no terço cervical não tinham um prognóstico melhor que o duvidoso.
Eram, portanto, sistematicamente submetidos a procedimentos que visassem à remoção óssea para a manutenção de margens restauradoras supragengivais ou indicados para exodontia.
No entanto, estudos relativamente recentes e, de certa forma, alguns bem antigos que, infelizmente, foram esquecidos pela odontologia cirúrgico-restauradora[1] lançaram novas perspectivas para a compreensão dessa relação, viabilizando a manutenção de dentes em condições adequadas.

Partindo-se de observações em autópsias, estudos em animais e estudos em humanos (tanto relatos de caso clínico quanto experimentação sistemática),[2-4] observou-se uma grande mudança no que tange à compreensão da constituição histológica do espaço biológico do periodonto (EBP) e também de como poderá ser a resposta periodontal em face de restaurações subgengivais.

Tais mudanças ocorreram não apenas na reavaliação da necessidade de evitar a invasão do EBP, mas, também, na compreensão de que, quando esta ocorre, o organismo responde de forma adequada, perdendo pouca ou nenhuma inserção e mantendo uma excelente resposta, sem sinais inflamatórios. Tudo isso, obviamente, depende de um correto diagnóstico da condição clínica e de quem poderá receber esse tipo de intervenção.

Na Figura 7.1, pode ser observada a resposta tecidual diante de diferentes materiais restauradores.

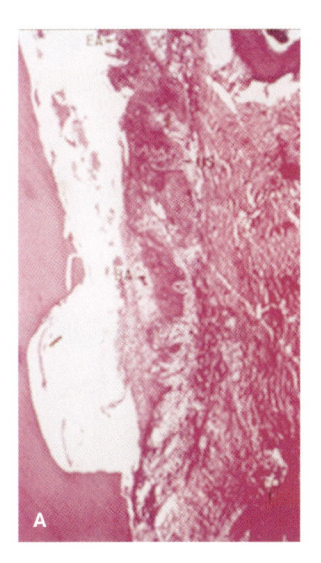

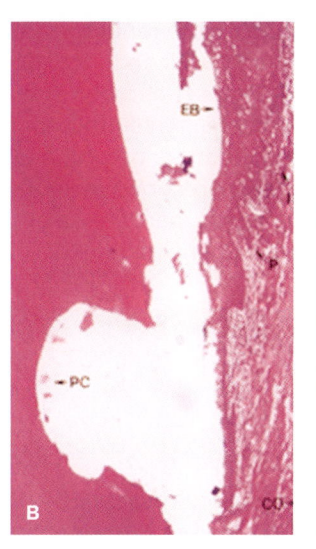

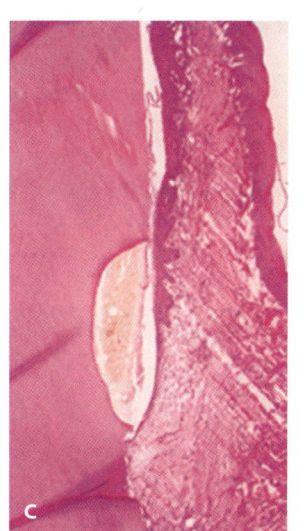

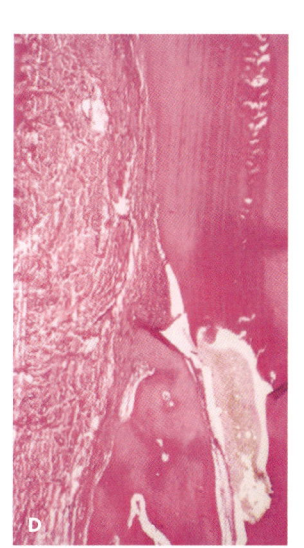

A compreensão da dinâmica entre odontologia restauradora e periodontia é importante, pois estudos sugerem que restaurações subgengivais representam um risco à PI e que, portanto, deveriam ser evitadas. No entanto, deve-se fazer uma interpretação dessa PI. Por exemplo, os resultados de Schätzle e colaboradores[5] dão uma noção inicial de que os dentes que receberam restaurações subgengivais (teste) apresentam maior PI do que os dentes controle (sem restaurações ou com restaurações acima da margem gengival) ao longo de 26 anos. Isso de fato é verdade para alguns pontos de análise.

Nos momentos experimentais dos anos de 1973, 1975 e 1988, observou-se uma PI significativamente maior do que o controle, respectivamente 0,78, 0,82 e 1,58 vs.0,57, 0,65 e 1,12, como pode ser observado na Figura 7.2. Sob a ótica clínica, observa-se que essa diferença não ultrapassa a casa dos décimos de milímetros. Essa situação é irrelevante quando comparada à PI causada por meio de cirurgias que visam obter espaço supragengival para as margens restauradoras.

Figura 7.1 – Resposta tecidual diante de diferentes materiais restauradores.
(A) Amálgama sem controle do biofilme supragengival.
(B) Amálgama com controle do biofilme supragengival.
(C) Cimento de ionômero de vidro fotopolimerizável sem controle do biofilme supragengival.
(D) Cimento de ionômero de vidro fotopolimerizável com controle do biofilme supragengival.

Fonte: Imagens histológicas gentilmente cedidas pelos professores Drs. Rui Vicente Oppermann e Sabrina Carvalho Gomes.

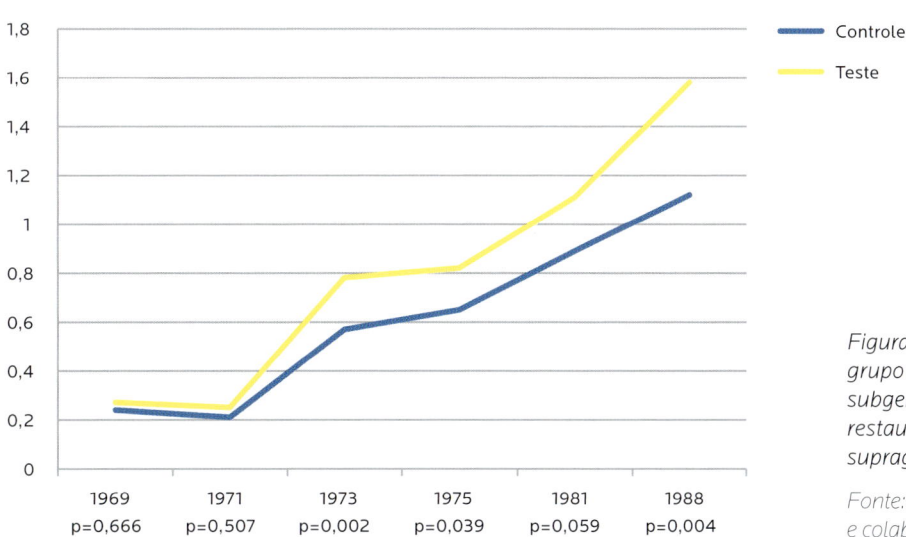

Figura 7.2 – Comparação da PI entre grupo teste (com restauração subgengival) e controle (sem restauração ou com restauração supragengival) ao longo de 19 anos.

Fonte: Modificada de Schätzle e colaboradores.[5]

Por meio de um ensaio clínico randomizado, Cayana[3] verificou que procedimentos cirúrgicos utilizando restaurações que invadiam o espaço biológico (tópico a ser abordado na sequência) com e sem remoção óssea apresentaram resultado cicatricial semelhante. No entanto, a perda óssea ocorrida no grupo teste foi de 2,2 mm ao final de 6 meses; no grupo que recebeu restauração transcirúrgica com invasão do EBP, essa perda manteve-se em 1,7 mm, significativamente menor do que a observada no teste.

## ESPAÇO BIOLÓGICO DO PERIODONTO

A Figura 7.3 é a expressão gráfica do EBP. Este apresenta, como medida, o somatório da extensão (tamanho) do epitélio juncional e do ligamento supracrestal (conjuntivo supracrestal).

Sabe-se que a invasão do EBP por uma restauração determina PI, pois o organismo precisa "sinalizar" para que haja uma perda óssea, permitindo que os tecidos do epitélio juncional e do conjuntivo supracrestal tenham, novamente, a superfície dentária para aderir-se ou inserir-se, respectivamente.

Na verdade, a falsa premissa de que a invasão do EBP provocaria uma PI continuada onerou a periodontia por muitos anos, determinando remoção óssea cirúrgica desnecessária; na verdade, ao se proceder à invasão desse espaço, o organismo tende a simplesmente recuperar o espaço perdido e estabilizar-se novamente (processo fisiológico que determina perda óssea e migração apical do epitélio juncional e do conjuntivo supracrestal, de acordo com Carnevale e colaboradores).[6] Portanto, não haveria uma contínua PI, e essa condição determinaria menor PI do que os tradicionais aumentos de coroa clínica.

Espaço biológico 2,0 mm
Conjuntivo supracrestal 1,0 mm
Epitélio juncional 1,0 mm
Sulco 1,0 mm

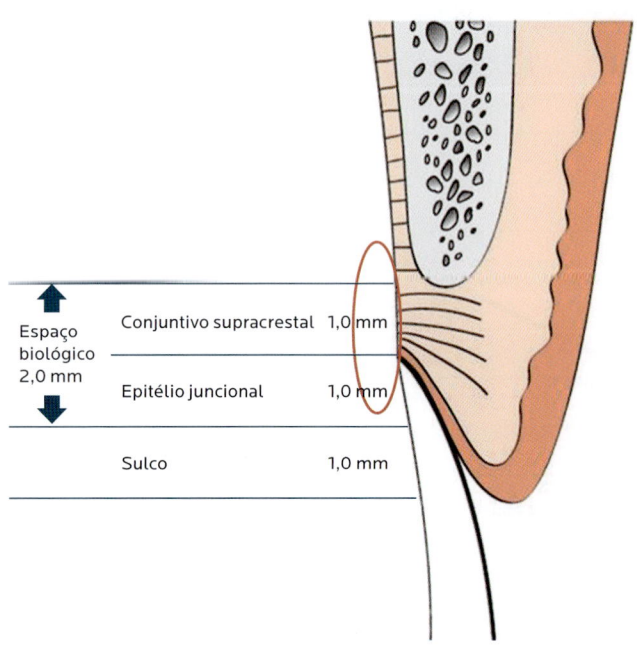

*Figura 7.3 – EBP mostrando a sua extensão média, composto por epitélio juncional e ligamento supracrestal (conjuntivo supracrestal). O sulco clínico/histológico não compõe o EBP.*

# DIAGNÓSTICO DAS DISTÂNCIAS BIOLÓGICAS E SUA IMPORTÂNCIA NA DECISÃO TERAPÊUTICA

O diagnóstico das distâncias biológicas pode ser realizado por meios clínicos e/ou radiográficos. Dentre os meios clínicos, destacam-se a sondagem transperiodontal e a sondagem transcirúrgica.

Para a **sondagem transperiodontal**, o paciente deve ser anestesiado, pois a técnica pressupõe transfixação dos tecidos do epitélio juncional e do conjuntivo supracrestal, com uma sonda periodontal, até alcançar-se a crista óssea. Nessa sondagem, deve-se verificar qual é a distância entre margem gengival e a crista óssea e entre o preparo cavitário (ou cavidade, reabsorção, trinca) e a crista óssea. Já a **sondagem transcirúrgica** é aquela realizada após afastamento do retalho periodontal e após a correta raspagem da superfície radicular com, inclusive, a remoção do tecido de granulação.

Festugatto e colaboradores[7] avaliaram a diferença que existe entre essas duas sondagens, associando, também, o método de radiografia interproximal (técnica interproximal). Os autores observaram um adequado desempenho das sondagens, sendo a de maior acuidade a transcirúrgica, mas ambas melhores do que o exame radiográfico para estimar as reais distâncias.

Após a realização desses exames deve-se estabelecer o objetivo da intervenção. Os objetivos serão descritos a seguir.

## OBJETIVO 1: REALIZAR UMA RESTAURAÇÃO SUBGENGIVAL

Se o objetivo é realizar uma restauração subgengival, deve-se avaliar a condição do controle supragengival (que deve estar adequado), a saúde periodontal (indivíduo sem histórico de doença ou com histórico, mas devidamente tratada) e as condições de realização de uma restauração adequada: adaptação das margens e controle de qualidade no ato restaurador com escolha adequada de material restaurador.[2-4] Se essas condições forem possíveis, a restauração pode ser realizada com ou sem acesso cirúrgico.

Caso seja necessário acesso cirúrgico, deve-se realizar um retalho de espessura total e proceder à restauração com reposição apical de retalho, como demonstrado nas Figuras 7.4 e 7.5.

As restaurações subgengivais podem invadir ou não o EBP. Partindo dos resultados dos estudos que avaliaram as distâncias biológicas para inserção de epitélio juncional e conjuntivo supracrestal (2 mm entre a crista óssea e o preparo cavitário/restauração/margem protética), devem-se manter 2 mm quando a intenção é não invadir o EBP, e menos do que 2 mm quando a invasão não for considerada um problema.

Entretanto, existem situações em que há necessidade da remoção óssea para facilitar a inserção do material restaurador durante a restauração transcirúrgica. Um exemplo consiste no caso de cárie localizada abaixo do osso alveolar ou muito próximo. Outra situação é quando há dificuldade em colocar o lençol de borracha e fixar o

*Figura 7.4 – Restauração subgengival com acesso cirúrgico. (A e B) Situação pré-operatória. (C) Afastamento do retalho total e visualização da área a ser restaurada. (D) Remoção de tecido dentinário amolecido e exposição do canal radicular. Colocação de cone de guta-percha para preservar o espaço do conduto radicular a fim de permitir tratamento endodôntico posterior. (E e F) Aspecto clínico após restauração subgengival (em que não houve preocupação com as distâncias biológicas) e após reposição apical do retalho. (G) Aspecto radiográfico após tratamento endodôntico.*

*Fonte: Caso gentilmente cedido pelos Profs. Drs. Rui Vicente Oppermann e Sabrina Carvalho Gomes – UFRGS.*

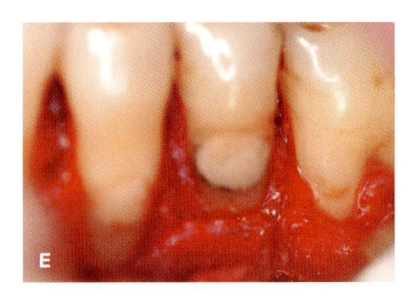

*Figura 7.5 – Caso clínico realizado com restauração subgengival e acompanhamento de 5 anos. (A) Aspecto radiográfico imediatamente antes e depois da realização de restauração subgengival. (B) Imagem radiográfica com rastreamento por meio de cone de guta-percha mostrando que este é colocado imediatamente abaixo da restauração subgengival. Sugere-se que, entre esse cone e a crista óssea, estejam os dois tecidos que compõem o EBP: epitélio juncional e ligamento supracrestal. (C e D) Aspecto radiográfico e clínico após sondagem periodontal (3 mm), sem sangramento subgengival.*

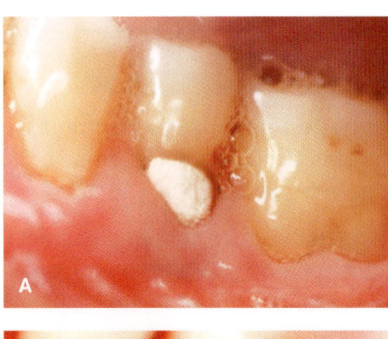

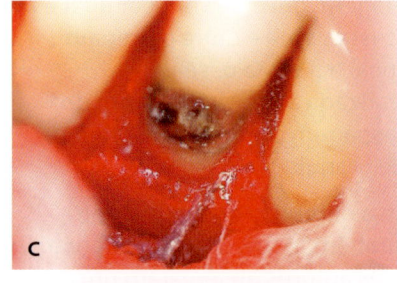

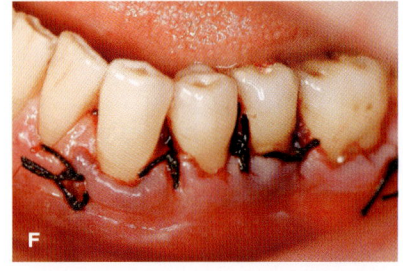

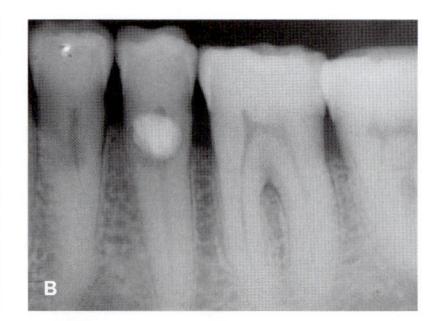

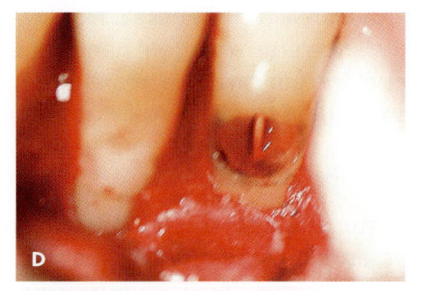

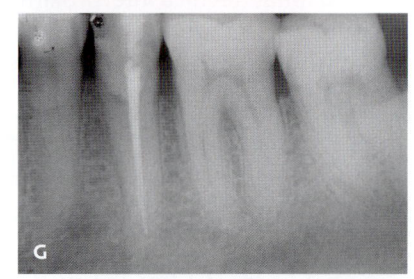

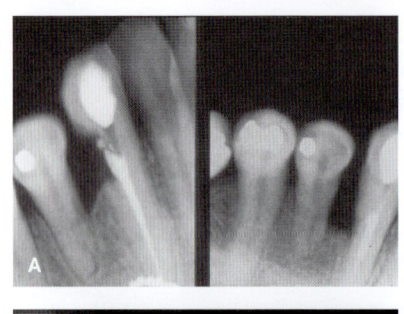

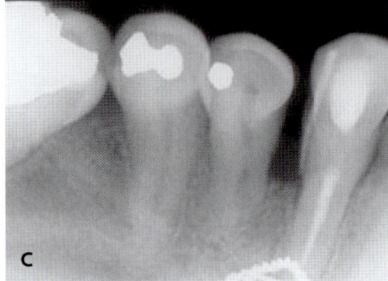

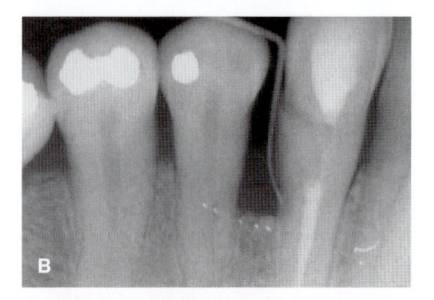

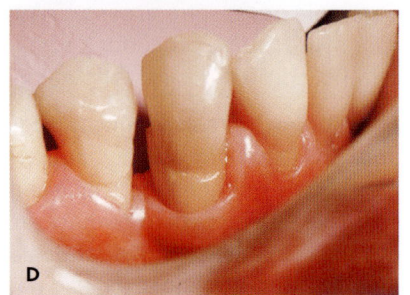

*Fonte: Caso gentilmente cedido pelos Profs. Drs. Rui Vicente Oppermann e Sabrina Carvalho Gomes – UFRGS.*

grampo no dente durante o isolamento absoluto do campo operatório. Uma terceira situação é quando há dificuldade em introduzir a cunha durante o isolamento na face proximal do dente.

## OBJETIVO 2: REALIZAR UMA RESTAURAÇÃO MANTENDO MARGENS SUPRAGENGIVAIS

Se a intenção for manter as margens supragengivais, deve-se obter uma distância de 3 mm do preparo cavitário/restauração/margem protética até a crista óssea. Para isso, deve-se avaliar caso a caso para fazer o julgamento clínico de quando se deve realizar a remoção óssea. Da mesma forma, devem-se considerar as **questões estéticas**, lembrando-se sempre que remoções ósseas na região anterior podem requerer uma grande intervenção a fim de minimizar os danos estéticos. Para essas situações, deve-se considerar, também, uma extrusão ortodôntica prévia.

# LESÕES ENDOPERIODONTAIS

A ocorrência de doenças pulpares e periodontais simultâneas e, principalmente, a estreita relação que pode haver entre elas são condições que podem dificultar o processo diagnóstico e, consequentemente, dificultar o planejamento e a execução da terapia, interferindo, também, na avaliação longitudinal do paciente.

Tais lesões recebem várias classificações, mas a de Simon e colaboradores[8] parece ser a mais comumente utilizada:

- lesões primariamente endodônticas;
- lesões primariamente endodônticas com envolvimento periodontal secundário;
- lesões primariamente periodontais;
- lesões primariamente periodontais com envolvimento endodôntico secundário;
- lesões combinadas verdadeiras.

A maior ligação entre os tecidos periodontal e pulpar se dá pelo forame apical, mas ocorre também a partir de comunicação via túbulos dentinários, canais acessórios laterais e pelo cavo-inter-radicular (canal robusto e localizado entre as raízes dos dentes, no teto da área de furca, como pode ser observado na Figura 7.6). Essas são as vias que permitem a difusão de bactérias entre os tecidos pulpar e periodontal.

Túbulos dentinários expostos pela raspagem radicular ou, por outro lado, a deposição do biofilme sobre uma superfície radicular de um dente com periodontite são exemplos clínicos de situações periodontais que poderiam propiciar a penetração bacteriana em direção à polpa saudável. Da mesma forma, processos infecciosos de origem pulpar poderiam determinar a perda dos tecidos periodontais, como demonstrado na Figura 7.7.

As relações biológicas, anatômicas e microbiológicas entre polpa e periodonto revelam a plausibilidade da influência de um sobre o outro.[9] A semelhança entre tipos prevalentes de bactérias nos processos endodônticos e periodontais sugere, claramente, a

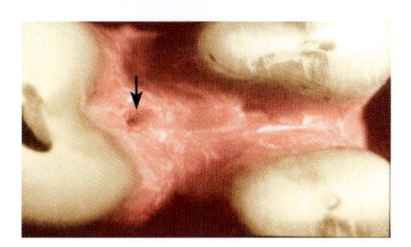

Figura 7.6 – Cavo-inter-radicular

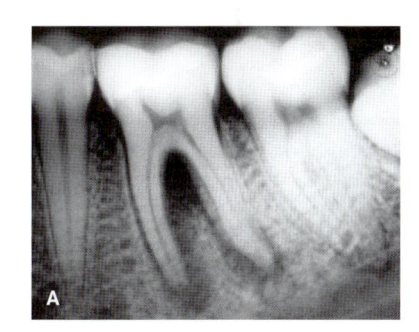

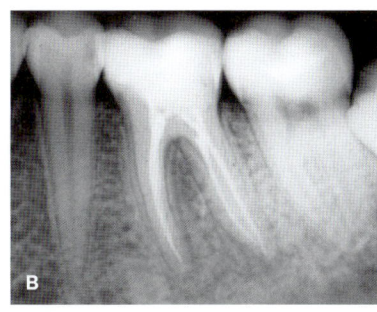

Figura 7.7 A-B – Processo inflamatório de origem endodôntica determinando perda de tecido periodontal. Resolução após tratamento endodôntico.

possibilidade de haver uma infecção "cruzada" entre esses tecidos. Para Toledo e colaboradores,[10] as doenças pulpares e periodontais, devido às semelhanças etiopatogênicas, são processos que podem compartilhar um **eixo infeccioso semelhante**.

## DIAGNÓSTICO DAS LESÕES ENDOPERIODONTAIS

Conforme comentado anteriormente, o diagnóstico das lesões endoperiodontais representa um grande desafio, pois conhecer sua origem é tão importante quanto perceber sua existência. Somente com essa informação é possível estabelecer um correto tratamento.

Para um correto diagnóstico das lesões endoperiodontais é necessário, em primeiro lugar, identificar os sinais e sintomas de cada uma das referidas lesões. A periodontite é uma lesão inflamatória que se inicia na gengiva marginal e estende-se apicalmente, levando à PI e à formação de bolsa periodontal. Logo, uma lesão periodontal possui, comumente, uma PS aumentada, com presença de PI.

Ambas as lesões podem apresentar abscessos. Os **abscessos periodontais** normalmente são pouco dolorosos e ocorrem na bolsa ou sulco na altura do tecido conjuntivo de inserção, podendo haver aumento de volume local e, raramente, a ocorrência de fístulas e dor de leve a moderada na região. A PS usualmente está aumentada. Radiograficamente, existe rarefação óssea no osso alveolar marginal.

Os **abscessos apicais** comumente formam fístulas, e o paciente relata dor intensa devido à elevação do periósteo. Radiograficamente, as lesões mostram-se evidentes no periápice do dente. Ambos os abscessos, quando apresentam fístula, podem ser diagnosticados por meio da inserção de um cone de guta-percha pelo caminho fistuloso com posterior radiografia periapical.

**LEMBRETE**

Alguns sinais estão mais ou menos associados a um tipo de lesão, porém nenhum deles, isoladamente, conduz a um diagnóstico preciso.

Os abscessos apicais, no entanto, podem estender-se, envolvendo o periodonto. Nesses casos, a perda óssea visível radiograficamente mostra-se desde o nível ósseo marginal até o ápice do dente, e a lesão sugerida é uma lesão combinada verdadeira,[11] demonstrada na Figura 7.8.

Para o diagnóstico de lesões endoperiodontais, sugere-se a observação dos seguintes aspectos:

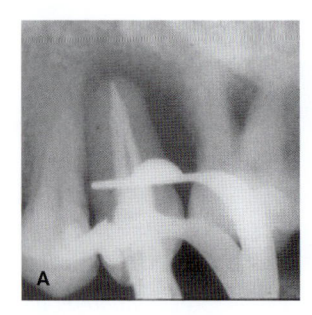

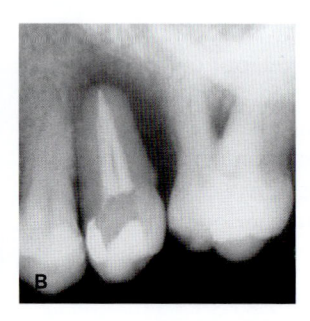

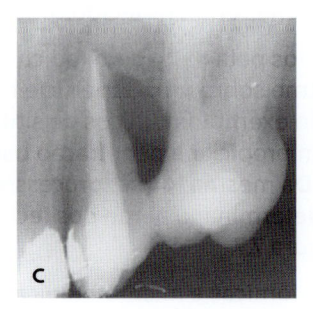

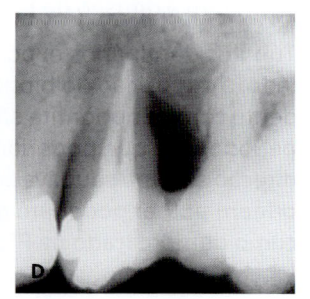

*Figura 7.8 – Lesão combinada verdadeira. (A) Realização de tratamento endodôntico prévio ao tratamento periodontal. (B) Início da cicatrização 2 meses após tratamento endodôntico. (C) Cicatrização periapical. (D) Cicatrização endodôntica completa e lesão periodontal remanescente.*

- **Presença, histórico e tipo de dor** – é possível que lesões de origem periodontal estejam associadas a dor menos intensa.
- **Presença de abscesso** – por meio de inspeção clínica, verifica-se a presença e a altura do abscesso. Nas lesões endodônticas, é possível que os abscessos tenham uma localização mais apical.
- **Extensão da PS** – no dente suspeito, este indicador é semelhante aos demais ou destaca-se por ser maior? Acontece em apenas um sítio deste dente, ou em todos?
- **PI** – como se comporta? Também tem um comportamento atípico em relação aos demais sítios do paciente? Neste exame existe alguma suspeita de atingir o ápice?
- **Teste de sensibilidade pulpar** – consideram-se todas as situações que podem conduzir a diagnósticos equivocados, dadas as limitações dos exames de estímulo térmico.
- **Rastreamento** – a partir da colocação de um cone de guta-percha no sítio em questão.
- **Exame radiográfico** – observar presença de radiopacidade nos tecidos periodontias, avaliar presença de tratamento endodôntico prévio, presença de próteses e extensão de penetração do cone de guta-percha via bolsa e/ou via fístula.

## TRATAMENTO DAS LESÕES ENDOPERIODONTAIS

Quando as lesões pulpares e periodontais estiverem totalmente isoladas umas das outras, elas serão tratadas convencionalmente, de acordo com a origem endodôntica ou periodontal, sem a necessidade de estabelecer uma sequência de tratamento. Por outro lado, devido à comunicação dessas lesões, sugere-se que a parte da lesão sustentada pela infecção do canal radicular se resolva depois do tratamento endodôntico apropriado. Sugere-se também que outra parte, causada pela infecção periodontal, seja resolvida após a terapia periodontal.

Harrington e colaboradores[12] mostram que o tratamento endodôntico deve ser adequadamente executado antes da terapia periodontal. Essa sequência proporciona tempo suficiente para a cicatrização inicial tecidual periapical e melhor avaliação da condição periodontal.[9]

Para auxiliar a avaliação do tempo necessário entre o tratamento endodôntico e o periodontal, sugere-se avaliar os seguintes aspectos:

- ausência de dor e edema;
- ausência de drenagem e fístula;
- desaparecimento ou diminuição de rarefação óssea periapical;
- redução da PS com ganho clínico de inserção (que pode ocorrer a partir de aproximadamente 2 semanas);
- redução da penetração do cone de guta-percha na semiotécnica de rastreamento.

A partir da ausência desses sinais e sintomas, pode-se proceder ao tratamento periodontal.

### LEMBRETE

O tratamento endodôntico deve preceder o tratamento periodontal,[13] pois, após este tratamento, estima-se que haja recuperação dos tecidos apicais (remineralização), evitando-se remoção de matriz tecidual diante da instrumentação periodontal.

# 8

# Tópicos especiais em periodontia: cirurgia periodontal estética

ALEX NOGUEIRA HAAS
INGRID WEBB JOSEPHSON RIBEIRO

**OBJETIVOS DE APRENDIZAGEM**

- Identificar as necessidades estéticas em periodontia
- Contemplar aspectos periodontais no planejamento estético

Necessidades estéticas são uma demanda muito frequente por parte das pessoas que procuram atendimento odontológico. Dentro do paradigma atual de uma odontologia integrada e multidisciplinar, caso o cirurgião-dentista queira alcançar sucesso em seu tratamento, ele deve contemplar aspectos periodontais no planejamento de casos que envolvam estética.

De maneira geral, as necessidades estéticas em periodontia podem ser divididas em três situações, representadas na Figura 8.1:

- aumento da coroa clínica de um ou mais dentes para o alinhamento do contorno gengival;
- recobrimento radicular de um ou mais dentes para o alinhamento do contorno gengival;
- fechamento de espaços interproximais por ausência de papila.

O fechamento de espaços interproximais tem sido o maior desafio na periodontia estética. A literatura é pobre em relação a técnicas previsíveis para a recuperação de papilas perdidas no que se refere tanto à quantidade quanto à qualidade metodológica dos estudos. Na maioria das vezes, um planejamento restaurador, associado ou não a tratamento ortodôntico, é a única opção para alcançar algum resultado estético favorável. Por esses motivos e, além disso, por fugir do escopo deste capítulo, não serão aprofundadas as estratégias terapêuticas para fechamento de papila.

A seguir, serão discutidos aspectos estéticos periodontais relacionados ao contorno gengival.

*Figura 8.1 A-C – Ilustração das necessidades estéticas periodontais mais frequentes.*

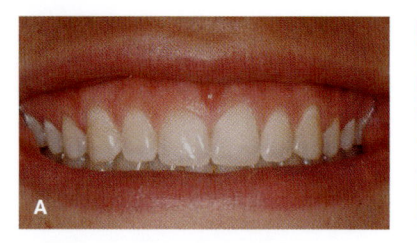

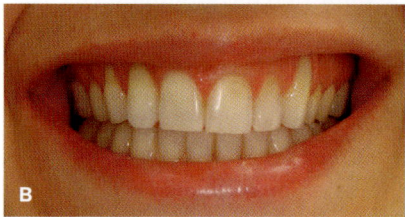

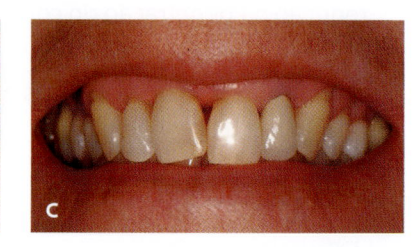

# PRÉ-REQUISITOS GERAIS PARA SUCESSO DE TRATAMENTOS ESTÉTICOS PERIODONTAIS

Alguns fatores estão associados ao sucesso de qualquer tratamento estético periodontal e merecem ser discutidos de maneira mais ampla. Esses fatores são detalhados a seguir.

**Linha do sorriso** – como é sabido, quanto mais alta a linha do sorriso, mais desafiador é o tratamento estético periodontal e reabilitador como um todo.

**Contorno gengival** – existe um padrão a ser alcançado por tratamentos estéticos periodontais em relação ao contorno gengival, demonstrado na Figura 8.2. Esse padrão baseia-se na posição da margem gengival dos dentes anterossuperiores mais frequentemente observada em periodonto sadio jovem. Contudo, deve-se salientar que, em alguns casos, diferentes contornos gengivais podem gerar resultados estéticos bastante favoráveis.

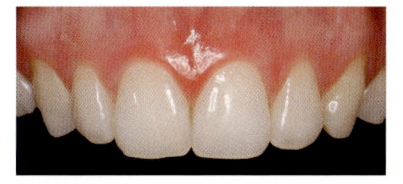

*Figura 8.2 – Contorno gengival esperado após tratamentos estéticos periodontais. Os caninos possuem a posição mais apical da margem gengival, seguido dos incisivos centrais. Os incisivos laterais apresentam zênite gengival intermediário em relação aos caninos e incisivos centrais. No entanto, cabe salientar que resultados diferentes desse padrão podem, muitas vezes, ter sucesso estético.*

**Padrão de higiene bucal** – deve-se buscar um equilíbrio entre eficácia e segurança da higiene bucal. Isso refere-se à capacidade de o indivíduo conseguir higienizar adequadamente seus dentes sem gerar trauma mecânico aos tecidos periodontais, antes e depois da realização do procedimento estético periodontal. A presença permanente de biofilme supragengival gera inflamação periodontal que, se estiver presente no pré-operatório, pode alterar a previsibilidade do resultado cirúrgico. Da mesma forma, o trauma mecânico decorrente de escovação traumática diminui a previsibilidade da posição final da margem gengival se não for controlado após o tratamento estético.

**Fumo** – fumantes apresentam pior resposta cicatricial e, por isso, têm menor taxa de sucesso em tratamentos estéticos periodontais. Esses pacientes devem ser alertados a esse respeito para evitar frustrações após a realização de procedimentos estéticos.

**Posicionamento e forma dentários** – muitas vezes a mudança de posição e o formato dos dentes são as principais causas de uma desarmonia do sorriso. Dessa forma, deve-se planejar de maneira multidisciplinar os casos para que o tratamento estético englobe não somente procedimentos cirúrgicos periodontais, mas também procedimentos restauradores. A Figura 8.3 apresenta um caso de planejamento reabilitador realizado em conjunto com o tratamento periodontal.

**Controle pós-operatório de infecção** – o processo cicatricial dos tecidos periodontais depende da ausência de biofilme supragengival. Dessa forma, é mandatório o uso de clorexidina em solução para bochecho.

**Tempo de cicatrização** – o processo de maturação tecidual do periodonto após procedimentos estéticos é lento. Dependendo do procedimento estético periodontal conduzido, o período de cicatrização pode levar de 21 dias até 9 meses. Assim, é recomendável fazer uma análise criteriosa do tempo necessário para acompanhamento cicatricial em cada caso. A Figura 8.4 demonstra o processo de cicatrização após procedimento estético periodontal cirúrgico.

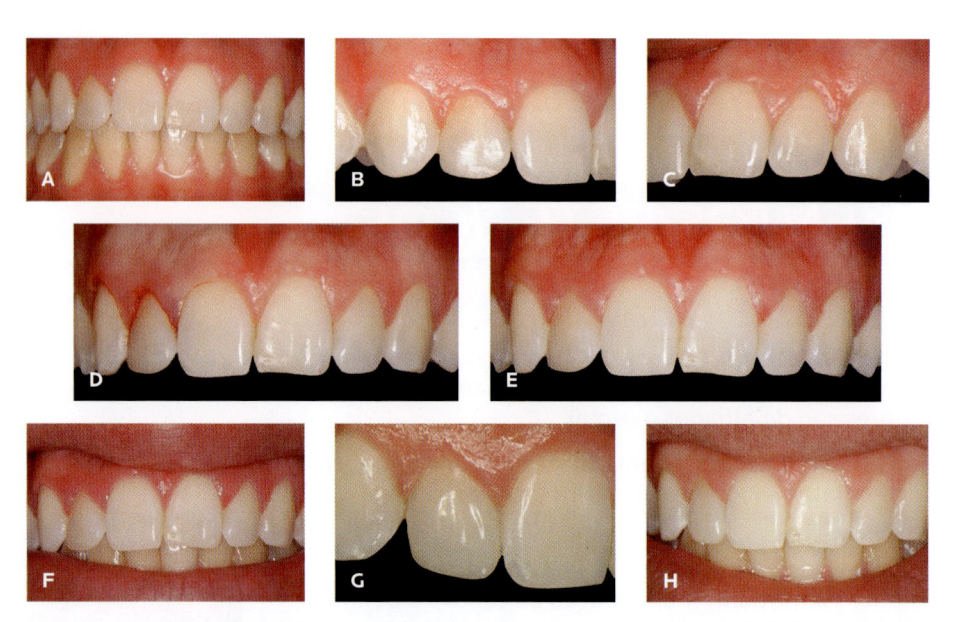

*Figura 8.3 – Caso clínico de indivíduo do sexo masculino, de 21 anos, que ilustra a necessidade de planejamento reabilitador em conjunto com o tratamento periodontal para se obter sucesso estético. (A) Queixa por parte do paciente em relação ao dente 12. (B) Visão aproximada do dente 12. (C) Visão aproximada do dente 22. (D) Pós-cirúrgico imediato à realização de uma gengivectomia com bisel interno. (E) Resultado 3 semanas após o procedimento cirúrgico periodontal. (F) Sorriso 3 semanas após o procedimento cirúrgico periodontal. (G) Imagem aproximada do dente 12 após a realização de restauração de resina composta. (H) Sorriso final do paciente.*

*Fonte: Restauração conduzida pelo Prof. Dr. Fábio Hermann Coelho de Souza.*

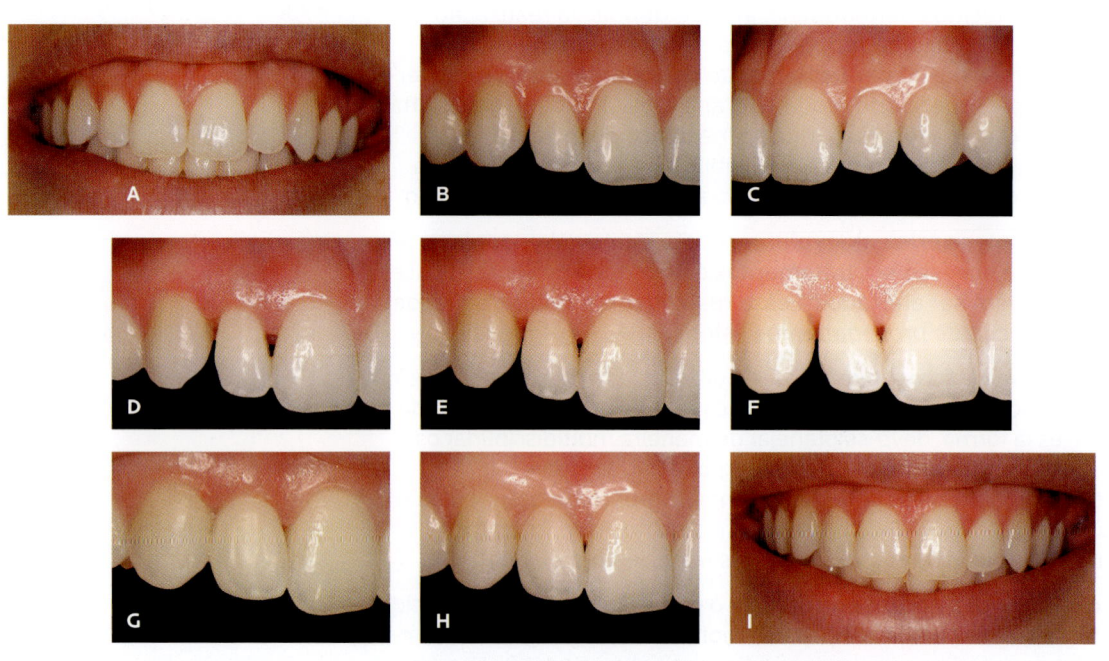

*Figura 8.4 – Caso clínico ilustrando as alterações gengivais ocorridas com o tempo após a realização de procedimento estético periodontal cirúrgico de aumento de coroa clínica com retalho de espessura total. Paciente de 20 anos, do sexo feminino, com queixa relacionada ao formato e ao tamanho do dente 12. (A) Fotografia inicial do sorriso. (B) Visão aproximada do dente 12. (C) Visão aproximada do dente 22. (D) Visão aproximada do dente 12 após 7 dias do aumento de coroa. (E) Visão aproximada do dente 12 após 21 dias do aumento de coroa. (F) Visão aproximada do dente 12 após 40 dias do aumento de coroa. (G) Visão aproximada do dente 12 após 60 dias do aumento de coroa. (H) Visão aproximada do dente 12 após 6 meses do aumento de coroa. (I) Sorriso após 6 meses.*

*Fonte: Restauração estética de resina conduzida pelo Prof. Dr. Fábio Hermann Coelho de Souza.*

# ESPAÇO BIOLÓGICO DO PERIODONTO

O conhecimento sobre o EBP é fundamental para um adequado planejamento de procedimentos estéticos periodontais, principalmente no que se refere a aumentos de coroa clínica. Isso se deve ao fato de que a posição da margem gengival é definida fundamentalmente pela crista óssea alveolar. Em outras palavras, se as dimensões do EBP não forem respeitadas durante a realização de procedimentos periodontais estéticos cirúrgicos, os resultados não terão previsibilidade e estabilidade ao longo do tempo. Além disso, quando procedimentos restauradores estão envolvidos, as dimensões também devem ser respeitadas, caso contrário pode desenvolver-se inflamação no local e insucesso estético, muitas vezes com desenvolvimento de PI clínica.

O espaço biológico é necessário para o posicionamento das estruturas que compõem a unidade dentogengival e promove um selamento biológico do periodonto. É composto pelo epitélio juncional e pela inserção conjuntiva (fibras supracrestais). Por isso, suas dimensões devem ser respeitadas.

Desde a década de 1960, têm sido utilizadas medidas do espaço biológico obtidas a partir de necropsias humanas no planejamento de procedimentos cirúrgicos periodontais. Existe grande variabilidade inter e intraindividual nessas medidas.

Quando se busca reposicionar a margem gengival mais apicalmente com um procedimento de aumento de coroa clínica, devem-se respeitar as dimensões do espaço biológico, mantendo uma distância mínima de 2 a 3 mm entre a estrutura dentária remanescente e a crista óssea alveolar, como se observa na Figura 8.5.

**LEMBRETE**

Em média, o espaço biológico possui de 2 a 3 mm, sendo entre 1,0 e 1,5 mm correspondentes ao epitélio juncional, e entre 0,9 e 1,2 mm referentes à inserção conjuntiva.

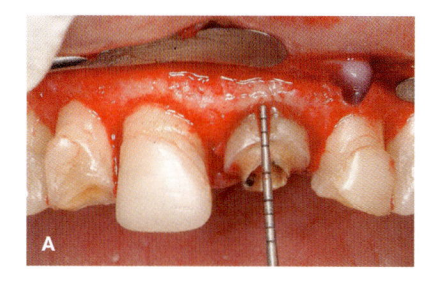

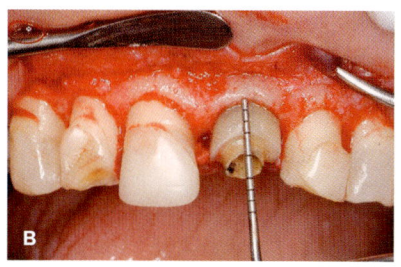

*Figura 8.5 – (A) Mensuração transoperatória inicial da distância entre a crista alveolar e o bordo cervical do preparo. (B) Mensuração da distância entre a crista alveolar e o bordo cervical do preparo após osteotomia, respeitando as dimensões do espaço biológico.*

# AUMENTO DE COROA CLÍNICA EM ÁREAS ESTÉTICAS

O aumento de coroa clínica pode ser definido como qualquer procedimento que objetive aumentar as dimensões da coroa clínica dos dentes. Aumentos de coroa clínica cirúrgicos são muito aplicados a casos em que é necessária a correção do contorno gengival e há a possibilidade de remoção de tecido para alcançar melhor estética.

Existem basicamente duas técnicas cirúrgicas para aumento de coroa clínica: gengivectomia e retalho. A correta indicação de uma ou outra técnica passa por um criterioso planejamento estético com avaliação dos pré-requisitos anteriormente discutidos. Resumidamente, o que define a escolha por uma ou outra alternativa cirúrgica é a necessidade ou não de acesso ao tecido ósseo alveolar.

## GENGIVECTOMIA

A gengivectomia caracteriza-se por uma técnica cirúrgica que envolve **exclusivamente tecido mole**, isto é, gengiva. Assim, pode-se lançar mão desta técnica nos casos em que a osteotomia não é necessária, ou seja, quando o EBP não será envolvido.

Do ponto de vista clínico, a gengivectomia é indicada quando a quantidade de gengiva ceratinizada presente é compatível com a quantidade de gengiva que se pretende remover cirurgicamente. Além disso, a PS indica o quanto de tecido pode ser removido.

De maneira geral, a quantidade de tecido que se consegue remover ao final de uma gengivectomia equivale à PS menos 0,5 a 1 mm, que resultarão da formação do novo sulco gengival. A Figura 8.6 ilustra a realização de uma gengivectomia.

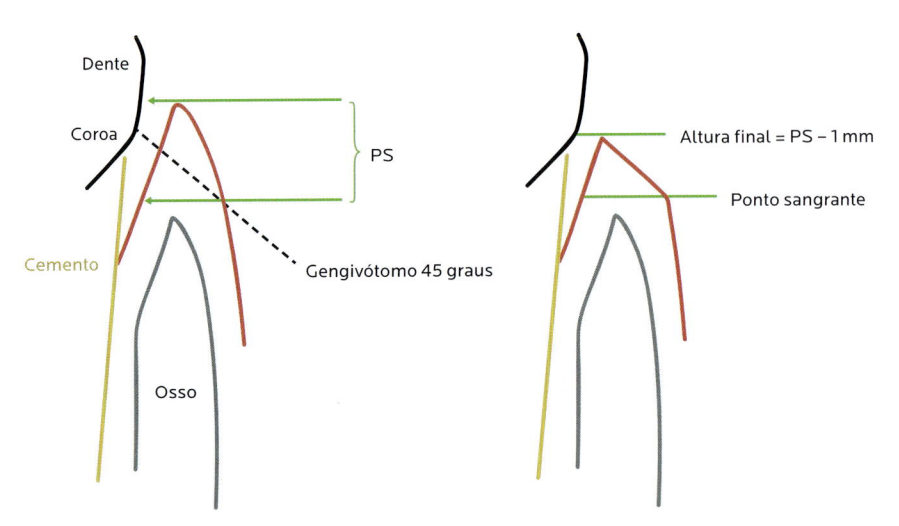

*Figura 8.6 – Esquema ilustrando a execução de uma gengivectomia e o resultado esperado equivalendo à PS menos 1 mm.*

### GENGIVECTOMIA COM BISEL EXTERNO

A gengivectomia classicamente é realizada com incisões em bisel externo conduzidas com gengivótomos de Kirkland e de Orban, que podem ser observados a seguir na Figura 8.7.

Após a realização de anestesia com técnica apropriada para o caso, podem-se realizar marcações por meio de pontos sangrantes, os quais servem de guia para a incisão. Esses pontos sangrantes são definidos pela conjugação de dois fatores: o quanto se pretende remover de tecido para alcançar a estética desejada e a PS.

**LEMBRETE**

Normalmente, para obter uma linha harmônica do contorno gengival, a gengivectomia envolve mais de um dente. Para casos em que se deseja intervir em apenas um dente, é preferível a técnica com bisel interno, descrita mais adiante.

**TÉCNICA:** A primeira incisão da gengivectomia é realizada com o gengivótomo de Kirkland com inclinação aproximada de 45 graus, podendo ser ainda menor se o caso for de um biótipo gengival espesso (maior volume gengival). Essa incisão pode ser conduzida por vestibular ou vestibular/palatino se o objetivo for aumentar a coroa ao redor de todas as superfícies dentárias. Para que o colar seja removido de forma atraumática, uma segunda incisão deve ser conduzida na porção proximal com o gengivótomo de Orban.

O colar é removido delicadamente com pinça ou cureta, e depois procede-se ao acabamento da ferida. A superfície dentária exposta deve ficar sem qualquer remanescente de tecido conjuntivo, devendo ser raspada após a remoção do colar. Ao longo de todos os procedimentos, deve-se realizar irrigação com soro fisiológico para facilitar a visualização e a limpeza da ferida operatória.

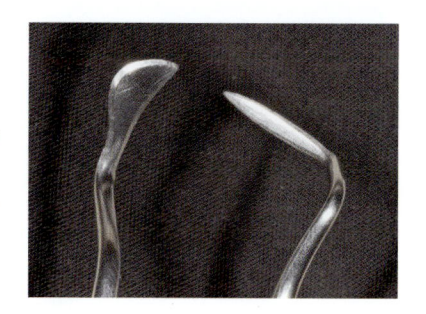

*Figura 8.7 – Gengivótomos de Kirkland (esquerda) e de Orban (direita).*

Classicamente, está descrita na literatura a colocação de cimento cirúrgico após a realização de uma gengivectomia com bisel externo para proteção da ferida e redução de dor pós-operatória. Contudo, raros casos necessitam de cimento cirúrgico após a realização de gengivectomia em área estética. Acreditamos que a realização de uma cirurgia bem planejada, sem traumatismos aos tecidos gengivais, com incisões firmes e únicas, possibilita controle adequado do sangramento no pós-cirúrgico imediato e diminui a dor pós-operatória. Além disso, o relato de pacientes que utilizam cimento cirúrgico em áreas estéticas é de descontentamento estético pós-operatório por causa da cor do cimento. Por esses motivos, a quase totalidade dos casos de gengivectomia são conduzidos sem a utilização de cimento cirúrgico.

Os cuidados pós-operatórios de uma gengivectomia são os seguintes:

- não realizar esforço físico pesado por 3 dias, em média;
- evitar exposição ao calor nas primeiras 24 horas;
- não realizar controle mecânico do biofilme (escovação e fio dental) na área operada por no mínimo 7 dias, podendo este período se estender até 15 dias;
- usar controle químico do biofilme com solução de clorexidina a 0,12% durante todo o período de ausência de controle mecânico.

O acompanhamento pós-cirúrgico deve ser realizado após 7 dias. Dependendo do padrão cicatricial observado, pode-se rever o paciente após 14 dias. A estabilização da margem gengival em sua posição final pode levar até 3 meses. Assim, casos que recebem restaurações estéticas devem ter um acompanhamento maior para que se possam conduzir tais procedimentos com maior estabilidade tecidual da gengiva.

Nas Figuras 8.8 e 8.9, ilustram-se casos clínicos de gengivectomia.

## GENGIVECTOMIA COM BISEL INTERNO

Uma alternativa à gengivectomia clássica com bisel externo é a utilização de uma técnica que também envolve somente tecido gengival sem acesso ao osso, porém com bisel interno. Discute-se na

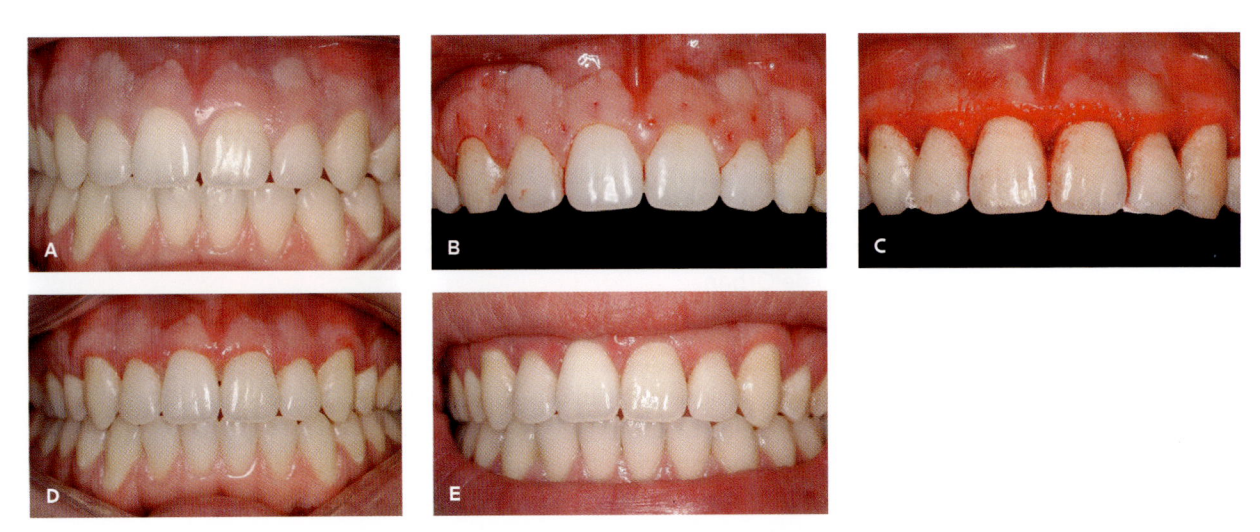

*Figura 8.8 – Caso clínico de gengivectomia dos dentes 14 a 24 em paciente do sexo feminino, de 33 anos. (A) Fotografia inicial. (B) Pontos sangrantes demarcados. (C) Pós-operatório imediato. (D) Pós-operatório após 2 semanas. (E) Sorriso 5 semanas após a cirurgia.*

*Fonte: Caso conduzido no Curso de Especialização em Periodontia da UFRGS.*

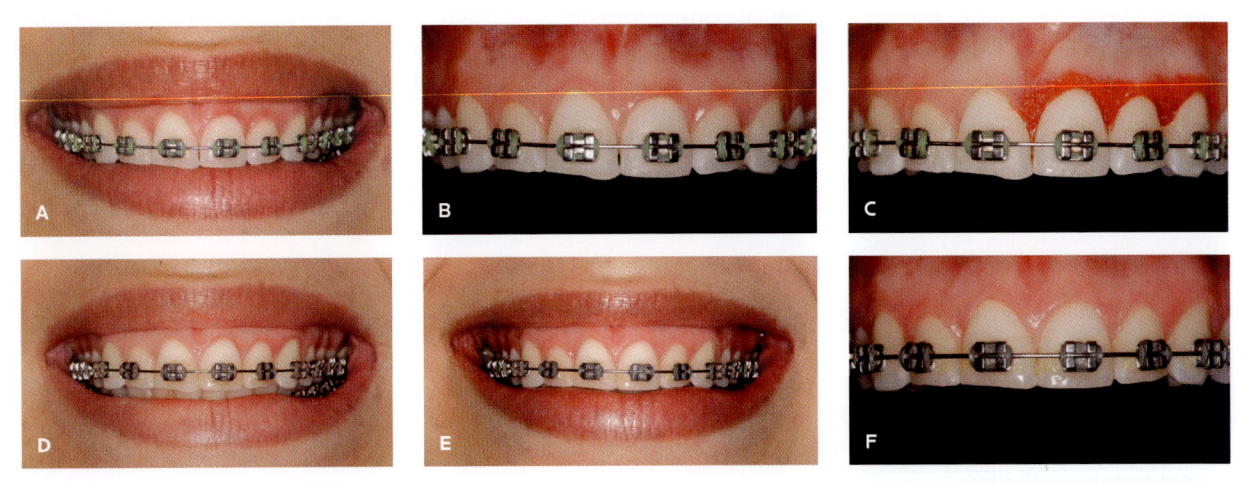

*Figura 8.9 – Caso clínico de gengivectomia dos dentes 21 a 23 em paciente do sexo feminino, de 23 anos. A movimentação da arcada superior havia sido finalizada. (A) Sorriso inicial. (B) Visão intrabucal inicial. (C) Visão intrabucal do pós-operatório imediato. (D) Sorriso após 10 dias. (E) Sorriso após 6 meses. (F) Visão intrabucal após 6 meses.*

literatura que essa técnica facilitaria o processo cicatricial por deixar menor área de tecido conjuntivo exposto. Independentemente disso, esta técnica possibilita, em muitos casos, maior controle no momento da incisão, sendo indicada tanto para casos que envolvem múltiplos dentes quanto para dentes únicos.

Na realização da gengivectomia com bisel interno, utilizam-se lâminas de bisturi número 15C com cabos arredondados ou achatados. Em uma única cirurgia, podem-se utilizar inúmeras lâminas a fim de manter a precisão da incisão. O planejamento segue os mesmos princípios que se aplicam a uma gengivectomia com bisel externo. A Figura 8.10 apresenta um procedimento de gengivectomia com bisel interno.

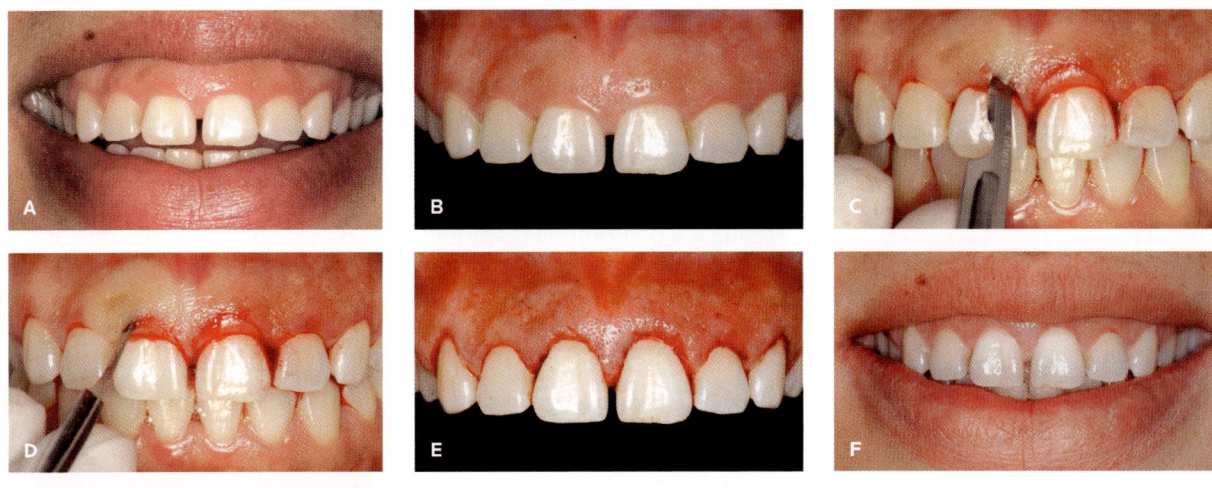

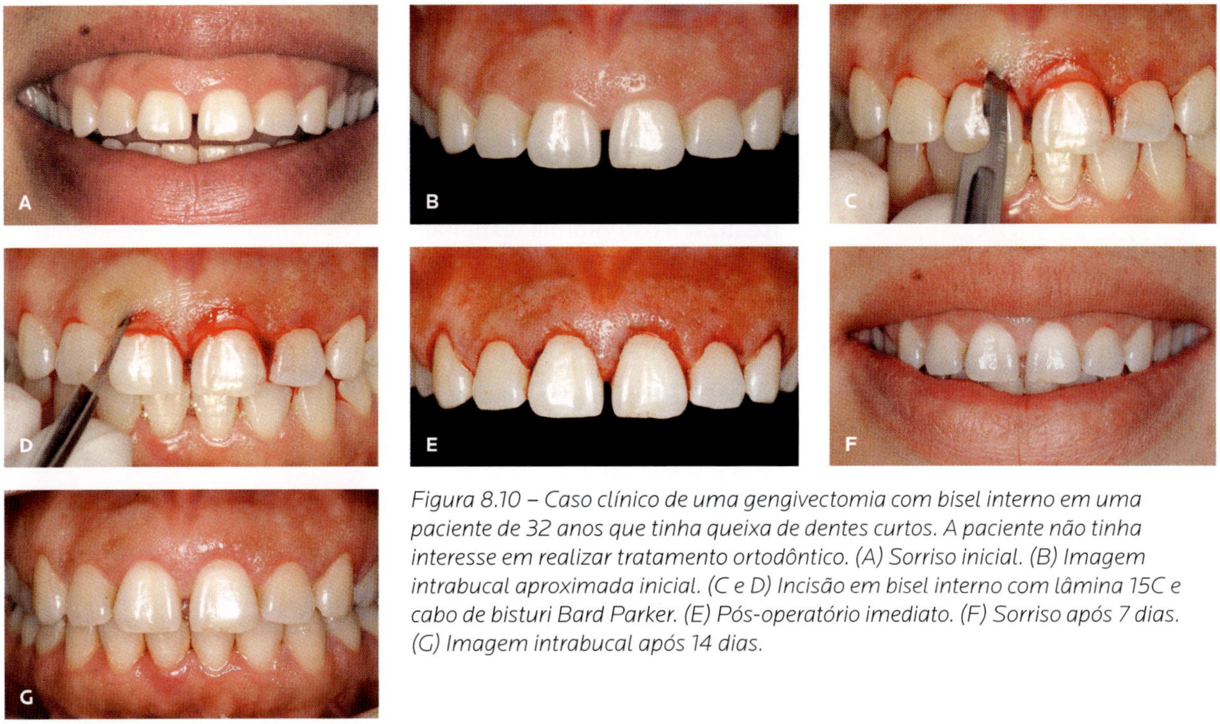

Figura 8.10 – Caso clínico de uma gengivectomia com bisel interno em uma paciente de 32 anos que tinha queixa de dentes curtos. A paciente não tinha interesse em realizar tratamento ortodôntico. (A) Sorriso inicial. (B) Imagem intrabucal aproximada inicial. (C e D) Incisão em bisel interno com lâmina 15C e cabo de bisturi Bard Parker. (E) Pós-operatório imediato. (F) Sorriso após 7 dias. (G) Imagem intrabucal após 14 dias.

## RETALHO

Existem diferentes tipos de cirurgias de retalho que podem ser conduzidas para obter o aumento da coroa clínica dos dentes com finalidade estética. A discussão de todas as alternativas foge do escopo deste livro e, por isso, será discutida de maneira mais aprofundada apenas a técnica mais utilizada e de maior facilidade para o cirurgião-dentista. Tal técnica é bastante conhecida como **retalho de espessura total reposicionado apicalmente**.

**NÃO FAÇA!** O retalho de espessura total reposicionado apicalmente está contraindicado quando a faixa de gengiva ceratinizada for pequena.

A opção por realizar um retalho para aumento de coroa clínica com finalidade estética é determinada pela necessidade de acesso ao tecido ósseo. Uma vez que se define, durante o planejamento, que será necessária a realização de osteotomia, o retalho é a técnica de primeira escolha, uma vez que a gengivectomia não possibilita acesso ao tecido ósseo. Se houver dúvida a respeito da necessidade de remoção de tecido ósseo para obter o melhor resultado estético, mesmo assim é preferível optar pelo retalho.

**TÉCNICA:** O retalho de espessura total reposicionado apicalmente consta dos seguintes passos:
- Realizar, após anestesia, uma primeira incisão em bisel interno com lâmina de bisturi 15C. Essa incisão define a espessura do colar gengival a ser removido. Pode-se optar por marcar pontos sangrantes para nortear a incisão.
- Realizar o levantamento do retalho com descoladores de periósteo delicados.
- Fazer incisão intrassulcular no colar gengival.

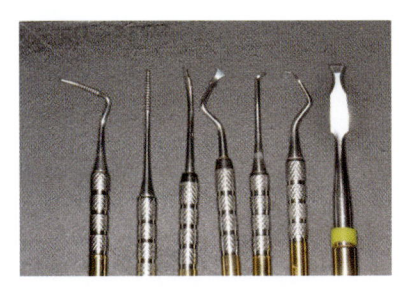

*Figura 8.11 – Instrumental mínimo necessário para osteotomia durante aumento de coroa clínica com retalho.*

- Fazer incisão proximal com gengivótomo de Orban para liberar o colar gengival na área interproximal.
- Remover o colar gengival com curetas e pinças.
- Raspar a superfície dentária exposta para remoção de fibras de tecido conjuntivo.
- Irrigar abundantemente com soro; isso pode ser realizado em qualquer uma das etapas.
- Realizar a osteotomia respeitando as dimensões do EBP, utilizando instrumentos manuais, apresentados na Figura 8.11.
- Suturar a pontos isolados.
- Aplicar cimento cirúrgico se houver exposição de tecido ósseo; cabe salientar que pouco utilizamos o cimento cirúrgico em casos estéticos.
- Indicar os cuidados pós-operatórios: utilização de solução de clorexidina a 0,12% por 7 a 21 dias, além de medicação analgésica com paracetamol.

A Figura 8.12 apresenta um caso de procedimento estético periodontal de aumento de coroa clínica com retalho reposicionado apicalmente.

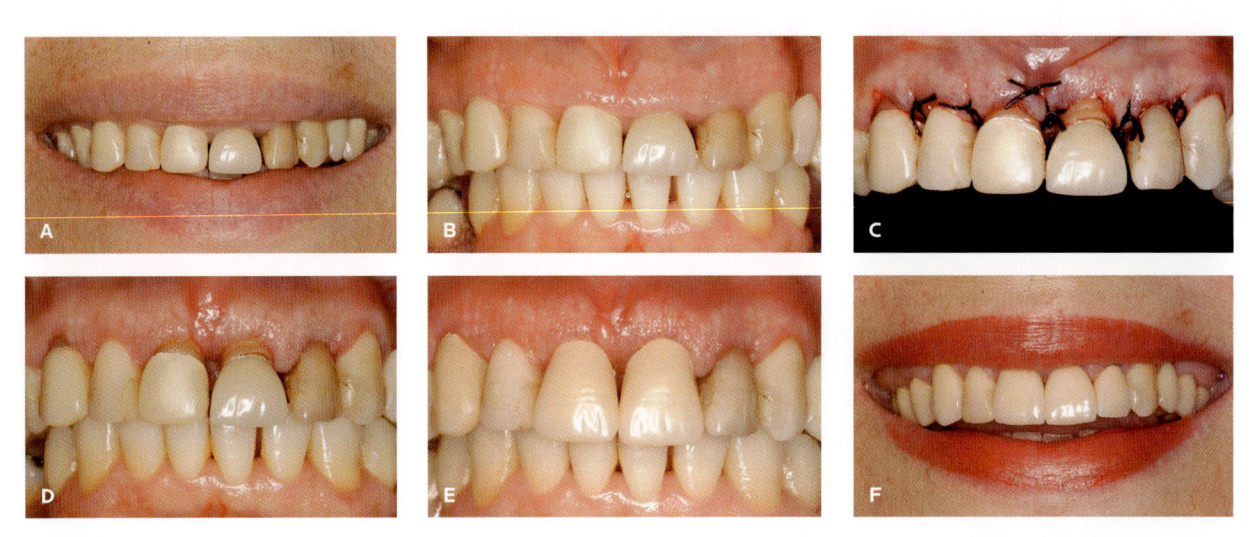

*Figura 8.12 – Caso clínico ilustrando procedimento estético periodontal de aumento de coroa clínica com retalho reposicionado apicalmente (conduzido no Curso de Especialização em Periodontia da UFRGS) e posterior reabilitação protética (conduzida no Curso de Graduação em Odontologia da UFRGS). (A) Sorriso inicial. (B) Visão intrabucal aproximada. (C) Pós-operatório imediato com sutura a pontos isolados. (D) Pós-operatório após 7 dias. (E) Pós-operatório após 30 dias. (F) Acompanhamento de 9 meses após cirurgia estética periodontal.*

# RECOBRIMENTO RADICULAR – CIRURGIA MUCOGENGIVAL

Outra necessidade estética comumente encontrada diz respeito a alterações no contorno gengival em decorrência de recessões gengivais. As recessões gengivais ocorrem quando a margem gengival está localizada apicalmente à junção cemento-esmalte, deixando a raiz exposta. Diferentes estudos epidemiológicos mostraram que essa alteração pode ocorrer em grande parte da população adulta.

A etiologia da recessão gengival é multifatorial. Diversos fatores são capazes de contribuir para a etiologia desses defeitos, e cada um deles pode exercer uma função mais ou menos significativa. Geralmente os fatores considerados como predisponentes são aqueles anatômicos, como deiscência óssea, fenestração óssea e mau posicionamento dentário. Outros fatores predisponentes também são citados na literatura, como próteses fixas não adaptadas, invasão do espaço biológico, incisão relaxante mal planejada, extração de dentes contíguos e movimentação ortodôntica fora dos limites ósseos. Apesar disso, o fator etiológico primário é a ocorrência de inflamação no tecido gengival em decorrência da formação de biofilme e o consequente estabelecimento de doença periodontal, ou decorrente de escovação traumática.

O tratamento estético das recessões gengivais inclui o uso de procedimentos de cirurgia plástica periodontal ou cirurgia mucogengival. Historicamente, esses procedimentos tiveram origem no início do século XX. Mas foi a partir da década de 1950 que diferentes procedimentos cirúrgicos foram propostos e passaram a ser mais utilizados.

As principais técnicas de cirurgia mucogengival incluem o enxerto gengival livre, o enxerto de tecido conjuntivo subepitelial, a regeneração tecidual guiada e uma variedade de retalhos, como o deslocado lateralmente, coronalmente e o de dupla papila. Existe ainda o uso de biomateriais como a matriz dérmica acelular (AlloDerm[a]), usada como substituto do enxerto de conjuntivo, ou a matriz derivada do esmalte (Emdogain[a]), que atua como modulador da resposta cicatricial. Além disso, podem-se associar técnicas na busca de melhores resultados.

Um dos principais fatores relatados na literatura como preditor de sucesso de cirurgias para recobrimento radicular é o **tipo de recessão** de acordo com a classificação de Miller:[1]

- Classe I – a recessão gengival não atinge a linha mucogengival e não há perda de tecido interproximal;
- Classe II – a recessão gengival atinge ou ultrapassa a linha mucogengival e também não há perda de tecido interproximal;
- Classe III – a recessão atinge ou ultrapassa a linha mucogengival. Há perda de osso interproximal, e o tecido gengival proximal é apical à junção amelocementária, permanecendo coronária à base da recessão;
- Classe IV – a recessão atinge ou ultrapassa a linha mucogengival. Os tecidos proximais estão situados no nível da base da recessão, atingindo mais de uma face do dente.

A classificação de Miller[1] dos tipos de recessão gengival é importante porque permite uma previsibilidade de resultado do tratamento cirúrgico. Pode-se esperar um total recobrimento radicular em recessão de classes I e II; na classe III, espera-se apenas um recobrimento parcial; e, na classe IV, não há previsibilidade de recobrimento.

Mas como escolher uma técnica específica? Informações baseadas em evidências, associando os resultados obtidos por diferentes técnicas cirúrgicas, podem auxiliar na tomada de decisão clínica de cada caso. A literatura é vasta a respeito de técnicas de recobrimento radicular. Assim, optamos por apresentar resumidamente os resultados de revisões sistemáticas que foram conduzidas nas ultimas décadas a respeito do tema.

De maneira geral, as revisões sistemáticas demonstram que o enxerto de tecido conjuntivo apresenta os melhores resultados clínicos.

Diferentes técnicas de retalho podem ser associadas ao uso de enxerto de tecido conjuntivo. Os retalhos mais utilizados são o deslocado coronalmente e o deslocado lateralmente.

**TÉCNICA:** A técnica de **enxerto de tecido conjuntivo subepitelial associado ao posicionamento coronal do retalho** foi inicialmente proposta por Langere Langer. De maneira resumida, a técnica inclui, em um primeiro momento, o preparo de leito receptor, ou seja, do retalho. Realizam-se duas incisões horizontais nas papilas adjacentes à(s) recessão(ões). A linha da incisão deve considerar a quantidade de retalho a ser deslocado, referente à altura da recessão. Essa linha das papilas é unida com incisão intrassulcular no dente a ser recoberto, e realizam-se duas incisões relaxantes verticais, levemente oblíquas. Essas incisões relaxantes devem se estender além da linha mucogengival para que o retalho tenha mobilidade suficiente para seu deslocamento.

Como a nova "papila cirúrgica" criada precisa ser posicionada sobre a papila anatômica, é preciso criar uma área de tecido conjuntivo. Para isso, deve-se desepitelizar essa região com o auxílio de tesouras de ponta fina ou com a própria lâmina de bisturi. Levanta-se um retalho de espessura parcial para poder associar o enxerto de tecido conjuntivo. Após a fixação do enxerto em posição, o retalho é deslocado sobre ele, devendo-se verificar se este permanece de forma passiva na posição, ou seja, sem tensão. O retalho é então suturado nessa posição, de forma a recobrir toda a recessão gengival.

A Figura 8.13 ilustra um caso de paciente com queixa estética referente ao alongamento dos dentes 13 e 14.

O Quadro 8.1 apresenta o resultado de cinco revisões sistemáticas de cirurgia plástica periodontal visando ao recobrimento radicular de recessões gengivais de classes I e II de Miller,[1] que são aquelas em que é possível alcançar altas taxas de recobrimento.

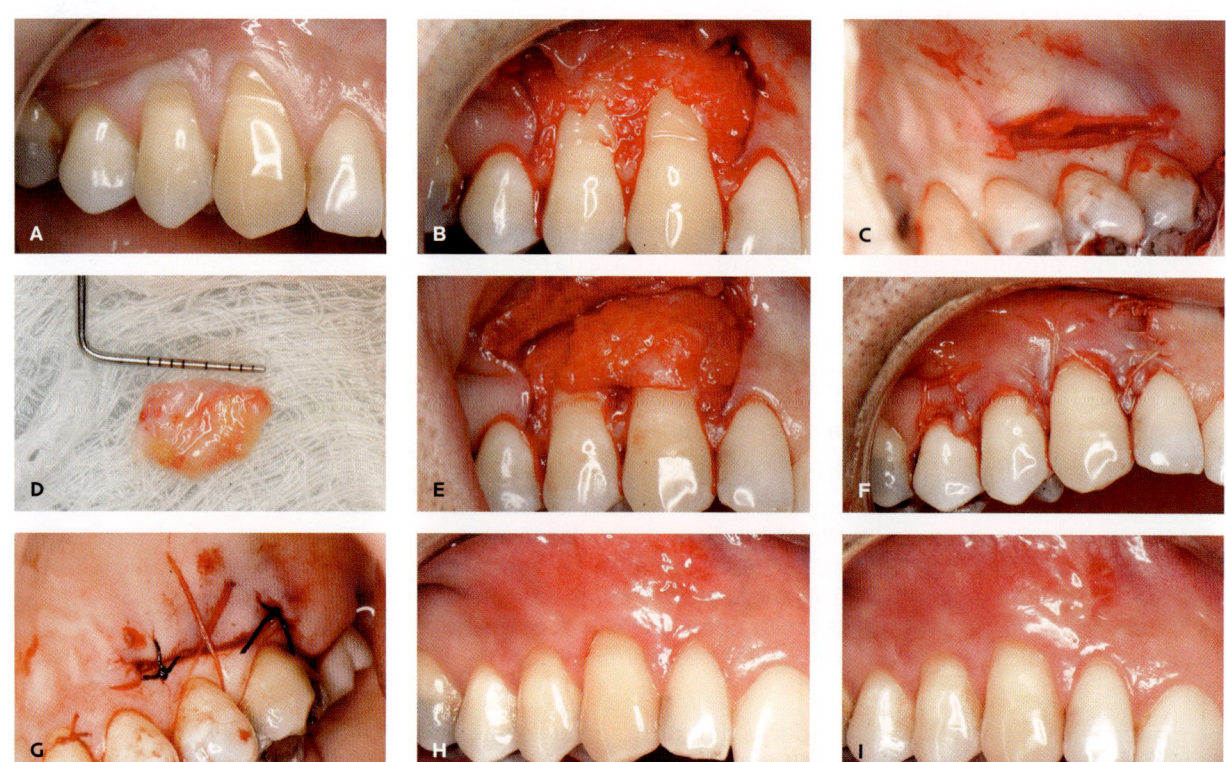

*Figura 8.13 – Caso clínico de um paciente do sexo masculino com queixa estética referente ao alongamento dos dentes 13 e 14. (A) Visão intrabucal aproximada. (B) Preparo do leito receptor com elevação do retalho de espessura parcial com duas incisões relaxantes. (C) Imagem da área doadora no palato. (D) Imagem do enxerto removido. (E) Enxerto de conjuntivo posicionado sobre as recessões no leito receptor. (F) Sutura do retalho fazendo a estabilização do enxerto, passo importante para o resultado final. (G) Sutura da área doadora. (H) Acompanhamento após 15 dias. (I) Acompanhamento após 3 meses.*

*Fonte: Caso conduzido pela Profa. Dra. Patrícia Weidlich.*

QUADRO 8.1 – Resumo das revisões sistemáticas conduzidas sobre técnicas de cirurgia plástica periodontal para recobrimento radicular

| Autor, ano | Número de estudos | Número de pacientes | Comparações | Metanálise | Número de estudos na metanálise | Resultados principais |
|---|---|---|---|---|---|---|
| Chambrone e colaboradores (2009)[2] | 4 | 70 | RPC vs. ETCS<br>RPC modificado<br>RPC + ETCS<br>RPC modificado + ETCS | Não | - | Todas as técnicas de cirurgia plástica periodontal avaliadas apresentaram melhora no tamanho da recessão, no nível clínico de inserção e na largura do tecido queratinizado. |
| Chambrone e colaboradores (2010)[3] | 24 | 599 | MDA vs. ETCS<br>MDA vs. RPC<br>MDE + RPC vs. RPC<br>RTG ma vs. ETCS<br>RTG ma + SO vs. ETCS<br>RTG ma + SO vs. RTG ma | Sim | 12 | Quanto à recessão gengival, há uma diminuição estatisticamente significante quando usado ETC comparado à RTG ma. Quanto à mudança no nível clínico de inserção, as comparações não conseguiram demonstrar diferenças entre os procedimentos.<br>Em relação ao tecido queratinizado, existe um ganho significativo para MDE + RPC e ETCS comparada com RPC sozinho e RTG ma associada ou não com substitutos ósseos, respectivamente. |
| Ko e Lu (2010)[4] | 18 | 307 | ETC vs. RTG | Sim | 18 | ETC resultou em maior ganho de tecido queratinizado do que RTG.<br>Após 12 meses ou mais, ETC resultou em redução significativa na recessão, maior ganho de tecido queratinizado e menor redução de PS do que RTG. |
| Oates e colaboradores (2003)[5] | 32 | 687 | ETC vs. RTG | Sim | 9 | ETC apresentou resultados melhores do que RTG para recobrimento radicular e aumento de tecido queratinizado. |
| Roccuzo e colaboradores (2002)[6] | 30 | 630 | RTG vs. ETC<br>RTG vs. RPC<br>RTG ma vs. RTG mn | Sim | 20 | ETC foi significativamente superior a RTG na redução da recessão gengival. No nível clínico de inserção, não houve diferença estatística. O uso de membranas não mostrou aumento no recobrimento radicular comparado ao RPC. Para RTG não houve diferença entre membranas absorvíveis e não absorvíveis no que diz respeito aos dados clínicos. |

*RPC, retalho posicionado coronalmente; ETC, enxerto de tecido conjuntivo; ETCS, enxerto de tecido conjuntivo subepitelial; RTG, regeneração tecidual guiada; MDA, matriz dérmica acelular; ma, membrana absorvível; mn, membrana não absorvível; MDE, matriz derivada do esmalte; SO, substitutos ósseos.*

# 9

# Tópicos especiais em periodontia: halitose

**CASSIANO KUCHENBECKER RÖSING**
**JOSÉ MARIANO DA ROCHA**

### OBJETIVOS DE APRENDIZAGEM

- Identificar a etiologia da halitose
- Abordar os casos de forma multidisciplinar para um correto diagnóstico e tratamento

### LEMBRETE

Após a cárie e as doenças periodontais, a halitose é uma das causas mais importantes de procura por profissionais da odontologia.

### LEMBRETE

Apesar da quantidade ainda insuficiente de evidências científicas de qualidade, as abordagens de manejo clínico da halitose necessitam ser embasadas na melhor evidência disponível. Levando-se em consideração a estreita relação com problemas bucais, ao profissional da odontologia é delegada a liderança das equipes que objetivem manejar clinicamente a halitose. A prevenção do mau hálito, da mesma forma, tem na odontologia o maior foco.

A halitose tem sido definida como a presença de odores desagradáveis emanados da boca, da cavidade nasal e da faringe. É uma condição relacionada à diminuição da qualidade de vida, uma vez que pode causar constrangimento social.

A literatura relacionada ao tema ainda é bastante restrita, o que, muitas vezes, dificulta uma prática clínica baseada em sólida evidência científica. No mundo moderno, a presença de halitose tem sido considerada um problema bastante significativo, o que a inclui no rol de problemas que combinam situações envolvendo saúde e estética.

A maior parte das halitoses (em torno de 90%) está relacionada à boca e, portanto, a responsabilidade de sua abordagem clínica é prioritariamente do profissional da odontologia. Embora a cavidade bucal seja a principal fonte de halitose na maioria dos indivíduos, outras condições podem estar relacionadas, como problemas otorrinolaringológicos, gastrenterológicos e de saúde mental, conforme será descrito mais adiante neste capítulo.

**Abordagens interdisciplinares e multiprofissionais** são necessárias para um correto diagnóstico e tratamento da halitose. O conhecimento da condição por todos os profissionais de saúde a ela relacionados aponta para o interesse de atingir uma perspectiva transdisciplinar, não reducionista, em que os diferentes atores profissionais tenham conhecimento que transcendam sua área específica.

Ainda que os estudos de ocorrência de halitose sejam relativamente pequenos em número, os dados apontam para um problema de prevalência considerável (em torno de 20 a 30%), o que reforça a importância do seu conhecimento. Aliado a isso, o impacto negativo causado pela halitose também suporta a necessidade de que esse conhecimento seja disseminado nos cursos de graduação de todas as áreas relacionadas.

É interessante lembrar que, por muito tempo, a halitose foi pouco considerada pelos profissionais da saúde, principalmente por ter sido entendida como um problema eminentemente cosmético. Por isso, muitos formadores de opinião afirmavam que esse problema não seria responsabilidade de profissionais da saúde. Isso oportunizou espaços para abordagens não científicas e para o estabelecimento na opinião pública de uma série de mitos relativos ao tema.

O objetivo do presente capítulo é discorrer sobre os aspectos relacionados à halitose que necessitam ser conhecidos pelos profissionais da equipe de saúde, para que esta possa ser adequadamente abordada na clínica diária.

## EPIDEMIOLOGIA

Na área da saúde, todo problema precisa ter sua importância profissional baseada na sua ocorrência. Nesse sentido, são fundamentais estudos epidemiológicos descritivos que estudem a ocorrência do problema. Obviamente, as abordagens epidemiológicas descritivas são dependentes da validade externa dos diferentes estudos, ou seja, podem refletir a real situação de ocorrência em determinado grupo de indivíduos ou população.

Estudos populacionais representativos publicados a respeito da halitose ainda são reduzidos em número, quando se compara com outros problemas mais estudados. Entretanto, os estudos existentes podem dar uma noção ampliada de o quanto essa condição é prevalente, podendo ou não impactar a sociedade.

Outro fato significativo nos estudos epidemiológicos é o critério utilizado para definir a presença do problema. Isso faz com que, quando se aborda a temática relacionada à halitose, diferentes metodologias sejam utilizadas, assim como diferentes pontos de corte sejam realizados para a determinação de ocorrência do problema. Isso dificulta a comparação entre os estudos. Entretanto, essa diversidade permite que o leitor possa, sob diferentes olhares, entender qual a ocorrência do problema e o quanto ele é significativo para o seu objetivo próprio.

Por exemplo, estudos que olharam para a halitose unicamente por meio da medição objetiva da concentração de compostos sulfurados voláteis no ar expirado têm um significado totalmente diferente de estudos que observaram o percentual de indivíduos que relatam ser portadores de halitose. Enquanto o primeiro é um instrumento relacionado a um dos componentes ofensivos ao olfato humano, validado por diferentes metodologias, o segundo relaciona-se à percepção individual do portador. Ambos os desfechos citados têm significado para o entendimento do problema. A observação por meio de monitor de compostos sulfurados voláteis é considerada um desfecho sub-rogado, e a autopercepção é reconhecida como um desfecho verdadeiro. Nesse sentido, a observação epidemiológica é muito rica na informação que provê, permitindo ao leitor um entendimento ampliado do problema.

O Quadro 9.1 apresenta estudos descritivos que analisaram a ocorrência de halitose. Como se pode observar, as metodologias empregadas são bastante diversas. Entretanto, um olhar mais aprofundado dos resultados apontados demonstra que a halitose em níveis menores é um problema de prevalência considerável. Aliado a isso, também se observa que halitose em níveis mais severos é encontrada em percentuais mais reduzidos dos grupos estudados.

**LEMBRETE**

Observa-se a presença de mau hálito desde a infância até em indivíduos idosos. Assim, é imperioso entender que todos os ciclos de vida apresentam o problema, o que faz com que o profissional da odontologia aborde o tema com todos os indivíduos sob seu cuidado.

Além dos resultados dos estudos descritivos relatados, a epidemiologia tem recebido grande importância na área da saúde por propiciar associações com outros fatores. Não é objetivo de estudos epidemiológicos transversais demonstrar causalidade. Entretanto, o entendimento de que um determinado problema é associado a um fator aponta para um alerta profissional relacionado à ocorrência do problema, assim como para a abordagem de indicadores de risco em comum. Assim, a associação com determinado fator exige um aprofundamento profissional, com a leitura cuidadosa de outros estudos que tenham, a partir de outros desenhos experimentais, testado as hipóteses levantadas nos estudos transversais. É importante ressaltar que inexistem estudos longitudinais de base populacional que tenham objetivado uma melhor compreensão da causalidade da halitose.

QUADRO 9.1 – Resumo dos estudos epidemiológicos descritivos relacionados à halitose

| Autor/ano | Local | Número | Medida de halitose | Principais resultados |
|---|---|---|---|---|
| Miyazaki e colaboradores (1995)[1] | Japão | 2.672 funcionários públicos, entre 18 e 64 anos | CSV (Halimeter) | Prevalência de halitose moderada ≥ 75 ppb = 28% |
| Loesche e colaboradores (1996)[2] | Estados Unidos | 270 adultos acima de 60 anos | Autopercepção | Prevalência de halitose autorreportada = 31%<br>Prevalência de halitose informada por outros = 24% |
| Frexinos e colaboradores (1998)[3] | França | 4.815 indivíduos acima de 15 anos | Autopercepção | Prevalência de halitose autorreportada = 22% |
| Söder e colaboradores (2000)[4] | Estocolmo, Suécia | 1.681 adultos entre 30 e 40 anos | Organoléptica | Prevalência de halitose grave (escore 5) = 2,4% |
| Nalçaci e colaboradores (2008)[5] | Anatolia, Turquia | 628 crianças entre 7 e 11 anos | Organoléptica | Prevalência de halitose = 14,5% |
| Bornstein e colaboradores (2009)[6] | Bern, Suíça | 419 adultos entre 18 e 94 anos | Autopercepção, organoléptica e CSV | Prevalência de escore organoléptico > 3 = 11,5%<br>Prevalência de halitose autorreportada = 32%<br>Prevalência de CSV ≥ 75 ppb = 28% |
| Bornstein e colaboradores (2009)[7] | Suíça | 626 soldados do exército entre 18 e 25 anos | Autopercepção e análise clínica | Prevalência de halitose crônica detectada = 20%<br>Prevalência de indivíduos sem experiência de halitose = 17% |
| Yokoyama e colaboradores (2010)[8] | Japão | 474 alunos finalistas de ensino médio | Autopercepção e análise clínica | Prevalência de experiência de halitose (ansiedade ou consciência do problema pelo menos uma vez) = 42%<br>Prevalência de halitose clinicamente detectável = 39,6% |

*CSV: compostos sulfurados voláteis.*
*Fonte: Adaptado de Rösing e Loesche.[9]*

O Quadro 9.2 demonstra os fatores associados à halitose relatados na literatura com sustentação científica. Observa-se que diferentes níveis de evidência são disponíveis, sendo que as doenças periodontais – tanto gengivites como periodontites – e a saburra lingual são os fatores bucais mais associados à presença de halitose, com evidências menos sujeitas a vieses. Obviamente, a lista de fatores associados apresentada não é acabada, demonstrando alguns dos fatores que têm sido relatados. A essa lista, novas situações tendem a ser agregadas.

O fato de um determinado fator não ter ainda sido claramente associado à halitose não limita sua possibilidade de ser futuramente estudado. Também é importante ressaltar que outros fatores não diretamente relacionados à cavidade bucal também guardam relação com halitose, dentre os quais os mais importantes são as **infecções de trato respiratório**. Além disso, problemas gastrenterológicos têm sido reportados quanto à sua relação com a halitose, ainda que as evidências questionem essa real associação.

É importante ressaltar que, na lista dos fatores sem evidências mais consistentes, alguns estão fortemente associados àqueles com evidências mais qualificadas. Exemplo disso é a presença de lesões de cárie e de prótese mal adaptada, que, frequentemente, estão associadas à presença de gengivites ou até mesmo de periodontites, que são reconhecidamente associadas à halitose.

Assim, o profissional precisa estar alerta para a necessidade de realização de mais estudos analíticos de qualidade, além de manter--se atualizado com as novas evidências que surgirão, com olhar crítico, para entender se a associação proposta faz sentido de acordo com o conhecimento vigente.

*QUADRO 9.2* – **Fatores bucais associados à halitose**

| Evidências consistentes | Evidências restritas |
| --- | --- |
| Gengivites | Cavidades de cárie |
| Periodontites | Próteses mal adaptadas |
| Saburra lingual | Câncer bucal |
| | Fístulas |
| | Estomatites |
| | Candidíases |
| | Câncer de boca |
| | Outras infecções |

## ETIOLOGIA

A etiologia da halitose tem sido objeto de estudo ao longo dos anos, além de ser coadjuvada por um número significativo de informações especulatórias. No momento, estudos que tenham efetivamente demonstrado aspectos da cadeia causal da halitose também são em pequeno número. Nesse sentido, é necessário que a informação seja baseada na evidência disponível.

> **ATENÇÃO**
>
> São cada vez mais frequentes as evidências de que gengivite e periodontite são responsáveis pela maioria das halitoses, seguidas pela saburra lingual.

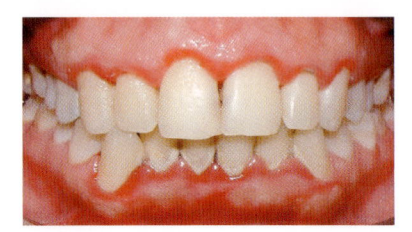

*Figura 9.1 – Gengivite.*

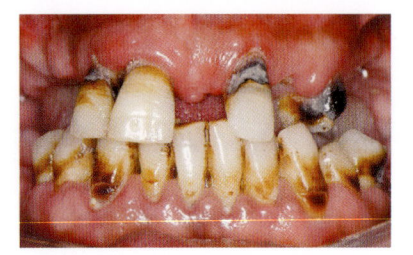

*Figura 9.2 – Periodontite.*

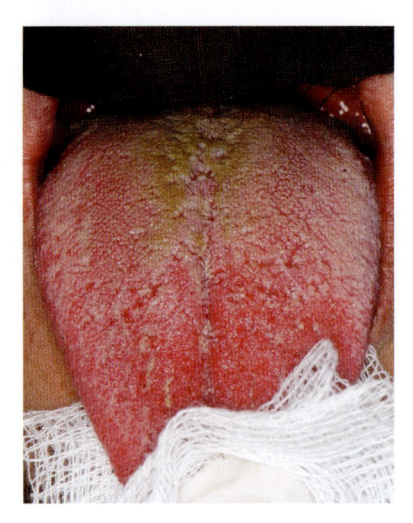

*Figura 9.3 – Saburra lingual.*

> **LEMBRETE**
>
> É importante saber que não somente compostos sulfurados são responsáveis pela halitose; outros compostos também são percebidos como desagradáveis. Nesse sentido, os elementos diagnósticos não deveriam basear-se somente na presença de compostos sulfurados.

Tradicionalmente, a halitose tem sido relacionada a causas não orais, especialmente vinculadas a problemas no trato gastrintestinal. Entretanto, as informações disponíveis apontam para o fato de que aproximadamente 90% das halitoses são de origem bucal.

Um dos primeiros estudos mais sistemáticos relacionados à origem do mau hálito provém de uma clínica especificamente dedicada ao manejo da halitose na Bélgica. Os relatos da abordagem dos primeiros 260 indivíduos que lá buscaram tratamento – a maioria por ter consciência do problema ou por ter sido alertada por pessoas que com elas convivem – apontam para a predominância de origem bucal do mau hálito. Em relação às causas não bucais, aquelas relacionadas à otorrinolaringologia são as mais frequentes. Assim, pode-se inferir que as causas bucais dominam a cadeia causal da halitose.

No que concerne a causas bucais, as principais relações são encontradas com processos inflamatórios relacionados ao periodonto. São cada vez mais frequentes as evidências de que gengivite e periodontite são responsáveis pela maioria das halitoses. Aliado aos processos inflamatórios periodontais, a presença de uma cobertura de bactérias e células epiteliais, juntamente com soro e saliva sobre a língua – denominada saburra lingual –, também tem sido responsabilizada pela ocorrência de halitose.

A percepção de maus odores advindos da cavidade bucal está muito vinculada à presença de compostos sulfurados voláteis, que resultam da degradação de aminoácidos presentes na dieta e, principalmente, de gengivites, periodontites e saburra lingual. A Figura 9.1 mostra um indivíduo portador de gengivite e halitose, com presença de quantidades significativas de placa e a decorrente inflamação gengival.

A Figura 9.2 ilustra a presença concomitante de gengivite e periodontite, com presença de placa e inflamação marginal e subgengival, com profundidades de sondagem de mais de 6 mm, presença de sangramento periodontal e PI. Essa situação está frequentemente associada à halitose. A Figura 9.3 revela a língua de um indivíduo recoberta por saburra, por este não ter o hábito de higienização lingual.

Dentre os compostos sulfurados voláteis mais importantes, destacam-se o **sulfeto de hidrogênio**, a **metilmercaptana** e o **dimetilsulfeto**. Esses compostos que contêm enxofre, quando presentes na boca, são decompostos e proporcionam a volatilização do enxofre, resultando no odor desagradável ao olfato humano.

Aliado à presença de compostos sulfurados voláteis, também outros compostos malcheirosos podem ser relacionados à halitose. Dentre esses, são percebidos especialmente compostos orgânicos voláteis, como **cadaverina**, **putrescina**, **indol** e **escatol**.

Compostos malcheirosos são presentes em outras circunstâncias relacionadas a problemas não bucais. Eventualmente, a presença de infecções do trato respiratório, especialmente amidalites e faringites, podem gerar mau hálito. Além dessas infecções, a presença de problemas do trato gastrintestinal, especialmente o refluxo gástrico, pode levar a mau hálito. É importante lembrar, da mesma forma, que a diminuição de fluxo salivar e a xerostomia também potencializam a percepção de maus odores relacionados à cavidade bucal.

Um problema que não se pode deixar de mencionar é um evento que acontece em alguns indivíduos que, por razões ainda não conhecidas, criam uma fixação mental suspeitando de halitose. Esse problema relaciona-se à saúde mental e tem sido denominado halitofobia, quando atinge níveis significativos.

A falta de contato da boca com alimentos e líquidos, especialmente com reduções de fluxo salivar, é capaz de gerar uma halitose não patológica, como o hálito matinal desagradável e a chamada halitose da fome. Os mecanismos pelos quais esse problema acontece assemelham-se aos outros mecanismos geradores de mau hálito. Nessas situações ocorre uma facilitação, devido à ausência de alimentação, de putrefação salivar e de células descamadas, além de produtos da inflamação – quando esta está presente –, gerando mau hálito.

Também deve ser enfatizado que a halitose é um problema relacionado a compostos malcheirosos, diferentemente do que acontece com alimentação ou contato com algumas substâncias. Exemplos disso são as percepções de cheiros de alimentos como alho e cebola, ou bebidas, especialmente as alcoólicas, ou ainda do consumo do tabaco. Essas situações não são caracterizadas especificamente como halitose, mas como hálito de cigarro, hálito de bebida, hálito de cebola, etc. Nesse tipo de cheiro detectável pelo hálito humano, componentes culturais são fortemente presentes. Em grupos orientais, por exemplo, o cheiro de alho é considerável agradável. Portanto, não se podem confundir essas situações – resolvíveis pela limitação do contato com os produtos – com halitose como problema de saúde bucal.

Outras causas talvez menos importantes ou ainda desconhecidas podem ser apontadas em futuro próximo, o que implica que o profissional deve estar alerta para a possibilidade de novas tendências no entendimento da cadeia causal da halitose. Todas elas devem ser consideradas no processo de diagnóstico e na abordagem clínica.

## DIAGNÓSTICO

O processo de diagnóstico da halitose não é diferente dos demais processos diagnósticos em odontologia. Levando-se em consideração a importância do problema, já relatada, ainda que essa possa não ser a queixa principal de indivíduos que procuram profissionais da odontologia, deve-se perguntar se o indivíduo ou as pessoas que com ele convivem em alguma situação observam a presença de mau hálito. Isso faz com que haja a consciência do problema e de uma possível abordagem para ele.

Nesse sentido, é imperioso que na entrevista dialogada o profissional, além de perguntar sobre experiências de halitose, possa também colher informações tanto de natureza intrabucal como de outras situações sistêmicas que tenham relação com halitose. Dentre as perguntas mais significativas para o processo de diagnóstico de halitose, são fundamentais aquelas relacionadas aos seguintes aspectos:

- sinais e sintomas de doença periodontal;
- hábito de higiene da língua;

- sensação de fluxo salivar reduzido;
- experiências com relatos negativos em relação ao hálito por outros;
- medicações que diminuam fluxo salivar;
- presença de hábitos de fumo, álcool, etc.;
- acompanhamento médico, especialmente nas áreas de otorrinolaringologia e gastrenterologia.

Um roteiro específico, único e restrito não é recomendado. De forma semelhante ao que se faz para o diagnóstico periodontal, uma ampliação da entrevista é sempre encorajada, o que deve ser desenvolvido como competência profissional. A utilização de colutórios e o entendimento de por que o indivíduo o faz, relacionando-o com o hálito, é uma valiosa informação nessa entrevista.

Após uma detalhada entrevista, há necessidade de um exame físico do indivíduo, que já foi detalhado em capítulo anterior. No que se refere especificamente à halitose, no exame dos tecidos moles, a verificação da presença de saburra lingual é mandatória. A presença desse achado não é indicativa de halitose, mas pode ser uma das primeiras abordagens posteriores ao diagnóstico.

A presença e a distribuição de placa supragengival e inflamação marginal, além da presença de periodontite, são valiosas informações para a realização do diagnóstico. Além disso, a experiência de cárie e a qualidade dos procedimentos restauradores devem ser avaliadas, pois, frequentemente, há correlação significativa entre lesões de cárie e restaurações mal adaptadas com inflamação periodontal.

Posteriormente à entrevista, ao exame de tecidos moles e ao exame dentário e periodontal, é interessante o exame específico de halitose. Para isso, atualmente, dois recursos são os mais utilizados: a medição organoléptica e a quantificação de concentração de compostos sulfurados voláteis no ar expirado mediante monitor portátil. A **medição organoléptica** é considerada o padrão ouro.

**TÉCNICA:** Para qualquer análise de halitose por medição organoléptica, recomenda-se que o profissional, o paciente e o ambiente estejam livres de confundidores, em especial perfumes. Além disso, o paciente deve ser orientado a não se alimentar, fumar ou bochechar por um período de 2 horas. Tomados esses cuidados, ele deve ser orientado a fechar a boca por 3 minutos e em seguida abri-la, sem forçar a expiração. Nesse momento, o profissional aproxima seu nariz da cavidade bucal do indivíduo, cheira e determina o diagnóstico.

O Quadro 9.3 demonstra uma escala de critérios de medição organoléptica. Ressalte-se que essa forma, com profissionais treinados, é extremamente reprodutível.

Outro recurso útil para o diagnóstico da halitose é a utilização de um monitor de compostos sulfurados voláteis, seguindo as recomendações do fabricante, para objetivamente quantificar a concentração desses compostos no ar expirado do paciente. As medições feitas por monitores de compostos sulfurados voláteis correlacionam-se com medidas organolépticas, e uma quantidade acima de 75 ppb já tem sido considerada halitose claramente detectável. Esses monitores são interessantes especialmente no

## QUADRO 9.3 – Escala organoléptica de halitose

| ESCORE | SIGNIFICADO |
|---|---|
| 0 | Ausência de cheiro detectável |
| 1 | Mau cheiro de difícil detecção |
| 2 | Mau cheiro leve |
| 3 | Mau cheiro moderado |
| 4 | Mau cheiro forte |
| 5 | Mau cheiro extremamente forte (difícil de ser tolerado) |

Fonte: Adaptado de Rosenberg e McCulloch.[10]

acompanhamento longitudinal dos pacientes e quase mandatórios na demonstração do problema a indivíduos halitofóbicos.

O autodiagnóstico é uma estratégia sempre recomendada na área da saúde atualmente. Entretanto, com relação à halitose, o autodiagnóstico é limitado. É reconhecido que mulheres e homens têm percepções de hálito totalmente diferentes, com as primeiras classificando um hálito como desagradável em concentrações muito menores que os homens. Entretanto, para monitoramento longitudinal, o indivíduo deve ser estimulado ao autoexame, que pode ser realizado, por exemplo, cheirando o fio dental, colocando a mão na frente da boca e expirando, além de lamber o pulso e imediatamente cheirá-lo. Todas essas estratégias são válidas para acompanhamento longitudinal.

O diagnóstico diferencial com patologias nasais deve ser estimulado. Uma forma de realizar a distinção da origem da halitose é solicitar ao paciente que feche a boca e exale o ar pelo nariz, observando se o cheiro advindo das vias aéreas também é ofensivo.

Outros recursos diagnósticos são disponíveis, como a cromatografia gasosa (mais usada em pesquisa), monitores individuais portáteis (pouco reproduzíveis), e até mesmo uma sonda periodontal que detecta a presença de compostos sulfurados voláteis na bolsa periodontal, de uso clínico restrito.

Estudos com um teste microbiológico portátil, que detecta a presença das bactérias do complexo vermelho de Socransky (os supostos periodontopatógenos mais significativos para as periodontites crônicas), também têm demonstrado que tanto em sítios periodontais como em coletas de dorso de língua as bactérias BANA-positivas correlacionam-se com presença de halitose.

De posse dessas informações, é possível, como estratégia inicial, estabelecer o diagnóstico da halitose. Primeiramente, é importante dicotomizar a informação para saber se há ou não halitose presente. Depois, é importante suspeitar de causas fisiológicas, como a halitose da fome ou matinal. Seguindo-se, halitoses de origem bucal são diagnosticadas. A halitofobia somente é cogitada quando não há halitose clinicamente detectada.

**LEMBRETE**

Frequentemente, em uma primeira consulta, é impossível suspeitar mais fortemente de causas não bucais porque são raros os portadores de halitose sem inflamação periodontal e saburra na língua. O diagnóstico de causas não bucais, portanto, normalmente é posterior a tratamentos odontológicos.

## PREVENÇÃO E TRATAMENTO

Problemas de saúde têm seu tratamento baseado na causa. Isso garante que a abordagem foque na gênese do problema e, além disso, é uma estratégia que permite manutenção dos resultados ao longo do tempo, evitando as recidivas. Nesse sentido, a prevenção da halitose, no âmbito da origem bucal, vincula-se ao estabelecimento de hábitos de higiene bucal adequados, que deixem o indivíduo livre de inflamação gengival e sua língua com mínimas quantidades de saburra.

Atualmente, recomenda-se que a orientação para o controle do biofilme pelo indivíduo seja feita com agentes que incluam as áreas dentogengivais proximais e livres, as áreas dentárias oclusais e o dorso da língua.

Especificamente em relação à halitose, a partir do momento em que o diagnóstico é estabelecido, o profissional necessita traçar estratégias de abordagem que possam levar à resolução da situação. Alguns exemplos serão dados neste capítulo; entretanto, levando-se em consideração a multifatoriedade na cadeia causal, muitas vezes deve-se adotar uma combinação de medidas terapêuticas.

Diante de uma inflamação gengival, a primeira medida a ser tomada é tratar a gengivite. Estudos têm demonstrado que o tratamento das gengivites tem um impacto importante nos desfechos relacionados à halitose. Em um segundo momento, conforme já demonstrado em capítulos anteriores deste livro, é fundamental o tratamento da periodontite – no caso de ela estar presente.

Obviamente, não se pode pensar em tratar gengivites e periodontites sem olhar para toda a saúde do indivíduo. Nesse sentido, é primordial o **tratamento da atividade de cárie** e suas consequências, incluindo tratamentos endodônticos, exodontia de dentes perdidos e restaurações e próteses que sejam compatíveis com saúde gengival. Com uma abordagem odontológica um pouco mais ampliada, as chances de resolução da halitose aumentam.

Diferentes estudos têm sugerido que a limpeza da língua tem um potencial na redução da halitose. Ainda que a literatura não seja unânime na questão, é recomendável, por razões inclusive de higiene pessoal, que a língua seja higienizada.

Revisões sistemáticas da literatura têm tido dificuldade em determinar se a utilização de raspadores linguais especificamente desenhados para esse fim apresenta resultados significativamente superiores a outras formas de higiene. Entretanto, parece que um dos potenciais dos referidos raspadores é minimizar o desconforto em indivíduos que apresentam náusea para a limpeza lingual.

No contexto da diminuição de agentes infecciosos intrabucais, antimicrobianos têm sido recomendados para compensar falhas no controle mecânico do biofilme. Esse fato já foi abordado em capítulo anterior. Especificamente em relação à redução de halitose, estudos demonstram a efetividade de sais metálicos, clorexidina, cloreto de cetilpiridínio, triclosan e óleos essenciais.

É importante ter em mente que, muitas vezes, indivíduos confundem o cheiro do antisséptico com a redução de halitose. Um princípio

---

**ATENÇÃO**

Um controle do biofilme maximizando eficiência (resultando nas menores quantidades de placa possíveis) e minimizando efeitos adversos (com pouco traumatismo dos dentes, da gengiva e da mucosa) é considerado o ideal.

**LEMBRETE**

A literatura é unânime em demonstrar a eficácia das medidas de tratamento da gengivite e da periodontite para a redução da halitose.

**LEMBRETE**

No contexto da abordagem clínica da halitose, é muito importante que a equipe profissional tenha consciência da importância da higiene da língua.

básico de controle químico do biofilme é nunca utilizar agente antisséptico sem o auxílio de algum procedimento mecânico, a não ser que este seja totalmente impossível.

Os antissépticos bucais têm sido também utilizados como auxiliares diagnósticos. Muitas vezes o profissional mantém uma dúvida a respeito da origem da halitose observada em seu paciente.

**PRESCRIÇÃO:** Tendo em vista as propriedades reconhecidas e demonstradas da clorexidina como agente antimicrobiano intrabucal, caso o profissional esteja com dúvidas, a prescrição de clorexidina a 0,12% de 12 em 12 horas por um período curto (não como tratamento, mas sim para diagnóstico diferencial) pode auxiliar.

Assim, após um período de 3 a 4 dias de uso dessa prescrição, uma nova análise da presença de halitose deve ser realizada. Caso o regime resulte em significativa redução da halitose, isso é um indicativo de que esta tem origem intrabucal, pois a redução de bactérias nos sítios dentários, dentogengivais e linguais teve um impacto sobre a halitose. Assim, o profissional não deve encaminhar o paciente a outro profissional, mas sim encontrar maneiras de entender e estabelecer estratégias mecânicas e químicas para que o indivíduo possa ter esses microrganismos mantidos em níveis não geradores de halitose.

Além das situações já descritas, o profissional deve estar atento a outras causas de halitose, como, por exemplo, **longos períodos sem alimentação**. Para tanto, deve ser realizada uma observação da frequência alimentar. Uma vez detectada a presença de períodos longos de jejum, deve-se recomendar contato bucal com alimentos e líquidos visando reduzir o tempo de jejum e, com isso, resolver o problema da halitose da fome. Semelhante ação pode ser tomada em relação à halitose matinal. Obviamente, ambas as situações descritas são sempre reduzidas quando não há inflamação no periodonto e saburra lingual.

Ainda no campo intrabucal, podem ser utilizados agentes mascaradores da halitose. Dentre esses, destaque especial deve ser dado ao uso de gomas de mascar, as quais, por estímulo salivar, muito mais do que por seus componentes, têm demonstrado eficácia na redução de halitose. O paciente deve receber recomendação, portanto, de uso de gomas de mascar (preferentemente sem açúcar) para minimizar a halitose.

Também os sais de zinco têm demonstrado reconhecida capacidade anti-halitose e, atualmente, têm sido recomendados. Por exemplo, acetato de zinco a 0,2% em solução aquosa tem se mostrado efetivo na redução de halitose, sem os efeitos adversos de outros agentes, como a clorexidina, por exemplo. Outras formas de utilização de zinco têm sido apresentadas pela indústria. O profissional necessita, entretanto, avaliar os estudos que sugerem sua utilização. O zinco atua não deixando que o enxofre volatilize, formando sais com enxofre e zinco. Isso minimiza claramente o mau cheiro.

Caso as abordagens terapêuticas odontológicas relacionadas à halitose, ainda que eficientes, não resultem em diminuição do problema, é importante considerar as situações não bucais. Assim, retomar situações encontradas na entrevista é fundamental. Caso haja suspeita de outros problemas relacionados à halitose, o encaminhamento para sua solução é a alternativa recomendada. Entretanto, muitas vezes as suspeitas de outras causas não são claramente detectadas. Nesse caso, a primeira abordagem é encaminhamento para avaliação otorrinolaringológica, tendo em vista o quadro epidemiológico. Após a avaliação e a correta abordagem terapêutica, o encaminhamento à área de gastrenterologia é sugerido.

A situação de suspeita do paciente da presença de halitose, sem detecção clínica do problema, pode levar ao diagnóstico de **halitofobia**. Nessas situações, a demonstração objetiva por meio de monitores de compostos sulfurados voláteis pode ajudar a convencer o indivíduo de que o problema não existe. Caso não se obtenha sucesso com as informações dadas pelos profissionais da odontologia, o encaminhamento para tratamento psicológico ou psiquiátrico é recomendado.

## CONSIDERAÇÕES FINAIS

Este capítulo procurou abordar, da forma mais ampla possível, os fatores relacionados à halitose que são de interesse aos profissionais da equipe de saúde que abordam o problema. Fica clara a responsabilidade da odontologia na liderança do processo, justamente pelo fato de que a halitose tem na boca a maior parte da sua cadeia causal. Assim, ao profissional da odontologia é dada a responsabilidade de um correto diagnóstico, sempre inquirindo o paciente sobre o problema, seguido do tratamento dos problemas bucais, a fim de levar à solução da maioria dos casos.

Quando as alternativas terapêuticas bucais adequadas não logram sucesso, recomenda-se o encaminhamento para outros profissionais. Entretanto, esse encaminhamento somente pode ser realizado quando todas as alternativas bucais já tenham sido consideradas, pois, do contrário, podem confundir a abordagem feita por outros profissionais. É fundamental o entendimento do problema como multifatorial e multiprofissional.

# 10

# Tópicos especiais em periodontia: diagnóstico e tratamento da hipersensibilidade dentinária

**CASSIANO KUCHENBECKER RÖSING**
**EDUARDO JOSÉ GAIO**

A hipersensibilidade dentinária (HD) é um importante problema clínico devido à sua ocorrência e ao seu impacto nos indivíduos. Ela pode ser definida como uma **dor acentuada de curta duração decorrente da exposição da dentina** em resposta a um estímulo térmico, evaporativo, tátil, osmótico ou químico. Além disso, a HD não pode ser atribuída a qualquer outra patologia dentária.

A exposição da dentina se dá por vários meios. Por exemplo, o esmalte ou cemento que normalmente cobrem a superfície da dentina podem encontrar-se ausentes devido à abrasão, ao atrito ou à erosão, como demonstrado nas Figuras 10.1 e 10.2. Além disso, anomalias de desenvolvimento do dente podem levar à exposição da dentina e, como consequência, à HD.

### OBJETIVOS DE APRENDIZAGEM

- Estabelecer o diagnóstico de hipersensibilidade dentinária
- Identificar os fatores etiológicos associados à hipersensibilidade dentinária
- Propor tratamento adequado para a condição

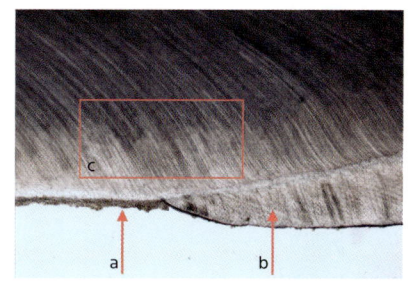

*Figura 10.1 – Região cervical de dente humano. Observe presença de cemento (seta a) e esmalte (seta b) hígidos sobre a dentina e seus túbulos dentinários (retângulo c). Técnica por desgaste. Aumento de 40 vezes.*

*Fonte: Fotomicrografia gentilmente cedida pelos Profs. Drs. Vinícius Coelho Carrard e Marcelo Lamers (UFRGS).*

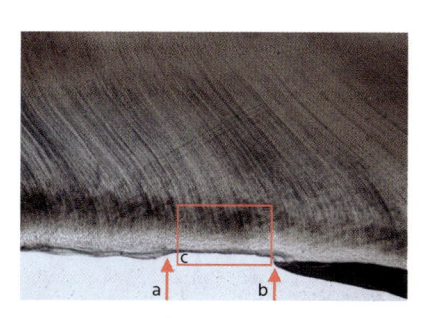

*Figura 10.2 – Área cervical de dente humano. Observe a presença de cemento radicular (seta a) localizado apicalmente à junção amelocementária expondo os túbulos dentinários ao meio bucal (retângulo c), além de presença de esmalte dentário (seta b). Aumento de 40 vezes.*

*Fonte: Fotomicrografia gentilmente cedida pelos Profs. Drs. Vinícius Coelho Carrard e Marcelo Lamers (UFRGS).*

De forma geral, parece que a HD raramente é resultado de apenas um dos fatores listados; normalmente é uma combinação de mais de um deles. Independentemente da etiologia da exposição da dentina, uma característica que parece ser comum na HD é a presença de **túbulos dentinários abertos**, que fornecem uma ligação direta entre o ambiente externo e a polpa do dente. Se os túbulos não estiverem abertos, é improvável que a HD ocorra.

É importante ter em mente que, mesmo sem problemas e sem ter impacto, o dente, por apresentar propriocepção, é sensível. Assim, para a condição de estudo do presente capítulo, é fundamental que se tenha claro que a hipersensibilidade é o foco, e não apenas a sensibilidade. Nesse sentido, para ter impacto, é necessário que essa sensibilidade seja maior do que a sensibilidade natural da área.

Existem algumas expressões frequentemente usadas para se referir à HD:

- Sensibilidade dentinária;
- Dentina hipersensível;
- Sensibilidade/hipersensibilidade cervical;
- Sensibilidade/hipersensibilidade radicular; e
- Hiperestesia dentinária.

# EPIDEMIOLOGIA

A HD é uma condição clínica dolorosa com uma prevalência que varia entre 4 e 74% nas populações. O Quadro 10.1 demonstra alguns estudos que procuraram estimar a ocorrência de HD. As variações nos resultados podem ser decorrentes de variáveis comportamentais atribuídas a essas populações, bem como ao método de aferição da HD.

É importante ressaltar que são raros os estudos epidemiológicos de HD com base populacional. A maioria desses é realizada em cenários clínicos onde, obviamente, a ocorrência é maior. Por exemplo, em uma

## QUADRO 10.1 – Prevalência da HD em estudos epidemiológicos

| Autores | País | Tipo de estudo | Número de indivíduos | Prevalência (%) |
| --- | --- | --- | --- | --- |
| Jensen (1964)[1] | Estados Unidos | Clínico | 3.000 | 30 |
| Orchardson e Collins (1987)[2] | Suíça | Clínico | 109 | 74 |
| Fisher e colaboradores (1992)[3] | Brasil | Clínico | 635 | 17 |
| Murray e Roberts (1994)[4] | Indonésia | Questionário | 1.000 | 27 |
| Irwin e McCusker (1997)[5] | Reino Unido | Questionário | 250 | 57 |
| Rees (2000)[6] | Reino Unido | Clínico | 3.593 | 4 |
| Rees e colaboradores (2003)[7] | Hong Kong | Clínico | 226 | 67 |
| Kehua e colaboradores (2009)[8] | China | Clínico | 1.320 | 25 |
| Oderinu e colaboradores (2011)[9] | Nigéria | Questionário | 387 | 34 |

clínica odontológica em que se faz tratamento periodontal, a própria presença da doença periodontal está associada à recessão gengival. Da mesma maneira, os indivíduos tratados recebem remoção profissional de placa e cálculo que, inadvertidamente, remove a proteção dentinária.

Entre as maneiras de avaliação mais comuns estão o emprego de questionários autorreportados pelo próprio paciente e os exames clínicos. Curiosamente, a prevalência de HD é muito maior quando aplicado o questionário autorreportado. A prevalência relatada de HD é ligeiramente maior em mulheres do que em homens.

Embora a HD possa comprometer a pessoa em qualquer idade, os indivíduos mais afetados estão na faixa etária de 20 a 50 anos, com um **pico entre 30 e 40 anos**, diminuindo com o envelhecimento. Isso pode ser explicado pela diminuição da permeabilidade da dentina e diminuição da sensibilidade neural que podem ocorrer com o passar dos anos no ser humano. Tais respostas podem surgir a partir da dessensibilização natural, ou seja, da esclerose e formação de dentina secundária. Além disso, a utilização de dentifrícios fluoretados por longo prazo pode realizar a oclusão dos túbulos dentinários abertos, diminuindo a sensibilidade.

Quanto ao tipo de dente envolvido, caninos e pré-molares de ambos os arcos são os dentes mais afetados. O aspecto vestibulocervical é o local comumente referido como sensível.

# TEORIAS EXPLICATIVAS PARA A HIPERSENSIBILIDADE DENTINÁRIA

## TEORIA DA TRANSDUÇÃO ODONTOBLÁSTICA

De acordo com a teoria de Seltzer e Bender,[10] os processos odontoblásticos estão expostos na superfície da dentina e podem ser estimulados por eventos químicos e mecânicos. Como resultado da estimulação dos neurotransmissores, os impulsos são transmitidos para as terminações nervosas, causando dor ao indivíduo. Entretanto, essa teoria apresenta pouca evidência científica até o presente momento.

## TEORIA NEURAL

Como uma extensão da teoria odontoblástica, este conceito defende que os estímulos térmicos e mecânicos afetam diretamente as terminações nervosas dentro dos túbulos dentinários por meio de comunicação com as fibras nervosas pulpares.

Embora esta teoria tenha sido apoiada pela observação da presença de fibras nervosas amielínicas na camada externa da dentina radicular e da presença de supostos polipeptídeos neurogênicos, ela ainda é considerada teórica, e poucas evidências sólidas a suportam.

## TEORIA HIDRODINÂMICA

De longe, a teoria mais aceita para a HD é a teoria hidrodinâmica proposta por Brännström e Aström.[11] Essa teoria postulou que os fluidos dentro dos túbulos dentinários são perturbados tanto pela temperatura quanto por alterações físicas ou osmóticas. Esses movimentos do fluido são capazes de mudar a pressão intratubular, o que acaba por perturbar as terminações nervosas pulpares, iniciando a sensação dolorosa.

As principais fibras associadas à dor são as **fibras do tipo delta A**. Por exemplo, a desidratação associada ao movimento do ar sobre a superfície da dentina exposta ocasiona a movimentação do fluido para o tecido desidratado, resultando em dor pela estimulação das fibras nervosas. O mesmo acontece com as mudanças térmicas, que resultam na contração e expansão dos túbulos dentinários, gerando alterações no fluxo do fluido intratubular e dor por excitação das fibras nervosas.

Estímulos osmóticos originados por ácidos, açúcar e sal também podem resultar em alteração do fluxo do fluido dentro dos túbulos, induzindo a estimulação do nervo e sensações dolorosas. Embora seja possível que a abrasão mecânica da dentina exposta induza alteração no fluxo do fluido, a estimulação física é mais difícil de explicar por meio dessa teoria.

## SIGNIFICADO CLÍNICO

Embora a HD não represente uma ameaça à vida nem um problema ao dente, pode ser uma sensação particularmente desconfortável e desagradável. Quando ocorre, essa condição pode ditar os tipos de alimentos e bebidas que são ingeridos pelo indivíduo. Os principais sintomas descritos pelos pacientes sobre o momento da dor incluem uma condição de dor forte, vaga ou específica, intermitente ou constante.

Dentes que provocam esses sintomas raramente são considerados com risco de exodontia, quando comparados àqueles com cárie, problema endodôntico ou doença periodontal. No entanto, a condição gera preocupação para dentistas e pacientes. Na maioria dos casos, a HD pode ser gerenciada pelo próprio indivíduo com acompanhamento odontológico.

A HD é um problema que acomete o paciente por longos períodos da vida; portanto, é uma das "dores crônicas" do organismo, semelhantemente a outros processos, como enxaquecas e artrite.

**ATENÇÃO**

A HD ainda requer um diagnóstico diferencial adequado por parte do cirurgião-dentista, uma vez que a exposição à cárie, polpa inflamada, trauma oclusal, entre outros, pode produzir sintomas semelhantes e se confundir com a HD.

## ETIOLOGIA

A HD pode manifestar-se quando a dentina é exposta pela perda do esmalte (erosão, atrição ou abrasão) seguida de uma constante ação de ácidos, os quais mantêm os túbulos dentinários abertos. A dentina radicular também pode ser exposta após a perda do cemento, o qual é facilmente removido pela escovação dentária traumática e/ou pelo tratamento periodontal. Comumente, dois ou mais fatores estão associados à HD, os quais serão abordados a seguir.

## BAIXO NÍVEL DE CONTROLE DO BIOFILME BACTERIANO

Pessoas com pobre controle do biofilme bacteriano estão sujeitas a ter doença periodontal destrutiva com maior extensão de destruição óssea, ou seja, apresentar severa exposição radicular. A ação de ácidos bacterianos sobre a área radicular é capaz de abrir os túbulos dentinários e provocar HD, como pode ser observado na Figura 10.3.

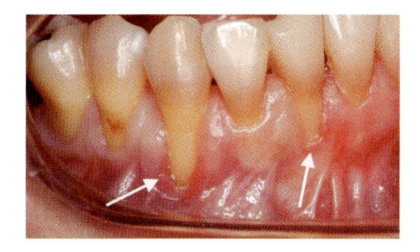

*Figura 10.3 – Paciente com HD. Ao exame clínico, observa-se extensa área de exposição radicular associada a produtos bacterianos e inflamação gengival (setas) que aumentam a HD.*

## EXCESSIVA ESCOVAÇÃO DENTÁRIA

A escovação traumática sobre a gengiva pode trazer **inflamação da gengiva marginal** que, como consequência, pode levar à migração da gengiva em direção apical, expondo o cemento radicular. A continuidade da escovação traumática nessas áreas de exposição de cemento pode levar à perda deste tecido e à exposição dos túbulos dentinários presentes na dentina, como demonstrado na Figura 10.4. Portanto, o zelo excessivo na realização da escovação pode levar ao aparecimento de dor.

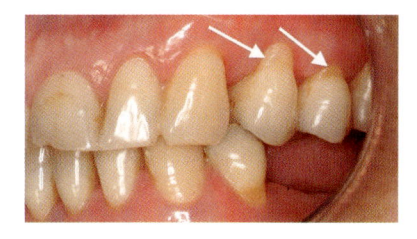

*Figura 10.4 – Paciente com HD em que a exposição radicular e a perda de tecido dentário por escovação traumática (setas) provocaram a condição.*

## TRATAMENTO PERIODONTAL

O tratamento periodontal tem sido associado a HD devido à exposição dos túbulos dentinários após a remoção do cálculo supra e subgengival. Além disso, a terapia periodontal pode levar à perda do cemento que cobre a dentina radicular, consequentemente expondo os túbulos dentinários.

## EXPOSIÇÃO A ÁCIDOS NÃO BACTERIANOS

A exposição a ácidos vindos da dieta, de produtos químicos e de medicações e a ácidos endógenos oriundos do estômago são importantes causas de HD. Essas substâncias com baixo pH levam à perda de estrutura dentária por dissolução. Isso ocorre especialmente na região cervical, onde o esmalte possui pouca espessura. Além disso, a acidez provoca a abertura dos túbulos dentinários, levando o dente a grande sensibilidade.

## CAUSAS FISIOLÓGICAS

A extrusão fisiológica de dentes é algo bastante comum quando existe a perda do dente antagonista. Esse fato, por sua vez, faz com que esses dentes exponham áreas radiculares ao meio bucal, aumentando a possibilidade de desenvolver HD.

# DIAGNÓSTICO

Como qualquer outra condição clínica, um diagnóstico preciso é importante antes de iniciar o tratamento da HD. A sintomatologia relatada se assemelha a outras condições, que devem ser excluídas antes de um diagnóstico definitivo de HD, tais como:

- cárie;
- traumas oclusais;
- fraturas;
- pulpite reversível;
- sensibilidade após clareamento dental.

O correto diagnóstico da HD começa com a entrevista e um cuidadoso exame clínico.

**DIAGNÓSTICO:** Um método simples de diagnóstico clínico da HD inclui a aplicação de jato de ar ou a utilização de uma sonda exploradora sobre a dentina exposta, no sentido mesiodistal. O exame deve ser realizado em todos os dentes ou na área em que o paciente se queixa de dor.

A gravidade ou o grau de dor pode ser quantificado de acordo com a escala categórica (isto é, leve, moderada ou intensa) ou usando uma escala visual analógica.

# TRATAMENTO

Há um número surpreendentemente grande de opções de tratamento e gerenciamento da HD. Agentes químicos e/ou físicos são utilizados para dessensibilizar o nervo ou obliterar os túbulos dentinários expostos.

A forma mais comum de tratamento é a colocação de um agente de aplicação tópica, que pode ser aplicado pelo dentista ou pelo paciente em casa. Todos os tratamentos atualmente disponíveis parecem funcionar, por seus mecanismos de ação, por efeito placebo ou por resolução natural com o passar do tempo. Assim, a interpretação da evidência, muitas vezes, torna-se difícil.

Vários critérios devem ser respeitados pelos agentes dessensibilizantes. Dentre eles, destacam-se os seguintes:

- não irritar a polpa;
- ter facilidade de aplicação;
- ter rápida ação e eficácia;
- não alterar a coloração dos dentes.

Levando em consideração a subjetividade da dor e a presença de fatores modificadores, além dos aspectos psicológicos, é importante que a abordagem do paciente seja feita de forma acolhedora e positiva. O profissional deve, desde o momento da entrevista dialogada, colher a maior quantidade de informações que definam tanto os hábitos do indivíduo quanto o seu perfil em relação ao enfrentamento de situações adversas.

Em capítulos anteriores, já foram abordadas a importância e a maneira como a entrevista e o diagnóstico devem ser conduzidos. Especificamente em relação à HD, assumem particular importância os hábitos alimentares em relação a alimentos ácidos, os hábitos de controle de placa e as expectativas do indivíduo.

Após a entrevista, o diagnóstico diferencial é importante para garantir que se trata realmente de HD e não de outro problema confundente. Adicionalmente, o profissional necessita quantificar a dor por meio de uma escala para que o acompanhamento possa acontecer de forma mais objetiva. Da mesma forma, desde a apresentação do caso, o profissional necessita abordar claramente os aspectos comportamentais e psicológicos inerentes ao problema, para que possa ter maiores chances de lograr sucesso com o manejo clínico da HD.

Muitos agentes têm sido desenvolvidos para HD. O importante é que o profissional, antes de fazer uso, observe se existem evidências de estudos clínicos randomizados e controlados para sua indicação.

**LEMBRETE**

De maneira geral, as respostas do paciente são muito subjetivas; portanto, os resultados do tratamento são, em grande parte, dependentes do limiar de dor de cada indivíduo.

## SAIS DE POTÁSSIO

Os sais de potássio atuam na dessensibilização do nervo dentro do túbulo dentinário. Uma série de estudos tem relatado a eficácia desses produtos no tratamento da HD. Estudos clínicos têm demonstrado que o nitrato de potássio a uma concentração de 5% no creme dental com baixa abrasividade é capaz de dessensibilizar a dentina por até 4 semanas quando comparado ao controle. Géis bioadesivos contendo nitrato de potássio em concentrações de 5 e 10% também têm demonstrado eficácia na redução da HD. É importante lembrar que esse produto não induz qualquer alteração pulpar.

Apesar dos resultados encorajadores, é interessante ressaltar que, em uma recente revisão sistemática publicada pela Cochrane,[12] os autores não conseguiram encontrar fortes evidências apoiando a eficácia do creme dental com nitrato de potássio no controle da HD. Entretanto, nessa revisão foi relatado que as diferenças observadas foram estatisticamente significativas a favor do tratamento com creme dental com nitrato de potássio. Resultados semelhantes são encontrados com outros sais de potássio, como, por exemplo, o citrato de potássio. Assim, os resultados encontrados com sais de potássio como um todo são agrupados.

O mecanismo de ação dos sais de potássio é desconhecido. Tem sido proposto a este produto um efeito oxidante e de bloqueio dos túbulos dentinários por cristalização. No entanto, essa teoria ainda não foi comprovada. A explicação mais provável é que os íons de potássio, que são o componente ativo, reduzam a atividade do nervo sensorial dentinário devido à atividade despolarizante do íon potássio. Assim, os sais de potássio potencialmente despolarizam a fibra nervosa.

## CORTICOSTEROIDES

Agentes anti-inflamatórios como os corticosteroides têm sido propostos para o tratamento da HD. No entanto, estudos clínicos não têm demonstrado eficácia com esse tipo de fármaco. Presume-se que esses agentes possam induzir a mineralização levando à oclusão dos túbulos. Essa visão ainda não foi validada, e o uso de tais agentes tem sido questionado.

## HIDRÓXIDO DE CÁLCIO

Vários estudos têm relatado a eficácia do hidróxido de cálcio no tratamento da HD. Seu modo de ação ocorre pela oclusão dos túbulos dentinários por meio da deposição de cristais de cálcio, o que aumenta a mineralização da dentina exposta.

Ainda é atribuída ao hidróxido de cálcio a propriedade de coagulação de proteínas, por meio do seu pH elevado, alterando a condutividade hidráulica da dentina. Embora o hidróxido de cálcio seja imediatamente eficaz, sua ação diminui rapidamente, exigindo múltiplas aplicações para manter o seu efeito. Uma característica negativa de hidróxido de cálcio é a sua irritação aos tecidos gengivais.

## FLUORETO DE SÓDIO

Muitos estudos clínicos têm demonstrado que a aplicação de flúor concentrado na superfície radicular é eficaz no tratamento da HD. A melhora parece ser devida a um aumento na resistência da dentina à descalcificação por ácidos, bem como às precipitações nos túbulos dentinários expostos por fluoreto de cálcio.

## FLUORETO ESTANOSO

**LEMBRETE**
O alto custo, o curto prazo de validade e o fato de causar manchamento dos dentes limitam o uso do fluoreto estanoso.

Fluoreto estanoso em solução aquosa ou na forma de gel a 0,4% tem sido demonstrado eficaz no controle da HD. O modo de ação parece ser por meio da indução de um alto conteúdo de minerais que cria uma barreira calcificada, bloqueando as aberturas tubulares na superfície da dentina.

## IONTOFORESE

A iontoforese é um processo que influencia o movimento iônico por uma corrente elétrica. Tem sido utilizada como um procedimento de dessensibilização em conjunto com o fluoreto de sódio.

Estudos relatam que há uma redução imediata da sensibilidade após o tratamento com iontoforese, mas os **sintomas regressam gradualmente** ao longo dos meses seguintes. Esse método tem ganhado alguma popularidade, mas estudos controlados mais consistentes ainda são necessários.

## OXALATOS

Os oxalatos reagem com os íons cálcio da dentina e formam cristais de oxalato de cálcio dentro dos túbulos dentinários, bem como sobre a superfície dentinária. Tem sido demonstrado que o efeito dos oxalatos na HD diminui ao longo do tempo. Isso pode ser atribuído à remoção dos cristais de oxalato de cálcio pela escovação ou até mesmo pela ação dos ácidos presentes na dieta.

Pesquisas têm demonstrado que o oxalato de potássio a 30% apresenta uma redução de até 98% na permeabilidade dentinária.

## RESINAS E ADESIVOS

A vedação dos túbulos dentinários com resinas e adesivos tem sido defendida há muitos anos como um meio de tratamento da HD. Em geral, os resultados têm sido satisfatórios, mas os problemas surgem quando o adesivo falha, resultando em exposição dos túbulos.

> **ATENÇÃO**
>
> O uso de resinas e adesivos é uma técnica geralmente reservada para casos específicos em que há perda de estrutura cervical.

## LASERS

*Laser* de Nd: YAG e *laser* de $CO_2$ têm sido amplamente estudados para utilização no tratamento da HD. Ambas as aplicações dependem de sua capacidade de oclusão dos túbulos dentinários.

Pesquisas utilizando o *laser* Nd: YAG em conjunto com verniz de fluoreto de sódio apresentaram resultados encorajadores, conferindo até 90% de selamento dos túbulos dentinários. Irradiação com *laser* de $CO_2$ associada ao gel estanoso também foi considerada eficaz na oclusão dos túbulos dentinários por até 6 meses após o tratamento.

Entretanto, autores também têm demonstrado que existe uma importante influência do chamado efeito placebo sobre o indivíduo quando este é submetido ao tratamento com *laser*. Portanto, essa técnica requer uma investigação científica mais aprofundada antes que se torne um meio clinicamente aceitável de tratamento.

## SAIS DE ESTRÔNCIO

Os sais de estrôncio têm sido utilizados há mais de 50 anos. As pesquisas iniciais demonstravam resultados pouco encorajadores, especialmente quando comparados ao placebo (que apresenta alta eficácia). Novas formulações têm surgido e têm demonstrado potencial.

## ARGININA + CARBONATO DE CÁLCIO

A combinação de arginina com carbonato de cálcio tem sido estudada nos últimos anos e, tanto em estudos *in vitro* como em estudos clínicos de média duração, têm apontado para resultados interessantes e potenciais para a resolução da HD.

O mecanismo de ação remete à formação de um "plug" com conteúdo mineral principalmente de cálcio e fosfato no túbulo, fruto da facilitação propiciada pela presença da arginina, tanto em veículos de aplicação profissional como em dentifrícios.

## CIRURGIA PERIODONTAL

**LEMBRETE**

Em geral, os enxertos de tecidos moles para tratamento da HD não devem ser considerados como uma estratégia devido à sua baixa previsibilidade.

Existem inúmeros tipos de cirurgias de recobrimento radicular ao alcance do periodontista. Embora esses procedimentos tenham como objetivo cobrir a área radicular exposta, algumas cirurgias não são muito previsíveis em termos de eficácia na cobertura da superfície radicular.

O enxerto de tecido mole para defeitos de recessão gengival requer planejamento cuidadoso e uma compreensão do defeito anatômico a ser tratado.

## NÍVEL DE EVIDÊNCIA CIENTÍFICA

Estudos sobre HD apresentam um alto grau de heterogeneidade quanto à metodologia empregada. Isso se deve em especial à composição amostral e ao tempo de acompanhamento. Essas diferenças, juntamente com a grande diversidade de agentes estudados, por vezes dificultam a interpretação dos resultados por parte do leitor. Cabe a ele identificar pontos importantes na seleção dos artigos.

De acordo com a Classificação do Centre for Evidence-Based Medicine,[13] apresentada no Quadro 10.2, um produto eficaz capaz de tratar e prevenir a HD deve atingir o grau máximo de evidência (A).

Levando em consideração a atual literatura disponível e as dificuldades e limitações dos estudos sobre HD, a real magnitude dos efeitos das substâncias hoje disponíveis para o dentista/paciente são incertas.

**QUADRO 10.2** – Nível de evidência científica por tipo de estudo

| Grau de recomendação | Tipo de estudo |
|---|---|
| A | Revisão sistemática de ensaios clínicos randomizados |
| B | Ensaio clínico randomizado |
| C | Estudo tipo caso-controle e estudo tipo coorte |
| D | Relato de casos |

*Fonte: Adaptado de Centre for Evidence-Based Medicine.*[13]

## CONSIDERAÇÕES FINAIS

A HD é um problema relativamente comum nas populações e representa um importante problema clínico. Existe uma variedade bastante grande de procedimentos, agentes e formulações que podem ser usados com algum sucesso pelo binômio profissional-paciente. É claro que alguns produtos parecem ser mais eficazes do que outros.

Dentre aqueles produtos desenvolvidos para a aplicação caseira, os **sais de potássio**, o **fluoreto estanoso** e o **fluoreto de sódio** têm sido extensivamente estudados e mostram-se não só seguros, mas também capazes de trazer benefício para indivíduos que sofrem de HD. Mais recentemente, outros produtos têm sido estudados e parecem representar um potencial.

O mais importante no manejo clínico da HD é que o profissional da odontologia seja o líder da abordagem, educando o paciente em relação à exposição a ácidos e à importância do controle de placa. A partir da leitura crítica da literatura atual disponível, o profissional deve fazer as opções e a prescrição de dentifrícios ou utilização de produtos de aplicação profissional em consultório.

**LEMBRETE**

O efeito placebo e o tempo são fortes responsáveis pela diminuição da HD.

# 11

## Tópicos especiais em periodontia: aspectos periodontais na infância e na adolescência

*RUI VICENTE OPPERMANN*
*SABRINA CARVALHO GOMES*
*AMANDA FINGER STADLER*

**OBJETIVOS DE APRENDIZAGEM**

- Identificar as especificidades da manifestação das doenças periodontais em crianças e adolescentes
- Conhecer as dificuldades para o tratamento das doenças periodontais nessa faixa etária

Dados a respeito de doenças periodontais em crianças e adolescentes são escassos se comparados àqueles existentes acerca dessas doenças em adultos. Isso pode se dar em função da baixa prevalência das periodontites em faixas etárias menores ou pelo fato de que, por algum momento, a gengivite não era reconhecida como doença.

Atualmente existe uma maior compreensão dessas formas de doença, reconhecendo-se a associação das mais prevalentes delas aos biofilmes supra e subgengivais – respectivamente, gengivites e periodontites. Formas necrosantes e aquelas que se expressam como manifestação de alterações sistêmicas (neutropenia, síndrome de Chediak-Higashi, diferença de adesão de leucócitos, Papillon Lefrève, síndrome de Down, de Ehlers Danos, dentre outras) são mais raras e não fazem parte do escopo deste capítulo.

## GENGIVITES (ASSOCIADAS AO BIOFILME SUPRAGENGIVAL)

As gengivites apresentam distribuição universal. Alguns estudos mostraram que, embora prevalentes (número de indivíduos atingidos), as gengivites podem apresentar extensão variável (número de superfícies atingidas). Por exemplo, foi verificada, em uma população norte-americana na década de 1980, uma prevalência de 58,8% de gengivite em uma população de 15 a 17 anos, e extensão de 5,8%. Esse comportamento também foi observado em estudos mais recentes, quando se verificou não só a prevalência mais alta do que a extensão, mas, também, que esses indicadores têm associação com questões socioeconômicas, sociais, culturais e com hábitos de vida.

Também no Brasil verifica-se uma grande prevalência de crianças e jovens com gengivite. Maltz e colaboradores,[1] avaliando escolares de

8 a 10 anos, verificaram que 99,37% deles apresentavam gengivite. Cardoso e colaboradores[2] observaram que 100% dos escolares examinados possuíam gengivite, com uma extensão de 28%. De forma geral, essas diferenças observadas para a prevalência e extensão de doença podem dar-se em decorrência da amostra investigada ou do exame realizado (p. ex., se for baseado em coloração, pode subestimar ou superestimar a presença de doença).

Após a adolescência, existe uma tendência de redução da gengivite que poderia ser explicada tanto pela aquisição de hábitos por parte do indivíduo quanto pelo final do processo de erupção dos dentes (este, fatalmente, interfere no controle do biofilme supragengival). É interessante que, de acordo com a literatura, não há diferenças entre o padrão de formação do biofilme supragengival na dentição decídua quando comparada ao do permanente. Da mesma forma, análises microbiológicas realizadas com o objetivo de avaliar a composição do biofilme na dentição decídua e permanente têm falhado em apontar diferenças.

O exame periodontal para avaliar a presença de biofilme supragengival merece especial atenção, principalmente em crianças de idade mais tenra. Isso porque, em algumas situações (p. ex., por questões motivacionais na odontopediatria), o uso de corante para visualização do biofilme supragengival pode ser indicado. No entanto, vale ressaltar que, já na década de 1980, ficou demonstrado que o índice de placa corada não se correlaciona com a condição gengival, uma vez que até o biofilme compatível com saúde torna-se corado.[3]

Os autores sugerem que o uso de evidenciador de biofilme poderia determinar uma cobrança excessiva para com os autocuidados por parte do indivíduo, sem, no entanto, haver benefício real para sua saúde bucal. Portanto, se não for necessário contemplar a questão motivacional, sugere-se que seja realizado o **IPV**.[4]

**DIAGNÓSTICO:** O exame periodontal a ser realizado para diagnóstico de gengivite deveria valer-se de índices que avaliam a presença do sinal inflamatório: sangramento ou supuração. A Sociedade Brasileira de Periodontologia indica a utilização do **Índice de Sangramento Gengival** (ISG), uma vez que este trabalha com indicadores inflamatórios e não com indicadores visuais.[4]

Uma vez diagnosticada a gengivite, é necessário tratá-la. Populações jovens apresentam algumas dificuldades para o controle do biofilme supragengival. Por exemplo, na fase de erupção dos dentes, a higiene bucal pode estar prejudicada, em decorrência de desconforto ou dor, ou até mesmo pelo acesso difícil a essas superfícies.

Além disso, essa faixa etária apresenta dificuldade de aquisição de hábitos regulares e com eficácia. Por exemplo, em uma população de 14 a 18 anos,[5] 36% dos participantes relataram usar fio dental associado à escovação. Os altos índices de placa e gengivite nesse grupo (IPV: 92%; ISG: 94,5%) demonstram, claramente, a dificuldade de incorporação de hábitos adequados de saúde. Demonstra ainda, de forma muito importante, que escovar e passar fio não necessariamente significa remover biofilme de forma adequada. Nesse aspecto, estudos relatam que pessoas jovens, mesmo orientadas com escovação e fio dental, podem deixar de usá-los de forma adequada.

> **ATENÇÃO**
> 
> O mais importante no tratamento da gengivite em crianças e adolescentes é a continuidade do processo de educação para a saúde bucal: reorientação e treinamento constantes.

A literatura mostra, de maneira contundente, que um adequado controle do biofilme supragengival determina saúde gengival, mesmo em pessoas com diagnóstico de periodontite agressiva. Haas e colaboradores[6] realizaram um estudo em pacientes entre 16 e 21 anos com periodontite agressiva. Os autores observaram que o tratamento da gengivite reduz o IPV de 78 para 32%, e o ISG, de 15 para 8%. Além disso, reportaram que esse controle determinou a redução da inflamação subgengival (PS) em bolsas moderadas e graves, melhorando, também, o ganho de inserção clínica. Observações semelhantes em população adulta foram feitas por Gomes e colaboradores.[7]

Tais observações permitem algumas considerações finais sobre a gengivite em pessoas mais jovens:

- É uma doença prevalente e que guarda associação com fatores socioeconômicos e culturais e com hábitos de vida.
- Tem extensão variável que pode ser alterada pelo processo de erupção.
- O diagnóstico é feito com índices que avaliam a condição inflamatória.
- Seu tratamento é feito por meio do controle do biofilme supragengival.
- Esse controle pode melhorar as condições inflamatórias associadas a sítios com sangramento subgengival ou com periodontite.

## PERIODONTITES NA INFÂNCIA E NA ADOLESCÊNCIA

A Academia Americana de Periodontia estabelece que tanto as periodontites agressivas quando as crônicas podem atingir pacientes jovens. No entanto, os registros epidemiológicos tratam principalmente das **periodontites agressivas** (anteriormente denominadas periodontite pré-puberal, juvenil ou de estabelecimento precoce).

Há uma diversidade de estudos na literatura, apresentando, de forma geral, grande variabilidade nas prevalências relatadas. De acordo com Oppermann e colaboradores,[8] essas diferenças, novamente, podem dar-se em decorrência dos índices utilizados. Por exemplo, a maior parte dos estudos de prevalência da periodontite em pacientes jovens utilizou o CPITN. Esse índice se compõe a partir de um exame parcial e, portanto, é limitado para a avaliação da real condição clínica dos indivíduos.

Vários estudos já identificaram que o CPITN subestima a presença de doença em algumas faixas etárias e pode superestimar em outras. Esse é o caso das periodontites agressivas, uma vez que os dentes mais comumente afetados são os molares e os incisivos, os quais fazem parte dos "dentes índices" examinados quando do uso de CPITN. Logo, a extrapolação dos valores obtidos por meio de dentes índices para toda a dentição mostraria, por exemplo, uma doença mais grave e extensa, superestimando a condição de doença do indivíduo e, consequentemente, influenciando no planejamento de atenção à saúde deste.

Outros índices são propostos a fim de prover informações mais fidedignas sobre a situação periodontal dos examinados. Lopez e colaboradores,[12] avaliando uma população de Santiago (Chile), valeram-se de exames de boca toda e utilizaram o **índice de PI**. Eles observaram uma prevalência de PI maior ou igual a 1 mm em 69,2% dos adolescentes investigados; e prevalência de 43% com PI maior ou igual a 3 mm.

A situação no Brasil está descrita no levantamento SB Brasil (Saúde Bucal Brasil 2003),[10] mas utilizando o CPITN. De acordo com o levantamento, 18,77% dos adolescentes examinados em todas as regiões brasileiras apresentam sangramento, 33,4% apresentam cálculo, e 1,19% apresenta PS entre 3 e 4 mm. Por meio desse levantamento, não se observou um percentual expressivo de sítios com valores de PS mais altos.

Por outro lado, Susin e colaboradores,[11] avaliando a condição periodontal (exame periodontal completo) de uma população representativa da região metropolitana de Porto Alegre (Rio Grande do Sul), observaram maior prevalência de periodontite (considerando-se PI maior ou igual a 4 mm em pelo menos 4 dentes do indivíduo). As faixas etárias de 14-19, 20-24 e 25-29 anos apresentaram, respectivamente, 2,5%, 4,3% e 9,9% de prevalência de periodontite. Foi constatada, infelizmente, uma alta prevalência de perdas dentárias (entre 1,4 e 2,4 dentes por indivíduo).

Desse levantamento vêm, também, informações que, à semelhança do estudo de Lopez e colaboradores,[12] questionam o conceito anterior de que a gravidade da doença observada não mantém associação, necessariamente, com os achados supragengivais de placa e cálculo. Comparando os casos e não casos, aqueles autores observaram maior prevalência de placa e cálculo nos sujeitos doentes. Isso pode ter impacto na decisão ou na opção de tratamento. Nesse estudo de Susin e colaboradores,[11] observou-se, também, que indivíduos de classes sociais mais baixas e fumantes, bem como indivíduos que apresentam cálculo supragengival, têm 4,5, 3,1 e 3,6 mais chances, respectivamente, de apresentar periodontite agressiva.

As observações epidemiológicas apresentadas expõem algumas condições que devem ser consideradas no diagnóstico das periodontites agressivas:

- devem-se levar em conta fatores socioeconômicos, hábitos e questões raciais;
- a presença de cálculo supragengival pode ser um achado importante;
- o exame de PI, em toda a boca, deveria ser incluído em todos os exames periodontais de pessoas jovens.

Além da PI, é necessária a realização dos **exames de PS e SS**. Como destacado no Glossário da Sociedade Brasileira de Periodontologia, esses índices são indicadores de desinflamação após a terapia periodontal.

Weidlich e colaboradores[13] identificam a importância de formação do biofilme supragengival na modulação do biofilme subgengival. Essa

**LEMBRETE**

Os exames para avaliar a periodontite são, tradicionalmente, desvinculados dos exames supragengivais; ainda assim, é necessário considerar a importância destes últimos no exame, no diagnóstico e, principalmente, no planejamento terapêutico e no tratamento do paciente periodontal (tanto para as periodontites crônicas quanto para as agressivas).

modulação supostamente se dá porque, a partir do desenvolvimento da gengivite (edema e exsudação), ocorrem alterações nutricionais e respiratórias as quais permitem que determinados tipos bacterianos tornem-se mais numerosos. Nesse cenário, não é possível trabalhar com o conceito de especificidade bacteriana. Muito pelo contrário, é essencial compreender o conceito de biofilme e reconhecer essas infecções como oportunistas.

Por exemplo, no contexto de periodontites na infância e na adolescência, durante anos o *Actinobacillus actinomycetemcomitans* foi o grande vilão. Hoje, o conhecimento da etiologia das periodontites permite compreender que estas são causadas por um biofilme, e não por uma bactéria periodontopatogênica.

Estudos recentes identificam toda uma diversidade bacteriana nos sítios periodontais. Por outro lado, tenta-se explicar a patogênese dessa periodontite agressiva por meio da resposta imunoinflamatória, supostamente menos efetiva. Em relação à validade das investigações, não é possível dizer qual ou quais mecanismos são responsáveis por todas as alterações de resposta do hospedeiro. Offenbacher e colaboradores[14] apresenta uma revisão em que chama atenção para os fatores que ainda desconhecemos, mas que podem ser importantes para auxiliar que um fator de risco se manifeste.

**LEMBRETE**

Seria oportuno abordar a terapia das periodontites agressivas sob a ótica do controle do eixo infeccioso. Isso, no entanto, não exclui o fato de que estratégias populacionais de higiene bucal e cessação do fumo devem auxiliar não só no tratamento dessas doenças, mas, sobretudo, na sua prevenção.

**TRATAMENTO:** Durante muito tempo, o tratamento das periodontites agressivas pressupunha o uso de tetraciclinas. O conhecimento da diversidade bacteriana associada às periodontites agressivas, no entanto, permitiu que outros fármacos fossem testados (p. ex., amoxicilina, metronidazol, azitromicina).

Em 2008, Haas e colaboradores[6] testaram o uso de azitromicina para tratamento de jovens acometidos por periodontite agressiva. Nesse ensaio clínico randomizado, foi mostrado que as diferenças significativas para redução de PS deram-se apenas nos sítios moderados (controle: 1,25 ± 0,17; azitromicina: 2,02 ± 0,14). Nos sítios profundos (maiores valores de PS), não houve superioridade do tratamento com azitromicina. Para o ganho clínico de inserção, nesse estudo não foram observadas diferenças entre os tratamentos tanto nos sítios moderados quanto nos severos. No entanto, quando considerado o percentual de sítios que ganharam maior ou igual a 1 mm de inserção, os resultados favoreceram o grupo da azitromicina (81,34%) quando comparado ao placebo (63,63%).

Essas e outras observações acerca do uso de antibióticos sugerem, fortemente, que se **invista inicialmente apenas em abordagens mecânicas** e que, em sujeitos não respondentes, seja avaliada a necessidade de adicionar antibiótico a uma nova instrumentação subgengival. O conceito de "biofilme" dental sugere que a intervenção mecânica é soberana e que nenhum tratamento de periodontite agressiva, mesmo utilizando fármacos antimicrobianos, é independente de uma adequada desorganização do biofilme subgengival.

A partir das considerações elencadas até aqui, sugere-se o seguinte esquema para o tratamento das doenças periodontais na infância e adolescência:

- Identificação de áreas com placa visível, sangramento gengival e fatores retentivos de placa:
  - remoção de placa e de fatores retentivos de placa;
  - instrução de higiene bucal.

- Após o tratamento da gengivite, realizar o exame intermediário (exame periodontal subgengival completo) para identificação dos sítios que ainda apresentam necessidades terapêuticas subgengivais.
- Identificar as necessidades subgengivais:
  - raspagem e alisamento subgengival sob anestesia;
  - o uso ou não de antibiótico depende de uma avaliação criteriosa do caso, pesando a relação custo/benefício do uso sistêmico de antibiótico para o paciente em questão.
- Reavaliar o paciente tratado de 30 a 90 dias após o tratamento da periodontite.
- Encaminhar o paciente para MPP.
- Durante todo o tratamento, deve-se reavaliar o controle do biofilme supragengival e dar instrução de higiene bucal, se necessário.

# 12

## Tópicos especiais em periodontia: inter-relação entre periodontia e ortodontia

*MARILENE ISSA FERNANDES*

**OBJETIVOS DE APRENDIZAGEM**

- Compreender o efeito do tratamento ortodôntico sobre os tecidos periodontais
- Estabelecer uma sistemática de controle do biofilme para pacientes em uso de aparelhos ortodônticos

O tratamento ortodôntico tem como objetivo proporcionar uma oclusão funcional e estética aceitável com movimentação adequada dos dentes. Esses movimentos estão fortemente relacionados às interações dos dentes com os tecidos periodontais de suporte. Dessa forma, problemas periodontais podem surgir com a aparatologia ortodôntica – por isso, indivíduos adultos com história de periodontite frequentemente procuram tratamento ortodôntico.

Considerações associadas a problemas funcionais resultantes das doenças periodontais, assim como demandas estéticas, devem ser avaliadas no planejamento do tratamento ortodôntico. Deve-se dar atenção às alterações nos tecidos periodontais relacionadas à aparatologia ortodôntica, pois esta pode dificultar o controle do biofilme supragengival, favorecer a inflamação dos tecidos periodontais e possibilitar a formação de um biofilme subgengival com a presença de microbiota periodontopatogênica e, consequentemente, risco de uma periodontite.

A preocupação com pacientes em tratamento ortodôntico deve estar voltada para uma sistemática de manutenção da saúde periodontal que depende principalmente de um adequado controle do biofilme supragengival, no caso de indivíduos sem história de doença periodontal. Pacientes com história de periodontite, no entanto, devem receber atenção cuidadosa para manter a saúde e evitar recidivas da doença.

Este capítulo tem por objetivo descrever o efeito do tratamento ortodôntico sobre os tecidos periodontais, considerando os cuidados que devem ser tomados com o controle do biofilme supra e subgengival.

## CONTROLE DO BIOFILME SUPRAGENGIVAL EM ORTODONTIA

Os aparelhos ortodônticos, muitas vezes, podem prejudicar um bom controle do biofilme supragengival, resultando em desequilíbrio no processo saúde-doença, favorecendo inicialmente o estabelecimento de uma gengivite, como demonstrado na Figura 12.1.

A colocação de aparatologia ortodôntica implica no estabelecimento de uma sistemática de controle do biofilme supragengival de acordo com o tipo de aparelho. É importante estabelecer a maneira como o indivíduo realizará o controle do biofilme, quais instrumentos utilizará e de que forma.

As técnicas adequadas de escovação com o **desenho da escova dental voltado para a ortodontia** podem favorecer os resultados do controle do biofilme supragengival. O fato de a escova ser manual ou elétrica não interfere nos resultados da remoção do biofilme. O aconselhamento profissional, incluindo instrução e reinstrução, assim como a predisposição do paciente em seguir as recomendações, parecem ser mais importantes para obter um bom controle do biofilme do que a escolha da escova.

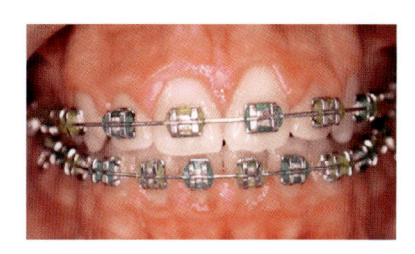

*Figura 12.1 – Paciente jovem em tratamento ortodôntico. Observe que, apesar de um bom controle do biofilme supragengival, há uma alteração inflamatória gengival vista pelo edema nas papilas dos incisivos inferiores.*

A maior dificuldade está relacionada com o controle do biofilme interproximal. A utilização do fio dental fica ainda mais difícil para pessoas com aparatologia ortodôntica devido à impossibilidade de acessar por oclusal os espaços interproximais, necessitando utilizar agulhas passa-fio ou fios especiais com pontas resistentes. Outros instrumentos de controle do biofilme interproximal podem ser recomendados, como escovas interproximais, por exemplo.

Cabe salientar que o padrão de controle do biofilme pode ser dificultado pela colocação de **bandas ortodônticas**. Estudos histológicos confirmam que, nas bandas ortodônticas, um adequado controle deve ser realizado, com grande cuidado, para evitar destruição periodontal permanente. Estudos comparando a utilização de bandas ortodônticas com o uso de braquetes, em adultos e adolescentes, observaram um maior acúmulo de biofilme e inflamação gengival nos sítios interproximais de dentes molares com bandas. Esse fato esteve associado a uma maior PI, principalmente nos molares maxilares com bandas, e a maiores valores médios para acúmulo de biofilme e inflamação gengival durante e após o tratamento ortodôntico.

Também foi avaliada a formação do biofilme dental em dentes com diferentes tipos de bráquetes colados em comparação com dentes-controle sem bráquetes, em relação a "novo plaque formation" em um período de 7 dias. Foi evidenciado que o **desenho do braquete pode ter um impacto significativo** no crescimento bacteriano, no acúmulo e na composição da microbiota subgengival, resultando em mais inflamação e sangramento periodontal.

Alguns estudos relatam um aumento de aproximadamente 0,5 mm nas medidas de PS durante o tratamento ortodôntico, o que pode estar associado a um discreto edema ou hiperplasia gengival, com ausência de PI. Também foi observado que não há clinicamente uma significativa destruição irreversível dos tecidos periodontais como consequência de colocação de aparelhos ortodônticos.

Assim, pacientes com indicação de tratamento ortodôntico devem estar preparados e motivados para modificar seus hábitos de higiene bucal, pois os **autocuidados caseiros de controle do biofilme** são de sua responsabilidade e são recursos indispensáveis para a manutenção da saúde periodontal. Esses cuidados devem seguir orientação profissional, lenta e gradual, considerando o número de sessões para as condições individuais de cada paciente. A orientação de higiene bucal não se esgota em poucas sessões, e um **monitoramento contínuo** é a única forma de garantir a saúde periodontal de adultos e adolescentes. Os principais objetivos são ausência de sangramento gengival e uma quantidade de biofilme compatível com saúde, como pode ser observado na Figura 12.2.

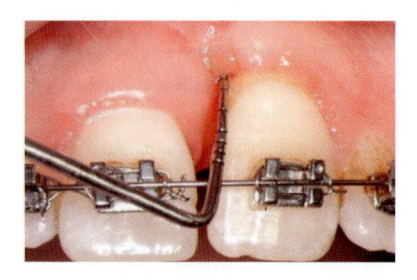

*Figura 12.2 – Indivíduo adulto em tratamento ortodôntico com um adequado controle do biofilme supragengival.*

## ORTODONTIA EM PACIENTES PERIODONTAIS

O tratamento ortodôntico pode ser necessário para melhorar as demandas estéticas e restauradoras de pacientes com histórico de doença periodontal, como o caso apresentado na Figura 12.3. Pacientes com periodonto reduzido apresentam diminuída a superfície do ligamento periodontal, que recebe as forças; além disso, as condições de biologia e biomecânica são diferentes quando comparadas a dentes com ausência de perda de suporte periodontal.

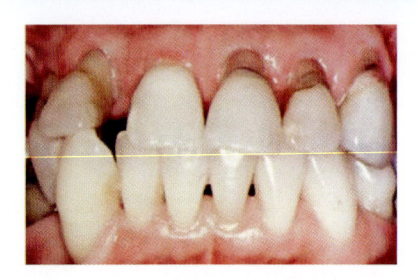

*Figura 12.3 – Paciente com história de periodontite vista pela PI clínica após tratamento da doença acompanhada de migração dentária patológica.*

Histórico de periodontite e periodonto reduzido está muitas vezes associado à movimentação dentária patológica que ocorre devido à perda do equilíbrio entre os fatores que mantêm os dentes em sua posição fisiológica. Essa situação ocorre mais comumente na região dos dentes anteriores.

A movimentação está principalmente relacionada a:
- perda do periodonto de inserção;
- pressão do tecido de granulação do infiltrado inflamatório crônico;
- perda de dentes posteriores;
- aumento de volume gengival associado a medicamentos.

### LEMBRETE

O percentual de perda óssea e a inflamação gengival são os fatores mais significativos para a movimentação dentária patológica em pacientes com história de periodontite.

Os movimentos dentários associados à migração dentária patológica são principalmente de **vestibularização**, **diastema**, **rotação** e **extrusão**, observados na Figura 12.4. Essas movimentações dentárias patológicas, em pacientes com história de doença periodontal, são os principais fatores associados a necessidade de ortodontia.

### LEMBRETE

A avaliação periodontal de indivíduos com necessidade de ortodontia está principalmente relacionada à saúde periodontal. Dessa forma, devem ser considerados a motivação do paciente em relação ao controle do biofilme supragengival e o padrão de controle do biofilme prévio ao tratamento ortodôntico.

A preocupação em realizar ortodontia em adultos com periodonto reduzido está principalmente relacionada ao comportamento do periodonto em face dos movimentos ortodônticos. Nesse sentido, cabe ressaltar que adultos são mais eficientes do que adolescentes na remoção do biofilme supragengival, especialmente durante o tratamento ortodôntico. Movimentos ortodônticos em adultos com periodonto reduzido e saudável não levam a PI significativa; quando ocorre, esta fica em torno de 0,3 mm por ano. No entanto, adultos com periodontite apresentaram, durante o tratamento ortodôntico, PI adicional e continuada, além de perdas dentárias decorrentes de abscessos periodontais.

Não existem limites métricos nos parâmetros periodontais para a indicação de terapia ortodôntica; assim, PS e níveis clínicos de inserção devem ser avaliados com o objetivo de determinar as condições de saúde. Uma relação ideal deve ser estabelecida entre a situação periodontal e o sistema de forças que será utilizado e o tipo de ancoragem, o qual, muitas vezes, é limitado em um periodonto reduzido. A Figura 12.5 apresenta uma avaliação da saúde periodontal em paciente ortodôntico.

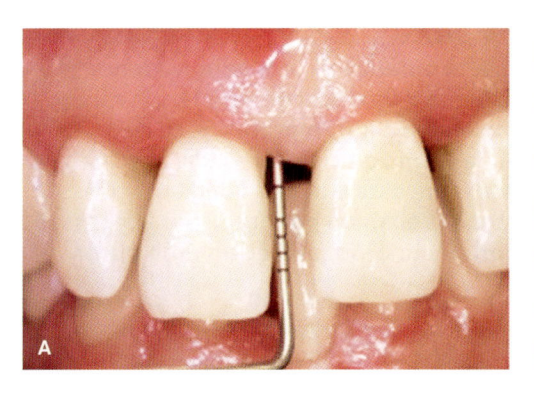

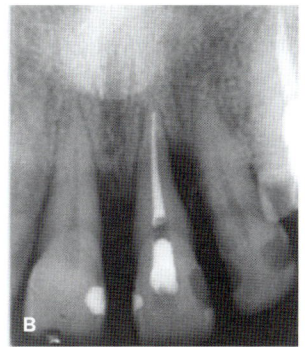

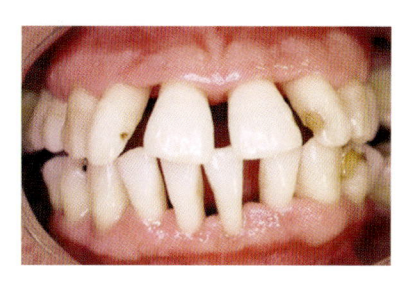

*Figura 12.4 – Migração dentária patológica associada a história de periodontite crônica com os dentes mostrando vestibularização, diastema, rotação e extrusão.*

*Figura 12.5– Avaliação da saúde periodontal mostrando clinicamente uma PS de 3 mm com ausência de sangramento periodontal (A) e radiograficamente uma crista óssea com ausência de alterações patológicas (B).*

## MOVIMENTO ORTODÔNTICO EM DEFEITOS INFRAÓSSEOS

A cicatrização periodontal em dentes com defeitos infraósseos submetidos a movimento ortodôntico foi avaliada em modelos animais, mostrando não haver interferência no padrão de cicatrização periodontal. Embora haja poucas evidências de estudos em seres humanos, um estudo clínico recente mostrou que o movimento dentário ortodôntico em defeitos infraósseos levou a um significativo ganho de inserção, o qual foi visto clinicamente e em radiografias como um preenchimento ósseo. Dessa forma, o defeito angular pode ser reduzido ou eliminado pelo tratamento ortodôntico. No entanto, cabe observar que ocorrerá ganho de inserção clínica caracterizado por uma cicatrização por reparo. O epitélio juncional se manterá recobrindo a porção radicular, pois a movimentação ortodôntica não apresenta efeito sobre o tecido conjuntivo de inserção, não havendo cicatrização por regeneração periodontal.

O caso clínico visto na Figura 12.6 retrata claramente a situação de uma paciente com histórico de doença periodontal com migração

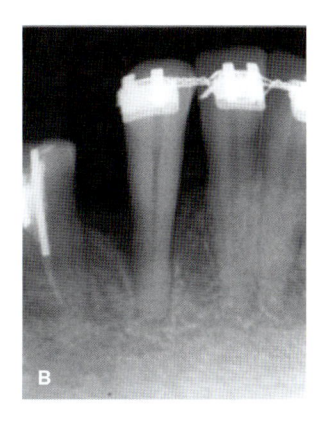

**ATENÇÃO**

A movimentação ortodôntica de dentes com defeitos infraósseos pode ser realizada com sucesso na ausência de inflamação.

*Figura 12.6 – Paciente com histórico de doença periodontal e presença de defeitos infraósseos vista na radiografia inicial (A) e após 12 meses de tratamento ortodôntico (B). Radiograficamente é visível um ganho de suporte periodontal pelo aumento da altura óssea em decorrência da movimentação ortodôntica.*

patológica dos dentes e presença de defeitos infraósseos. Após 12 meses de tratamento ortodôntico, é possível observar radiograficamente um ganho de suporte periodontal pelo aumento da altura óssea em decorrência da movimentação ortodôntica em direção ao defeito em mesial do dente 43.

## MOVIMENTOS ORTODÔNTICOS DE VESTIBULARIZAÇÃO

Movimentos ortodônticos de vestibularização em gengivas com pouca espessura podem representar um local de resistência menor para recessão gengival na presença de inflamação. A recessão gengival está sempre associada a uma deiscência óssea, e existe correlação direta e milimétrica entre esta e a quantidade de recessão gengival. Essas deiscências ósseas acabam por predispor à recessão gengival, e movimentos de retroinclinação favorecem uma maior espessura da gengiva.

Estudos em macacos observaram que o movimento ortodôntico de vestibularização dos dentes incisivos, com diferentes espessuras de gengiva, levam a uma redução da espessura gengival com recessão que não está associada à PI. Na Figura 12.7, observe o dente 41 com uma posição mais vestibularizada na arcada com recessão gengival após ortodontia. No entanto, é possível visualizar a presença de biofilme supragengival associado à inflamação gengival, o que pode ter desencadeado essa situação.

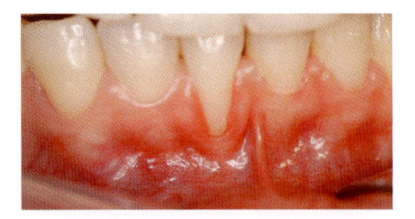

*Figura 12.7 – Recessão gengival observada após tratamento ortodôntico com movimento de vestibularização. É importante observar a presença de biofilme e inflamação gengival.*

## MOVIMENTOS ORTODÔNTICOS DE EXTRUSÃO

**LEMBRETE**

O movimento de extrusão ortodôntica está principalmente indicado em dentes com cáries subgengivais extensas, fraturas ou perfurações.

Movimentos de extrusão ortodôntica mostram uma redução de defeitos infraósseos rasos, resultando em uma forma mais favorável da posição do tecido conjuntivo. Também o tracionamento ortodôntico é uma alternativa de tratamento mais conservadora para a exposição de estrutura dentária, podendo estar associado a procedimentos cirúrgicos de aumento de coroa clínica, especialmente em dentes anteriores, nos quais um procedimento cirúrgico de aumento de coroa clínica poderia prejudicar a estética da margem gengival.

A Figura 12.8 apresenta a realização de um movimento de extrusão ortodôntica.

Movimentos de extrusão ortodôntica em dentes não restauráveis com indicação de exodontia parecem ser uma alternativa viável para manter a crista óssea ou mesmo evitar enxertos ósseos em regiões que envolvam estética e tenham indicação de reabilitação com implantes dentários.

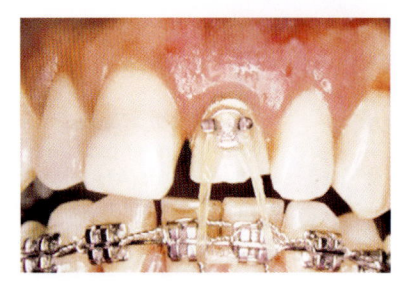

*Figura 12.8 – Movimento de extrusão ortodôntica realizado em dente incisivo com o objetivo de permitir uma cirurgia de aumento de coroa clínica sem prejuízo da estética gengival.*

## MOVIMENTOS ORTODÔNTICOS DE INTRUSÃO

Movimentos de intrusão dos dentes podem melhorar consideravelmente o nível de inserção clínica, especialmente quando há controle absoluto do padrão inflamatório e do biofilme bacteriano.

O resultado dos movimentos intrusivos parece ser estável a longo prazo em pacientes com história de periodontite. No entanto, a utilização das forças para mover os dentes, de forma eficiente, deve evitar ou reduzir a quantidade de reabsorção radicular apical. É importante observar que, em dentes com periodonto reduzido, reabsorções radiculares apicais implicam maior perda de suporte periodontal e aumento na razão da proporção entre coroa e raiz.

A Figura 12.9 apresenta a realização de um tratamento ortodôntico com movimento intrusivo.

> **LEMBRETE**
>
> Na presença de biofilme supragengival, o movimento de intrusão pode favorecer a formação de um biofilme subgengival, com consequente PI periodontal.

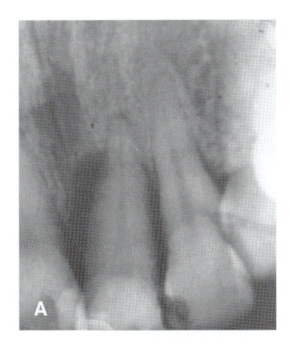

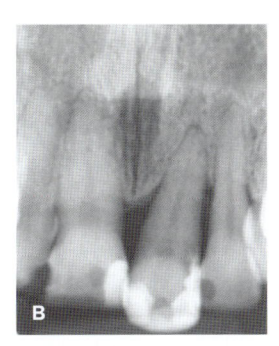

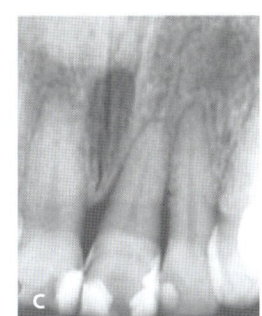

*Figura 12.9 – (A) Imagem radiográfica prévia ao tratamento periodontal mostrando defeito infraósseo. (B) Após 12 meses do tratamento periodontal, é possível observar a cicatrização da crista óssea com preenchimento do defeito. (C) Após terapia ortodôntica com movimento intrusivo, apresentando mínimas alterações associadas à reabsorção radicular apical.*

*Fonte: Caso gentilmente cedido pelo Dr. Alexandre Schoenardie.*

## CONSIDERAÇÕES FINAIS

Um conhecimento das áreas de periodontia e ortodontia associado a um trabalho conjunto interdisciplinar, com uma estreita cooperação entre os clínicos, favorece os resultados de ambas as terapias. A abordagem interdisciplinar leva a um planejamento de tratamento considerando as necessidades específicas tanto funcionais quanto estéticas, permitindo decisões estratégicas para situações clínicas complexas.

No entanto, é importante que medidas de **manutenção da saúde periodontal** sejam estabelecidas durante a terapia ortodôntica como forma de garantir ausência de inflamação e resultados satisfatórios, sem causar danos irreversíveis aos tecidos periodontais.

> **LEMBRETE**
>
> O tratamento ortodôntico pode expandir as possibilidades de resultados da terapia periodontal, contribuindo com a estética e favorecendo o prognóstico.

# 13

# Periodontia e implantes

PATRÍCIA WEIDLICH
JOSÉ MARIANO DA ROCHA

**OBJETIVOS DE APRENDIZAGEM**

- Diagnosticar as doenças peri-implantares
- Identificar as características da composição da mucosa peri-implantar
- Planejar o tratamento das doenças peri-implantares

A descoberta da osseointegração na década de 1960, por Branemark, possibilitou o desenvolvimento de implantes estáveis capazes de repor diversas estruturas no organismo. A odontologia foi uma das áreas na qual a introdução dessa técnica teve um importante impacto.

O uso dos implantes dentários osseointegrados possibilitou uma alternativa de tratamento para situações de difícil resolução, como próteses totais inferiores, próteses removíveis de extremo livre ou desgaste de dentes hígidos para a colocação de próteses fixas de múltiplos elementos.

É importante ressaltar que os implantes dentários, apesar de possuírem um grande potencial resolutivo, não são imunes a problemas. A definição de sucesso ou insucesso dos implantes após a sua osseointegração depende dos parâmetros utilizados para definir o resultado. Avaliações de implantes dentários, se ficarem restritas a critérios como mobilidade ou perda do implante, podem subestimar o percentual de consequências negativas decorrentes da presença desses elementos.

Um fator importante que pode estar presente após a colocação dos implantes é a **inflamação peri-implantar**. Essa complicação, com o tempo, pode levar à perda de osso alveolar e à consequente perda do implante, entre outras consequências. Por esse motivo, neste capítulo, serão abordados epidemiologia, patogênese, diagnóstico e possíveis abordagens de tratamento, na busca de sucesso do tratamento com implantes dentários que inclua a prevenção e a manutenção em longo prazo dos tratamentos reabilitadores que usam implantes.

## DIAGNÓSTICO, PATOGÊNESE E EPIDEMIOLOGIA DAS DOENÇAS PERI-IMPLANTARES

Ao contrário de implantes osseointegrados utilizados em outras partes do organismo, os implantes dentários apresentam uma característica única: uma interface de contato entre a parte interna do organismo e a parte externa. Ou seja, assim como os dentes, os implantes são recobertos por mucosa mastigatória e se comunicam com a cavidade bucal.

As características da composição da mucosa peri-implantar incluem a presença de tecido conjuntivo supracrestal revestido por epitélio oral ceratinizado, seguido por epitélio sulcular e epitélio juncional. O epitélio juncional, medindo aproximadamente 2 mm, insere-se à superfície do implante mediante uma ligação por hemidesmossomos unidos a uma lâmina basal. A mucosa peri-implantar apresenta diversas características em comum com o tecido gengival ao redor dos dentes; porém, algumas características são únicas aos tecidos que circundam a superfície dos implantes.

A principal diferença a ser destacada é a ausência de ligamento periodontal nos implantes. Nos dentes, as fibras se ligam com a superfície por meio de uma união com o cemento. Já as fibras presentes no tecido conjuntivo dos implantes, devido à ausência de cemento, se dispõem de forma paralela ao longo eixo do implante. Tanto nos dentes quanto nos implantes o espaço reservado para a presença das fibras colágenas mede, em média, 1 mm.

Do ponto de vista histológico, a mucosa peri-implantar difere dos tecidos periodontais em alguns indicadores. O tecido conjuntivo presente na área supracrestal dos implantes apresenta maior densidade de fibras colágenas e menor proporção de fibroblastos e estruturas vasculares, quando comparado ao tecido conjuntivo periodontal.

O aporte vascular peri-implantar também apresenta diferenças em relação aos dentes, uma vez que nos dentes está presente o plexo vascular do ligamento periodontal complementando o plexo vascular supracrestal, ao passo que, nos implantes, devido à ausência de ligamento periodontal, o **suprimento sanguíneo ocorre apenas pelo plexo supracrestal**. Consequentemente, características clínicas inflamatórias como alteração em cor, textura e brilho, que eventualmente podem ser observadas em casos de gengivite, são ainda mais raros nos casos de inflamação peri-implantar, o que pode ser justificado pelas diferenças já explicitadas.

Em relação à resposta inflamatória dos tecidos que circundam dentes e implantes, sabemos que os tecidos periodontais respondem aos estímulos causados pela presença do biofilme bacteriano, podendo resultar em uma resposta inflamatória restrita aos tecidos de proteção do dente, conhecida como gengivite, ou afetando os tecidos de suporte, as periodontites. De forma similar, os tecidos peri-implantares também respondem à agressão bacteriana resultando nas doenças peri-implantares, que são classificadas basicamente em mucosites e peri-implantites.

A presença da palavra "reversível" associada às mucosites e não às peri-implantites sugere que as mucosites não deixam sequelas e que as peri-implantites resultam em perda óssea irreversível. O tratamento de ambas as doenças será abordado de forma mais detalhada na sequência deste capítulo. Porém, para uma melhor compreensão das abordagens terapêuticas das inflamações peri-implantares, serão abordadas características clínicas,

**LEMBRETE**

A mucosa peri-implantar difere dos tecidos periodontais nos seguintes indicadores: tecido conjuntivo na área supracrestal, aporte vascular e a consequente resposta inflamatória dos tecidos.

**Mucosite**

Pode ser definida como uma reação inflamatória reversível dos tecidos moles circundantes a um implante em função; a peri-implantite é uma reação inflamatória associada a perda óssea ao redor de um implante em função.

epidemiológicas e de etiopatogenia para possibilitar tanto um correto diagnóstico como para auxiliar na escolha da abordagem terapêutica.

A mucosite peri-implantar tem correspondência com a gengivite, e caracteriza-se pela resposta inflamatória dos tecidos peri-implantares em face do acúmulo de biofilme supramucoso. Clinicamente, há sangramento da margem da mucosa peri-implantar e ausência de perda óssea. Assim como na gengivite, a mucosa peri-implantar responde ao acúmulo de biofilme supramucoso, e essa resposta inflamatória é limitada ao tecido conjuntivo adjacente aos epitélios do sulco peri-implantar e juncional.

Seguindo o modelo de gengivite experimental, utilizado para avaliar a resposta dos tecidos marginais ao acúmulo de biofilme bacteriano, os estudos de acúmulo de biofilme supramucoso avaliaram a resposta dos tecidos peri-implantares e mostraram que o biofilme formado era similar tanto em quantidade quanto em composição entre dentes e implantes. Além disso, a resposta em parâmetros clínicos inflamatórios nos tecidos peri-implantares foi similar a dos tecidos periodontais.

Histologicamente, os tecidos moles peri-implantares respondem mediante aumento do infiltrado inflamatório presente na porção marginal dos tecidos moles, com aumento de células de defesa, como, por exemplo, o número de leucócitos.

Os parâmetros clínicos locais utilizados para avaliação da mucosite são os mesmos utilizados para diagnóstico de gengivite e compreendem a presença de **placa visível** e de **sangramento da margem da mucosa peri-implantar**.

Cabe salientar que, assim como nas gengivites, os critérios visuais de inflamação (como edema, vermelhidão e brilho) são tardios em relação à presença do sangramento da margem da mucosa peri-implantar e, por isso, não devem ser considerados para diagnóstico de mucosite. Além disso, as diferenças de morfologia da mucosa peri-implantar e a falta de translucidez do pino metálico de fixação dificultam ainda mais a observação clínica visual dos sinais inflamatórios decorrentes do acúmulo de biofilme supramucoso.

**PROCEDIMENTO:** O **índice de placa visível (IPV)** é precedido pela realização de bochecho com água para remoção de possíveis restos alimentares. Realiza-se o IPV após isolamento relativo e secagem da região por meio da observação clínica, sem a utilização de sonda periodontal. Registra-se então a presença ou a ausência de placa visível na superfície implantar supramucosa. Esse exame mostra o controle do biofilme ao redor do implante realizado pelo paciente no momento anterior à realização do exame.

Como dito anteriormente, se o biofilme supramucoso estiver presente de forma constante na região implantar, levará à inflamação da margem da mucosa peri-implantar.

**PROCEDIMENTO:** O **índice de sangramento marginal peri-implantar** é realizado com uma sonda periodontal que percorre em 0,5 mm a região sulcular peri-implantar em um ângulo de 45 graus. Também é representado de uma forma dicotômica pela presença ou ausência de sangramento; o critério de presença de sangramento da mucosa marginal é utilizado para representar a presença de mucosite.

---

**LEMBRETE**

A mucosite peri-implantar tem correspondência com a gengivite, pois é a resposta inflamatória dos tecidos peri-implantares em face do acúmulo de biofilme supramucoso. Além disso, utilizam-se os mesmos parâmetros clínicos locais para avaliar ambas as condições: presença de placa visível e de sangramento da margem da mucosa peri-implantar.

**ATENÇÃO**

O diagnóstico da mucosite é realizado pela presença de biofilme supramucoso e sangramento da mucosa marginal. Alterações visuais frequentemente estão ausentes mesmo na presença de inflamação dos tecidos peri-implantares.

Esse exame mostra que o paciente não está removendo sistematicamente o biofilme supramucoso da região examinada.

A mucosite está presente na maioria dos indivíduos que possuem reabilitação com implantes osseointegrados. Estimativas de prevalência mostram que entre 79 e 95% dos indivíduos e pelo menos 50% dos implantes têm diagnóstico de mucosite. Existem diferenças nos critérios de diagnóstico de mucosite entre os estudos; dentre esses critérios estão alterações de cor dos tecidos marginais peri-implantares e sangramento marginal e/ou à sondagem.

O parâmetro mais utilizado em estimativas de prevalência de mucosite é o SS. Observando-se esse parâmetro, praticamente todos os indivíduos que possuem implante apresentam mucosite. De qualquer forma, pode-se afirmar que há alta prevalência de mucosite na população.

A peri-implantite é uma inflamação dos tecidos peri-implantares associada à perda de tecido ósseo. É antecedida por mucosite; o biofilme presente ao redor do implante, com o tempo, pode resultar na formação de biofilme submucoso e, com isso, resultar na perda de tecido ósseo. Portanto, a peri-implantite é o resultado de um desequilíbrio entre a agressão causada pela presença de biofilme submucoso e a defesa do hospedeiro.

**DIAGNÓSTICO:** O diagnóstico clínico de peri-implantite é dado pela presença de sangramento e/ou supuração à sondagem peri-implantar e pela presença de perda óssea observada em imagem radiográfica.

**PROCEDIMENTO:** O procedimento de sondagem peri-implantar é idêntico ao realizado para sondagem periodontal: a sonda periodontal é inserida no sulco/bolsa peri-implantar, paralelamente ao longo eixo do implante, com força de aproximadamente 20 gramas. Mensura-se assim a distância da margem da mucosa peri-implantar até a porção mais apical sondável. Além da PS, é possível observar a presença ou a ausência de sangramento e supuração nos 30 segundos posteriores ao procedimento de sondagem.

Assim como na sondagem periodontal, alguns fatores locais podem interferir na PS, resultando em alteração na mensuração. Entre esses fatores, é possível destacar o diâmetro da sonda, a força de sondagem, além das características dos componentes e da superfície do implante e de tônus dos tecidos peri-implantares. É importante lembrar que a ausência de SS também é uma informação valiosa nesses casos, pois esse critério está relacionado a estabilidade e saúde da região peri-implantar.

A PS da área peri-implantar pode variar em função do desenho e da localização do implante no rebordo alveolar. Dessa forma, áreas com envolvimento estético podem apresentar sulcos peri-implantares de dimensões variadas. Contudo, a presença de sangramento durante a realização do exame de PS indica inflamação e presença de biofilme submucoso.

Apesar da importância de avaliar a inflamação peri-implantar, muitos estudos inicialmente estavam direcionados para desfechos como mobilidade e perda do implante. A avaliação da prevalência desses desfechos apresenta um significado clínico importante, mas representa estágios avançados e irreversíveis em relação ao tratamento. Por isso, é necessário utilizar critérios mais acurados que

> **LEMBRETE**
>
> A peri-implantite associa-se à presença de biofilme submucoso, à perda óssea e à presença de sangramento à sondagem peri-implantar. A sondagem peri-implantar é idêntica à sondagem periodontal.

> **LEMBRETE**
>
> Independentemente da PS, a ausência de sangramento submucoso está associada a estabilidade e ausência de perda óssea peri-implantar a longo prazo.

possam ser realizados de forma fácil e reprodutível na avaliação e no acompanhamento de implantes. Como foi dito anteriormente, a avaliação da presença de peri-implantite mediante critérios de presença de SS em conjunto com perda óssea radiográfica é essencial. Apesar disso, poucos estudos avaliaram por meio desses critérios.

A presença de inflamação da mucosa peri-implantar, como visto anteriormente, é um achado consistente em quase todos os indivíduos. Porém, quando avaliamos a presença de peri-implantite por meio de SS associado à presença de perda óssea peri-implantar, o percentual reportado na literatura diminui tanto em número de pacientes quanto em número de implantes.

Essa situação é análoga à epidemiologia de periodontite e gengivite. Em uma revisão sistemática, Zitzmann e Berglundh[1] encontraram cinco estudos com estimativas que apresentaram uma grande variação nos resultados encontrados. A prevalência de indivíduos com peri-implantite encontrada pelos estudos incluídos variou de percentuais em torno de 15% nas estimativas mais baixas até 55-77% nas mais altas. A variação desses achados depende, em parte, dos critérios de definição de doença e do tempo de observação dos pacientes após a colocação dos implantes. As maiores prevalências são observadas em estudos com pacientes que apresentam implantes dentários em função por um período maior, o que é esperado se considerarmos a patogênese da peri-implantite.

De qualquer forma, é importante ponderar que os estudos epidemiológicos têm a tendência de mostrar prevalências crescentes de peri-implantite, seja porque os implantes estão há mais tempo em função e consequentemente expostos aos biofilmes bucais, seja por causa do uso de critérios de diagnóstico mais acurados, como SS e perda óssea peri-implantar.

A suscetibilidade de uma pessoa à peri-implantite pode ser avaliada pela sua própria suscetibilidade à periodontite. Isso significa que, se a pessoa perdeu seus dentes por periodontite, ela terá alto risco para o desenvolvimento de peri-implantite.

Está demonstrado de maneira consistente que pacientes com **histórico de PI periodontal** apresentam maior frequência de mucosite e peri-implantite quando comparados a pacientes sem histórico periodontal. Os primeiros apresentam de 3 a 5 vezes mais chance de desenvolver peri-implantite quando comparados a pacientes sem histórico de PI em um período de 10 anos. Além disso, sujeitos com histórico de periodontite agressiva apresentam maior inflamação e perda óssea peri-implantares quando comparados a indivíduos com histórico de periodontite crônica. A avaliação intraindividual de dentes e implantes em pacientes tratados de periodontite agressiva mostra maiores médias de PI nos implantes se comparados aos dentes.

Além do histórico periodontal, o tabagismo e o pobre controle metabólico do diabetes melito são considerados fatores de risco sistêmicos para peri-implantite. A presença de tabagismo em combinação com histórico de periodontite tratada aumenta entre 2 e quase 7 vezes o risco de falhas nos implantes. Outros aspectos, como pobre controle do biofilme pelo indivíduo, presença de gengivite, periodontite e/ou infecção endodôntica não tratadas, são fatores de risco locais à peri-implantite.

---

**LEMBRETE**

Apesar de a peri-implantite ser antecedida por mucosite, nem toda mucosite resulta em peri-implantite. Para que isso ocorra, a resposta do indivíduo tem um papel importante para o desencadeamento de mecanismos que resultem em destruição de tecido ósseo.

**ATENÇÃO**

Exodontias e substituição de dentes por implantes não mudam a suscetibilidade do indivíduo e não previnem inflamação dos tecidos peri-implantares.

**ATENÇÃO**

Há equivalência entre a suscetibilidade ao desenvolvimento de periodontite e de peri-implantite, ou seja, exodontias não alteram a suscetibilidade do indivíduo. Pessoas com alta suscetibilidade à PI periodontal também terão alta suscetibilidade em relação à perda óssea peri-implantar.

Em resumo, a consideração de fatores de risco locais e sistêmicos para peri-implantite é condição fundamental no planejamento e na tomada de decisão sobre o uso de implantes. Deve-se considerar que os fatores locais são eliminados com tratamento odontológico adequado; portanto, o tratamento de todas as necessidades clínicas do paciente e a obtenção de bom controle mecânico diário do biofilme pelo paciente são pré-requisitos para o planejamento de próteses sobre implantes.

## TRATAMENTO DAS DOENÇAS PERI-IMPLANTARES

Considerando que as doenças peri-implantares possuem como fator causal os biofilmes bacterianos supra e submucoso, são imprescindíveis abordagens terapêuticas que busquem controlar essas condições.

O tratamento da **mucosite peri-implantar** deve ser baseado no controle mecânico ou mecânico-químico do biofilme supramucoso. Fazem parte da terapia a remoção dos fatores retentivos de placa (menos prevalentes nos casos de mucosite quando comparados com as gengivites), remoção profissional do biofilme supramucoso, além de instrução, treinamento e motivação para realização do controle mecânico do biofilme diariamente pelo paciente.

A questão da instrução de higiene bucal em áreas reabilitadas com implantes pode apresentar particularidades e diferenças se comparada com os instrumentos e formas de higiene que o indivíduo utilizava antes de ter a reabilitação. Considere uma situação de um paciente jovem, sem PI, com todos os dentes presentes, exceto o primeiro molar inferior direito, substituído por prótese unitária implantossuportada. Esse indivíduo realizava sua higiene habitualmente com escovas multicerdas e fio dental, e isso era suficiente para mantê-lo com saúde bucal. Há que ser considerada a necessidade de incluir um novo instrumento para higiene interproximal da área que recebeu prótese sobre implante, visto que o implante nessa região tem menor diâmetro se comparado com o diâmetro da região cervical do dente, o que leva à formação de espaço interproximal maior e indica o uso de escova interdental em vez de fio dental, por exemplo.

Reabilitações mais extensas e complexas normalmente requerem readequação e inclusão de novos instrumentos para a higiene bucal diária realizada pelo paciente, como escovas unitufo, passa-fio e escovas interdentais. Além disso, o paciente deve ser treinado para realizar sua higiene bucal diária nesse "novo formato", e deve ser motivado para, com o tempo, readequar-se e incorporar os novos hábitos à sua rotina de cuidados diários.

Pode-se dizer que, em muitas situações, a reabilitação com implantes torna mais difícil a higiene bucal. Também por esse motivo, comumente se considera o uso de agentes químicos como coadjuvantes ao controle mecânico para o tratamento de mucosite e

**LEMBRETE**

Reabilitações com uso de implantes osseointegrados geralmente implicam readequação dos instrumentos e dos métodos de higiene bucal usados pelos pacientes.

peri-implantite. O agente de escolha é a **clorexidina em gel, na concentração de 1%**, que o paciente deve usar após o controle mecânico, uma ou duas vezes ao dia, aplicada com escova unitufo ou interdental nas regiões recomendadas pelo cirurgião-dentista.

Quanto mais complexa for a reabilitação, maiores serão as modificações exigidas para se manter o controle adequado do biofilme diariamente. É importante que isso seja considerado na fase de planejamento da reabilitação, para que o histórico e a destreza na realização do controle de placa pelo paciente sejam pensados previamente.

Diferentes estratégias terapêuticas têm sido sugeridas para o tratamento das peri-implantites, e as revisões sistemáticas publicadas até o momento mostram que ainda não está definida a terapêutica mais efetiva para tratar essa infecção. Contudo, os estudos epidemiológicos mostram e a prática clínica enfatiza que as peri-implantites são uma realidade presente diariamente na vida do cirurgião-dentista. Assim, o tratamento das peri-implantites deve ser estabelecido, e a mucosite deve ser tratada previamente a estas; além disso, sem dúvida alguma, o controle mecânico-químico dos biofilmes é parte essencial de qualquer protocolo.

Casos de **peri-implantite incipiente**, com perda óssea peri-implantar mínima, podem ser tratados com raspagem e alisamento radicular submucoso. Entretanto, o acesso ao implante e às áreas peri-implantares por meio cirúrgico é necessário na maioria dos casos de exposição de roscas e perda óssea. Em função das características da superfície dos implantes, é necessária a realização de um retalho para possibilitar a remoção de bactérias e biofilme presentes nos implantes, bem como a remoção de tecido de granulação presente nos defeitos ósseos caraterísticos que ocorrem adjacentes aos implantes afetados por peri-implantite.

Novamente se salienta a importância de determinar as necessidades específicas de autocuidado para o paciente com implantes dentários. Como já mencionado, com frequência se indica clorexidina em gel a 1% como coadjuvante ao controle mecânico nesses casos. Recomendações e instrução, treinamento e motivação para o controle do biofilme para os pacientes muitas vezes são determinados pela localização da prótese, pelo desenho e angulação dos implantes, pelo comprimento e posição dos pilares transmucosos e pela recessão gengival e exposição de roscas após o tratamento das peri-implantites.

> **LEMBRETE**
>
> Para garantir a saúde peri-implantar, o indivíduo deve manter a remoção diária do biofilme e participar de um programa de cuidado profissional regular, o que garante o sucesso a longo prazo. É indispensável estabelecer uma estratégia de manutenção da saúde peri-implantar de acordo com necessidades individuais.

Ressalta-se que a peri-implantite, por ser uma inflamação decorrente da presença do biofilme submucoso, necessariamente tem seu tratamento centrado na resolução da infecção e no controle dos biofilmes supra e submucoso. Estratégias com enfoque diferente deste podem ser avaliadas, mas com outro objetivo, como é o caso do uso de diferentes biomateriais na tentativa de reconstruir os tecidos perdidos em decorrência da peri-implantite. Cabe salientar que os estudos clínicos até o momento não mostram previsibilidade.

A Figura 13.1 apresenta relato de um caso clínico de tratamento de peri-implantite baseado nos conhecimentos etiopatogênicos demonstrados neste capítulo.

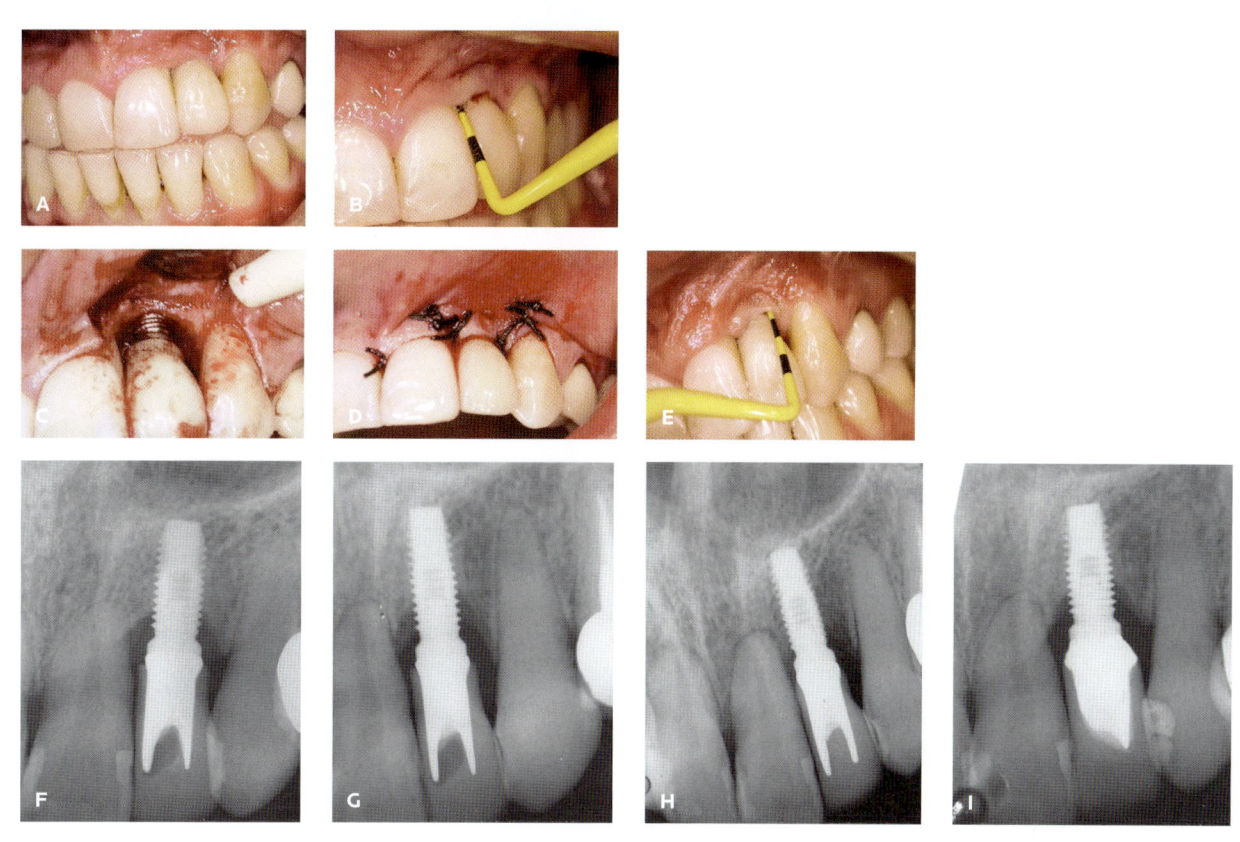

*Figura 13.1 – Caso clínico ilustrando abordagem terapêutica de um caso de peri-implantite. (A) Peri-implantite na área de incisivo lateral mostrando abscesso. (B) Sondagem peri-implantar mostrando sangramento e supuração. (C) Acesso cirúrgico para remoção do biofilme submucoso. (D) Finalização da cirurgia com sutura. (E) Sondagem 1 mês após tratamento mostrando ausência de sangramento e redução na PS. (F) Radiografia logo após a colocação do implante. (G) Radiografia mostrando perda óssea compatível com peri-implantite. (H) Radiografia 1 ano após o tratamento da peri-implantite. (I) Radiografia 6 anos após tratamento da peri-implantite mostrando ausência de perda óssea adicional.*

# PREVENÇÃO DAS DOENÇAS PERI-IMPLANTARES

Não há dúvidas de que a reabilitação por implantes é um excelente método para repor dentes ausentes, considerando que os implantes podem apresentar altas taxas de sucesso ao longo do tempo. Por outro lado, há um consenso de que as doenças peri-implantares estão presentes diariamente na clínica odontológica.

Doenças periodontais e peri-implantares dividem fatores etiológicos e modificadores comuns. A presença de doenças peri-implantares está associada a má higiene bucal, tabagismo, suscetibilidade à periodontite e pobre controle metabólico em indivíduos diabéticos, por exemplo. Dessa forma, é necessário avaliar o indivíduo antes de partir para a reabilitação com uso de implantes.

Essa avaliação, idealmente, considera a higiene bucal do indivíduo, seus fatores e indicadores de risco e sua capacidade de responder e manter os resultados tanto da terapia periodontal quanto do tratamento reabilitador.

> **ATENÇÃO**
>
> Doenças peri-implantares não são prevenidas por meio da "erradicação" de sítios dentais, mas sim pela capacidade de, ao compreender-se a dinâmica dos biofilmes bucais, estabelecer um modelo de atenção que, individualmente, permita manter indivíduos saudáveis.

# 14

# Manutenção periódica preventiva

*RUI VICENTE OPPERMANN*
*SABRINA CARVALHO GOMES*
*AMANDA FINGER STADLER*

**OBJETIVOS DE APRENDIZAGEM**

- Identificar os diferentes conceitos relacionados à manutenção periódica preventiva
- Planejar a manutenção periódica preventiva de acordo com as necessidades específicas de cada caso

**LEMBRETE**

Atualmente, está superada não só a ideia de que existe uma história natural para as doenças, como também a concepção preventivista de que mesmo restaurações possam significar "prevenção".

Consultas periódicas ao dentista estão no inconsciente coletivo de nossa população, muito embora seja desconhecida a proporção dessa população que realiza essas consultas. Ainda hoje se vê a recomendação de que as pessoas devem visitar seu dentista **pelo menos uma vez a cada 6 meses**.

Pouco se sabe sobre a origem dessa recomendação. Possivelmente venha da concepção de que, dessa forma, o cirurgião-dentista poderia intervir rapidamente sobre problemas incipientes e impedir sua progressão. Essa era a recomendação dos antigos programas incrementais que se desenvolveram em muitas regiões do País até o final da década de 1980, atuando com escolares. Avaliações da eficácia desses programas no Brasil e no Exterior mostraram que a visitação frequente ao profissional não impedia a incidência de novas lesões de cárie. No máximo, essas lesões eram restauradas, ainda que em muitas situações os dentes fossem sumariamente extraídos.

Portanto, o conceito de uma atenção profissional permanente é muito antigo na odontologia. O que tem mudado ao longo do tempo é o modelo de prática que propõe essa atenção continuada. No passado, era o modelo cirúrgico-restaurador que propunha visitações periódicas, com a justificativa de que o diagnóstico e o tratamento precoces reduziriam a prevalência das doenças ou atenuariam seus efeitos, limitando o dano causado. Essa era, pelo menos, a ideia dos epidemiologistas Leavell e Clark[1] ao proporem diferentes níveis de intervenção "preventiva", de acordo com o que eles denominavam "história natural das doenças". Segundo esses autores, os níveis de prevenção envolveriam cuidados gerais, proteção específica, limitação do dano e reabilitação.

Na periodontia, uma série de estudos iniciados na década de 1950, e tendo seu auge nas décadas de 1970 e 1980, propuseram um novo paradigma na atenção profissional do paciente. Jens Waerhaug,[2] professor titular de periodontia da Universidade de Oslo e considerado por muitos o pai da periodontia moderna, conduziu, no final da década de 1950, um estudo em que relacionou o impacto da higiene bucal, realizada por trabalhadores de uma fábrica de escovas de dente, sobre o seu estado gengival em um programa de atenção profissional realizada a cada 6 meses por 5 anos. Nessas consultas, além de remoção dos fatores retentivos de placa, os participantes recebiam reforço na instrução de higiene bucal. Os resultados demonstraram que quanto melhor era a higiene bucal inicialmente praticada pelos participantes, melhor era a resposta em termos de redução do sangramento gengival presente.

O professor Waerhaug foi o inspirador da realização do estudo sobre gengivite experimental em humanos realizado por Harald Löe e colaboradores.[3] Paralelamente a esse estudo, foi também publicado um trabalho de natureza epidemiológica em que se estabeleceu a relação entre higiene bucal e doença periodontal em uma população nos Estados Unidos. Trabalho semelhante foi realizado em populações da Índia e do Sri Lanka (antigamente conhecido como Ceilão). No seu conjunto, esses estudos demonstraram que a destruição periodontal, aferida por meio da PI, aumentava com a idade. Da mesma forma, observou-se uma correlação direta entre o estado de higiene bucal e essa PI. Nessa época, a OMS patrocinou estudos nacionais de natureza semelhante. Nesses estudos, a partir dos índices de higiene oral de Greene e Vermillon e periodontal de Russel, basicamente se comprovou a associação, ainda hoje válida, entre higiene bucal e doenças periodontais.

No âmbito clínico, alguns estudos importantes mostraram que pessoas em tratamento periodontal atendidas em clínicas particulares apresentavam reduzida perda dentária, com a manutenção de níveis de inserção clínica e altura óssea em locais com PS reduzida, como pode ser observado no Quadro 14.1. Nesses estudos ficou evidenciada a baixíssima incidência de perdas dentárias e observou-se que indivíduos não tratados apresentavam perdas dentárias em taxas até três vezes maiores do que indivíduos tratados. Essas observações

## QUADRO 14.1 – Estudos mostrando reduzida perda dentária

| | Pacientes tratados | | | |
|---|---|---|---|---|
| Estudos | Ano | Dentes perdidos (%) | Dentes perdidos/indivíduo/ano | Duração do estudo (média de anos) |
| Hirschfeld e Wasserman[4] | 1978 | 8,4 | 0,08 | 22 |
| McFall[5] | 1982 | 9,8 | 0,14 | 19 |
| Becker e colaboradores[6] | 1984 | 6,21 | 0,11 | 6,5 |
| Gollman e colaboradores[7] | 1986 | 13,4 | 0,16 | 22 |
| Wilson e colaboradores[8] | 1987 | - | 0,06 | 5 |
| Wood e colaboradores[9] | 1989 | 7,1 | 0,12 | 13,6 |
| Ismail e colaboradores[10] | 1990 | - | 0,08 | 28 |
| McLeod e colaboradores[11] | 1997 | 2,1 | - | 8 |

garantiam que a atenção periodontal nessas clínicas fosse justificada como procedimento capaz de reduzir perdas dentárias. Essa informação, que atualmente pode parecer redundante, foi fundamental à época, pois, pela primeira vez na odontologia, estava demonstrado que tratamentos em pacientes com doença periodontal avançada resultavam em redução de perdas dentárias.

Paralelamente a esses estudos, foi iniciada uma série de avaliações nos Estados Unidos e na Escandinávia que vieram a modificar radicalmente a nossa noção de tratamento periodontal, introduzindo, como corolário, o conceito de **manutenção periódica preventiva (MPP)** da saúde periodontal. No final da década de 1960, realizou-se o primeiro *World Workshop in Periodontics*, um encontro histórico em todos os sentidos. Nele, uma das conclusões principais foi de que a periodontia precisava assumir um caráter científico, uma vez que as múltiplas sugestões de tratamentos periodontais então existentes eram baseadas na experiência e na autoridade de seus proponentes. Foi unânime a opinião de que já existiam condições de se conduzirem estudos com protocolos que permitiriam comparações estatísticas sobre os resultados dos tratamentos então existentes.

Os primeiros estudos foram publicados por Ramfjord,[12] um pesquisador norueguês radicado nos Estados Unidos que trabalhava na Universidade de Michigan. Esses estudos compararam os resultados de curetagem subgengival, retalho reposicionado apicalmente e gengivectomia na PS, PI e perda óssea. Os resultados iniciais mostravam não haver diferenças significativas entre as técnicas, pelo menos não diferenças que justificassem a indicação de uma em detrimento das demais. Porém, observou-se que os indivíduos que haviam participado de um programa de rechamada para consultas profissionais a cada 3 meses apresentaram melhores resultados do que indivíduos que faziam consultas a cada 6 meses, independentemente da técnica utilizada.

Observações semelhantes foram publicadas pelo grupo da Universidade de Gotemburgo, na Suécia, liderado por Lindhe e Nyman.[13] Os estudos suecos compararam diferentes técnicas cirúrgicas em pacientes que recebiam atenção profissional a cada 14 dias. Também nesse caso nenhuma técnica cirúrgica se mostrou superior às outras, e também não foi demonstrada diferença entre tratamentos cirúrgicos e abordagens não cirúrgicas. Esse resultado motivou toda uma revisão que colocou o tratamento não cirúrgico como padrão ouro na atualidade. É conveniente lembrar que, em nenhum momento, esses pesquisadores propuseram que os pacientes tratados recebessem, a partir dos resultados dos estudos, atenção profissional a cada 14 dias. As consultas a cada 14 dias tiveram o objetivo de garantir que diferenças no controle do biofilme entre pacientes não interferissem nos resultados, a exemplo do relatado por Ramfjord.[12]

O grupo escandinavo realizou uma série de estudos em que o controle do biofilme era a variável determinante. Pacientes foram tratados com diferentes técnicas cirúrgicas, sendo que um grupo recebeu atenção a cada 14 dias, e o outro, a cada 6 meses. Os resultados foram impressionantes. No grupo que recebeu a atenção a cada 14 dias houve redução de PS e ganhos de inserção clínica, mantidos ao longo dos 2 anos de observação do estudo. Os pacientes que receberam atenção profissional a cada 6 meses não só perderam todos os benefícios dos tratamentos realizados como tiveram a sua situação agravada em relação ao estado inicial pré-tratamento. Dessa forma, a PS retornou aos níveis pré-tratamento, e a PI aumentou em gravidade no período de 2 anos.

Diante da gravidade dessas observações, os autores do estudo terminaram por recomendar que "pacientes que não apresentassem padrões adequados de higiene bucal e que não estivessem dispostos a aderir a um programa de MPP não deveriam receber tratamento cirúrgico, sob o risco de terem sua condição periodontal piorada com o procedimento".

Estabeleceu-se, dessa forma, o conceito de MPP como parte integral da atenção profissional aos problemas periodontais do paciente. Os modelos de manutenção adotaram a frequência observada nos estudos de Michigan[12] (a cada 3 meses) e os procedimentos profissionais realizados nos estudos suecos, principalmente o controle profissional sistemático.

Como sempre, o tempo modifica e adapta proposições originais, de forma a atender necessidades de todas as origens. Assim, a MPP colocou os 3 meses como referência e incluiu, para muitos, inclusive Lindhe e Nyman,[13] a noção de que os procedimentos de MPP seriam parte do chamado tratamento periodontal de suporte. Mais do que uma sutil diferença semântica que em si mesma não seria relevante, a última denominação inclui as medidas preventivas pós-tratamento como parte do conjunto de procedimentos que constituiriam o tratamento periodontal.

As implicações resultantes dessa postura são muito sérias. Primeiramente, dá a entender que o tratamento periodontal não se encerra, e o indivíduo necessita de atenção profissional *ad eternum*. Mais grave ainda é que, para muitos, as doenças periodontais necessitariam de monitoramento permanente, pois elas seriam, quando muito, controláveis, jamais curáveis. Uma das resultantes dessa postura é a admissão de que os pacientes teriam necessariamente que passar por **retratamentos**, uma vez que o controle poderia falhar como decorrência de vários fatores controláveis e não controláveis por parte do profissional.

A American Academy of Periodontology,[14] no seu *Glossário de Termos Periodontais*, substituiu a expressão "terapia periodontal de suporte" por "manutenção periodontal", um termo mais condizente com o princípio de manutenção da saúde. Porém, na descrição do que é essa manutenção, ainda se mantém a ideia de que a manutenção periodontal faz parte da terapia periodontal. Por outro lado, reconhece que procedimentos de manutenção periodontal não são sinônimos de profilaxia, profilaxia dental, etc. No *Glossário de Termos da Sociedade Brasileira de Periodontologia*,[15] no entanto, ainda prevalece a expressão "terapia periodontal de suporte".

Em tese, e como princípio fundamental da prática clínica, a MPP é uma fase do cuidado periodontal de pacientes tratados que tem, por objetivo, manter a sua saúde periodontal. No presente caso, a inclusão do termo "preventiva" tem por objetivo firmar a concepção de que esses procedimentos são orientados para a manutenção da saúde periodontal, diferenciando-se do retratamento periodontal, que se aplica a pacientes tratados que apresentam recidiva.

**LEMBRETE**

As evidências científicas mostram que pacientes periodontais tratados e que se submetem a um regime de consultas periódicas de reavaliação mantêm seu estado periodontal estável e perdem menos dentes.

Com o advento dos **implantes**, foi estabelecida a necessidade de cuidados de manutenção para eles, de forma semelhante aos cuidados prestados para os dentes. Na verdade, são os pacientes os sujeitos da preocupação e do cuidado do profissional. O fato de os pacientes terem somente dentes, somente implantes ou uma combinação de ambos estabelece rotinas de atendimento que necessariamente precisam ser adaptadas às necessidades do indivíduo e às particularidades de seu caso. Dessa forma, fatores de risco individuais e locais precisam ser considerados e controlados de forma que a saúde periodontal e peri-implantar seja garantida.

O regime de MPP depende de dois fatores fundamentais: a frequência das consultas e as rotinas a serem desenvolvidas. Por sua vez, para cada um desses fatores existem condicionantes cuja compreensão e correta avaliação são de fundamental importância para o sucesso da MPP.

Os fatores condicionantes podem ser próprios do indivíduo, que denominaremos **resposta geral**; da sua cavidade bucal, que denominaremos **resposta bucal**; e de cada um dos dentes ou implantes presentes, que denominaremos **resposta local**.

No âmbito do indivíduo, são relevantes os fatores sistêmicos (p. ex., a presença de diabetes) e os medicamentosos (p. ex., o uso de imunossupressores). Hábitos comportamentais também são importantes. Por exemplo, o fumo é um importante fator de risco para as doenças periodontais e peri-implantares. A **higiene bucal** é outro importante fator de risco para as doenças periodontais e peri-implantares.

Introduzir hábitos adequados de higiene bucal é um processo de ensino/aprendizagem que pode levar anos para que resulte em efetiva mudança comportamental. A maneira como o indivíduo encara sua saúde e sua qualidade de vida é fundamental para que se possam buscar mudanças comportamentais. Por fim, o tipo de doença de que o indivíduo é portador determina cuidados específicos em decorrência das diferenças em agressividade das doenças periodontais. Dessa forma, uma periodontite agressiva requer cuidados maiores do que uma periodontite crônica, que apresenta progressão mais lenta.

A MPP começa a ser planejada, portanto, desde o início do tratamento do paciente, com a identificação dos fatores de risco presentes, tipo de doença da qual o paciente é portador e gravidade do caso. A partir do tratamento, podemos avaliar o grau de comprometimento que o paciente apresentou, o tipo de tratamento realizado, a gravidade do caso como um todo e de cada elemento dental/implantar e, muito importante, a resposta que o paciente dá ao tratamento.

É importante ressaltar que, na avaliação final do tratamento periodontal, o conceito de saúde ou de cura que o profissional estabelece deve estar bem claro. Por exemplo, sítios periodontais com **profundidades de sondagem maiores que 6 mm** são um indicador de risco para recidivas de doença e, a princípio, não deveriam estar presentes no momento em que se dá alta ao paciente. **Lesões de furca de graus II e III** que não ofereçam condições de um adequado controle do biofilme, atestado por ausência de biofilme supragengival e ausência de sangramento marginal, podem indicar continuidade de PI no local.

---

**ATENÇÃO**

Em geral, tendemos a nos fixar nos procedimentos executados na MPP, mais do que nas razões e motivações para a sua execução e, principalmente, na avaliação da necessidade desses procedimentos e do seu efeito sobre a saúde periodontal. A MPP não é um protocolo clínico e muito menos um protocolo universal do tipo reforço da higiene bucal, ultrassom e jato de bicarbonato. Seu sucesso depende tanto dos procedimentos que são executados com o paciente quanto de uma correta avaliação dos indicadores de saúde que ele apresenta.

**LEMBRETE**

A avaliação do comportamento do paciente para com sua higiene bucal deve ser feita em bases permanentes, tendo o seu retrospecto como base, as suas dificuldades como desafios e a permanente educação como objetivo.

**LEMBRETE**

Indivíduos fumantes que persistam no hábito, diabéticos com controle inadequado, pessoas com baixa autoestima e pouca valoração de sua saúde bucal são candidatos a problemas periodontais persistentes.

A presença de biofilme supragengival e sangramento marginal da gengiva devem ser examinados em dois contextos:

- Qual a redução observada em relação ao início do tratamento? Pessoas que demonstrem grandes reduções mostram-se capazes e motivadas para com sua higiene bucal.
- Em que locais persiste o biofilme e/ou o sangramento marginal da gengiva? Áreas proximais, áreas associadas a grandes perdas de inserção, furcas, pilares dentais ou implantares de próteses são áreas críticas e, a princípio, indicam problemas futuros.

Idealmente, o indivíduo deve ser considerado tratado quando apresentar ausência de biofilme supragengival, ausência de sangramento marginal e/ou à sondagem (sangramento subgengival/ periodontal) e ausência de profundidades de sondagem maiores que 6 mm. Diferentes graus de um ou mais desses fatores podem persistir na avaliação final. Novamente, cabe ao profissional o critério de avaliação do que pode representar uma cicatrização ainda em curso, a presença de um problema aceitável para o perfil do paciente, ou uma situação de risco potencial à recidiva.

Em geral, a presença de fatores de risco, a gravidade da doença e a resposta dada ao tratamento são os fatores a serem considerados no estabelecimento da frequência das consultas de MPP. É importante ter a perspectiva de que o grande objetivo da MPP é manter a saúde periodontal/peri-implantar do indivíduo. Portanto, perdas de inserção e perdas ósseas e, por consequência, perdas dentárias e implantares são os critérios fundamentais com os quais se avalia uma MPP. Esses grandes objetivos, contudo, só podem ser aferidos com o passar de muitos anos ou, até mesmo, décadas. É por isso que se utilizam critérios sub-rogados como, por exemplo, PS, SS, presença de biofilme, etc.

Não existem fórmulas definitivas que estabeleçam a frequência de consultas para a manutenção. Esquemas fixos, como marcar todos os pacientes a cada 3 meses, determinará para alguns uma atenção insuficiente para a gravidade da sua doença e, para outros, talvez a grande maioria, signifique um sobretratamento desnecessário, caro e potencialmente antiético, já que não teria bases científicas para justificá-lo.

Uma boa recomendação, baseada apenas em experiência clínica, é marcar novas consultas de reavaliação, quando, então, a estabilidade do caso possa ser aferida adequadamente. Assim, pode-se estabelecer o tempo necessário para uma nova intervenção profissional a partir da avaliação de fatores individuais, bucais e locais que estiverem presentes e, em tal magnitude, que indiquem a necessidade dessa intervenção.

Essas **consultas de observação** podem ser agendadas para períodos entre 30 dias e 3 meses, dependendo do caso e do tempo decorrido pós-tratamento. Nessas consultas, os principais fatores de risco e o estado inflamatório de locais críticos podem ser rapidamente averiguados, dando ao profissional a informação necessária para avaliar a necessidade de uma consulta completa de MPP. Esses exames são mais frequentes no início do período pós-tratamento e tendem a desaparecer à medida que o profissional vai tendo suficiente conhecimento do caso e do paciente.

**PARA PENSAR**

A decisão entre colocar o paciente em MPP ou determinar alternativas terapêuticas adicionais é, talvez, a mais difícil para um clínico. Deve-se resistir à tentação de jogar para o futuro os problemas presentes na vã esperança de que eles se resolverão com o tempo. Na maior parte das vezes isso significa continuidade da destruição periodontal/peri-implantar e necessidade de tratamentos ainda mais complexos.

**LEMBRETE**

A recomendação de manutenção a cada 3 meses advém de estudos que julgaram essa frequência como adequada para grupos determinados de pacientes, isto é, a resposta do grupo é que foi adequada. Em uma clínica individualizada, a situação de cada indivíduo é o que interessa. Portanto, o critério fixo de 3 meses é bastante inespecífico.

As consultas de MPP devem permitir ao profissional a coleta de informações sobre o indivíduo e sobre sua condição de saúde geral, bucal e periodontal/peri-implantar. Portanto, é de absoluta importância a realização de uma entrevista com o paciente para reavaliar sua situação médica, seu estado anímico e seu comprometimento com os cuidados de higiene bucal, além de, é claro, colher informações e queixas que ele tenha sobre seu caso. Uma efetiva relação entre paciente e profissional se estabelece com o passar dos anos, sendo construída a partir de respeito, dedicação e competência, condições sem as quais a MPP não pode se efetivar. Muitos pacientes abandonam a MPP por não se sentirem acolhidos e comprometidos. Cabe ao profissional ter a sensibilidade para construir uma efetiva relação com seu paciente. Infelizmente, em muitos casos, a formação profissional do cirurgião-dentista negligencia esse aspecto fundamental da prática em saúde.

Ao considerar a condição geral do paciente, velhos e novos problemas devem ser investigados. É muito comum, após os 40 anos de idade, surgirem problemas sistêmicos com reflexos periodontais importantes. O principal deles é o diabetes do tipo 2. A introdução de medicamentos pode levar a modificações na resposta inflamatória direta ou indiretamente, como por alteração de fluxo salivar. Modificações alimentares e dietéticas podem resultar em maior acúmulo de biofilme. Além disso, com o passar da idade, a autoeficácia individual tende a diminuir, tendo como consequências a piora nos padrões de higiene bucal, o aumento nos níveis inflamatórios, o risco à cárie, etc.

No exame bucal, além da higidez dos tecidos duros e moles, cabe investigar as lesões de natureza patológica das mucosas e da língua e o fluxo salivar. Os exames periodontais devem incluir aqueles de natureza inflamatória, como presença do biofilme e cálculo dental supragengivais, presença de gengivite/mucosite (sangramento marginal), presença de SS subgengival e medição da PS.

Esses exames devem ser realizados em todos os dentes e implantes presentes e comparados à condição inicial, à condição pós-tratamento e àquela observada nas sessões anteriores de MPP. O importante é buscar um padrão de resposta em que, idealmente, a presença desses sinais inflamatórios se reduza ou se mantenha estável. Aumento no número de locais com biofilme, com sangramento ou aumento na PS são indicadores de eventual progressão de PI, de perda óssea, ou ainda de risco potencial para que isso ocorra. Em qualquer uma das hipóteses, é necessária uma intervenção profissional para mudar esse quadro. Essa intervenção deve se dar tanto na motivação do paciente para um melhor controle de sua higiene bucal, como na intervenção local para diminuir a presença de biofilme, tanto supra como subgengivalmente.

Exame e registro dos níveis clínicos de inserção requerem muito tempo e, portanto, devem ser realizados de forma criteriosa. Em geral, os registros de nível clínico de inserção devem ser realizados em locais onde a gravidade da doença tenha sido elevada, locais com sangramento periodontal persistente, áreas de furca e locais com profundidades de sondagem aumentadas. No caso de implantes, não há como realizar o registro de perdas ósseas senão radiograficamente.

---

**Autodiagnóstico**

É fundamental, pois informa sobre problemas existentes e sobre a forma como o paciente está percebendo sua boca. Questões importantes a serem identificadas são:
- capacidade e conforto mastigatório;
- presença de sangramento gengival;
- histórico de edemas e/ou abscessos;
- halitose;
- hipersensibilidade dentinária;
- secura bucal.

**ATENÇÃO**

A PS é considerada uma medida de natureza inflamatória, pois se sabe que o aprofundamento de bolsas se dá por edema ou por PI, e que a sua redução, quando não é cirúrgica, se dá por desinflamação dos tecidos periodontais e aumento de sua resistência à sondagem.

**ATENÇÃO**

A partir de 6 meses pós-tratamento, os exames radiográficos passam a ser fundamentais para a avaliação longitudinal periodontal e, principalmente, peri-implantar.

Os níveis ósseos radiográficos tanto em dentes como em implantes são os melhores indicadores de manutenção da inserção periodontal e peri-implantar. Radiografias padronizadas devem ser preferidas, por permitirem comparações que, embora não tenham validade científica, servem para compor a avaliação de casos clinicamente. Para os dentes, além da estabilidade nos níveis ósseos, a presença de uma lâmina dura ou a ausência de esfumaçamentos na área periodontal são excelentes indicadores de ausência de progressão de PI. Para implantes, o número de roscas expostas, quando associado ao SS, é o principal critério auxiliar de diagnóstico para as peri-implantites.

O exame clínico dá a dimensão do estado de saúde periodontal do paciente e deve ser confrontado com os exames anteriores para que se possa fazer uma projeção futura da situação. Pacientes com níveis de inserção e níveis ósseos estáveis podem ter ampliado o tempo entre consultas de forma incremental. Por outro lado, aqueles que apresentam sinais de progressão da PI ou perda óssea configuram recidiva de doença; portanto, precisam ser retirados do esquema de MPP e retratados. Pacientes com aumento na proporção de sítios com biofilme, SS marginal ou subengival e aumento na PS precisam aumentar a frequência de consultas de MPP até que se obtenha uma estabilização nos níveis desses indicadores. Ao mesmo tempo, o profissional deve monitorar, cuidadosamente, os níveis de inserção clínica e ósseos, uma vez que a presença aumentada dos sinais inflamatórios é um fator de risco às recidivas de doenças destrutivas.

Terminada a entrevista e o exame bucal e periodontal do indivíduo, o profissional deve fazer uma análise cuidadosa dos dados coletados e, a partir dela, configurar a situação do paciente com o objetivo de determinar a necessidade e a natureza das intervenções a serem realizadas na MPP, bem como estabelecer o intervalo para a próxima consulta de MPP.

Na consulta de MPP, os procedimentos profissionais se destinam a melhorar o controle do biofilme supragengival por parte do paciente e reduzir/eliminar o biofilme e o cálculo subgengival.

O primeiro objetivo é alcançado por meio da remoção dos fatores retentivos de biofilme eventualmente presentes, sendo o cálculo supragengival o principal deles. Uma adequada raspagem, o alisamento e o polimento supragengivais devolvem ao paciente a máxima eficiência no seu controle diário do biofilme. Além disso, o profissional deve orientar, treinar e motivar o paciente na execução das medidas próprias de controle mecânico do biofilme, valendo-se dos índices de biofilme e sangramento marginal para escolher as áreas em que há a necessidade de melhoria do autocontrole.

A escolha do instrumento adequado é de competência do profissional. Para tanto, existem hoje no mercado escovas convencionais manuais e elétricas, escovas interproximais, fios dentais, etc. É sempre importante reforçar os pontos em que o paciente historicamente apresente dificuldades e motivá-lo a realizar o controle de forma eficiente, reforçando que a qualidade do controle do biofilme supragengival é mais importante do que a frequência. Nesse momento, o profissional deve receitar coadjuvantes químicos para controle do biofilme e redução de cálculo dental e de sensibilidade

**LEMBRETE**

Uma criteriosa avaliação do trabalho restaurador e protético presente é fundamental, também, para a identificação de possíveis fatores retentivos de biofilme que impeçam uma adequada higiene bucal.

**LEMBRETE**

O profissional deve resistir à tentação de achar que sua intervenção intrabucal é onipotente e de que pode compensar a falta de uma avaliação criteriosa dos indicadores diagnósticos. A maior parte das recidivas se dá ao longo da MPP por falta de consideração adequada dos indicadores diagnósticos do caso.

dentinária. Para tanto, o profissional deve escolher, dentre os agentes com evidência científica clinicamente comprovada, aquele que melhor se adaptar ao paciente. Existem, atualmente, formulações de dentifrícios eficazes na redução do biofilme supragengival, da gengivite, do cálculo dental e da hipersensibilidade dentinária. Além disso, o profissional deve receitar bochechos com antissépticos eficazes que também tenham efeito inibitório sobre o biofilme e a inflamação gengival.

O profissional também deve abordar a área subgengival, uma vez que o controle e/ou eliminação do biofilme e cálculo nessa área é de sua competência. Para tanto, existem dois procedimentos possíveis. O mais simples é a chamada deplacagem subgengival. Ela deve ser executada em todos os sítios periodontais, independentemente da PS. É um procedimento realizado com curetas e limas ou com pontas de ultrassom (neste caso, seguida de alisamento com curetas e limas). Em geral, a deplacagem subgengival é realizada sem a necessidade de anestesia. Tem por objetivos a remoção de cálculo dental subgengival e do biofilme subgengival. Nas áreas peri-implantares esse procedimento deve ser executado com curetas próprias para implantes, em geral de plástico ou Teflon®. O objetivo da deplacagem subgengival é a remoção de biofilme subgengival. Esse procedimento complementa o cuidado supragengival, de forma a impedir o acúmulo de biofilme que possa produzir uma recidiva de periodontite ou peri-implantites.

O segundo procedimento é a raspagem e o alisamento radiculares subgengivais (RASUB). Eles devem ser executados nos sítios com PS aumentada e SS. É um procedimento mais complexo do que a deplacagem, ainda que seja realizado com o mesmo tipo de instrumental. Em geral, é necessário anestesiar o local para conforto do paciente, uma vez que as áreas a serem abordadas são profundas, e a manipulação da superfície radicular pode levar a desconfortos evitáveis. A RASUB é um procedimento terapêutico que tem por objetivo garantir a remoção completa do biofilme (na presença ou ausência de cálculo), buscando o perfeito alisamento radicular de forma a propiciar condições de redução da PS e SS. No caso de implantes, o procedimento será realizado com as mesmas curetas especiais.

No manejo da área subgengival, alguns estudos recomendam a complementação dos procedimentos mecânicos por meio de irrigação com substâncias antissépticas ou antimicrobianas. Ainda que as evidências não sejam unânimes, o procedimento de irrigação subgengival cabe, perfeitamente, no conceito de assepsia de feridas em geral.

Nesse ponto, a consulta de MPP está por terminar, cabendo recomendações finais ao paciente e sua concordância com o tempo fixado para a próxima consulta. Dependendo da situação, o profissional pode recomendar uma consulta intermediária de observação da resposta aos procedimentos executados na consulta de MPP.

### LEMBRETE

Cuidado especial deve ser exercido pelo profissional na execução da RASUB em implantes com peri-implantites, pois evidências científicas mostram que esse é um procedimento de baixa eficácia. Portanto, na presença de peri-implantites, formas mais eficazes de tratamento devem ter preferência.

### RESUMINDO

Em primeiro lugar, as doenças periodontais são curáveis. Entretanto, em face de sua natureza, elas têm um alto potencial de recidiva. A MPP é uma estratégia que busca evitar essas recidivas, embora elas possam ocorrer mesmo em pacientes sob MPP. Quando a recidiva é devidamente diagnosticada e tratada, é possível manter o objetivo maior da MPP: a ausência de perdas dentárias e implantares. O que nao se pode admitir é usar a MPP como forma de monitorar ou administrar a doença existente. As doenças periodontais, no escopo de vida dos indivíduos, são doenças de lenta progressão. Portanto, pode levar anos até que se perceba o malefício da manutenção da doença, não sendo facilmente associado ao fato de a doença não ter sido adequadamente tratada.

# Referências

## Capítulo 1 – Doenças periodontais como doenças infecciosas

1. Marsh PD, Moter A, Devine DA. Dental plaque biofilms: communities, conflict and control. Periodontol 2000. 2011;55(1):16-35.

2. Marsh PD. Dental plaque as a biofilm and a microbial community: implications for health and disease. BMC Oral Health. 2006;6 Suppl 1:S14.

3. Socransky SS, Haffajee AD, Cugini MA, Smith C, Kent RL Jr. Microbial complexes in subgingival plaque. J Clin Periodontol. 1998;25(2):134-44.

4. Weidlich P, Lopes de Souza MA, Oppermann RV. Evaluation of the dentogingival area during early plaque formation. J Periodontol. 2001;72(7):901-10.

5. Maliska AN, Weidlich P, Gomes SC, Oppermann RV. Measuring early plaque formation clinically. Oral Health Prev Dent. 2006;4(4):273-8.

6. Beck JD, Offenbacher S. Relationships among clinical measures of periodontal disease and their associations with systemic markers. Ann Periodontol. 2002;7(1):79-89.

7. Page RC, Kornman KS. The pathogenesis of human periodontitis: an introduction. Periodontol 2000. 1997;14:9-11.

## Capítulo 2 – Epidemiologia das doenças periodontais

1. Haas NA, Gaio EJ, Oppermann RV, Rösing CK, Albandar JM, Susin C. Pattern and rate of progression of periodontal attachment loss in an urban population of South Brazil: a five years population based prospective study. J Clin Periodontol. 2012;39:1-9.

2. Koplan JP, Annest JL, Layde PM, Rubin GL. Nutrient intake and supplementation in the United States (NHANES II). Am J Public Health. 1986;76(3):287-9.

3. Susin C, Dalla Vecchia CF, Oppermann RV, Haugejorden O, Albandar JM. Periodontal attachment loss in an urban population of Brazilian adults: effect of demographic, behavioral, and environmental risk indicators. J Periodontol. 2004;75(7):1033-41.

4. Löe H, Theilade E, Jenssen SB. Experimental gingivitis in man. J Periodontol. 1965;36:177-87.

5. Dalla Vecchia CF, Susin C, Rosing CK, Oppermann RV, Albandar JM. Overweight and obesity as risk indicators for periodontitis in adults. J Periodontol. 2005;76(10):1721-8.

6. Al-Zahrani MS, Bissada NF, Borawskit EA. Obesity and periodontal disease in young, middle-aged, and older adults. J Periodontol. 2003;74(5):610-5.

7. Gaio EJ. O efeito da obesidade na progressão da perda de inserção periodontal: Estudo de Porto Alegre [dissertação]. Porto Alegre: Faculdade de Odontologia da Universidade Federal do Rio Grande do Sul; 2008.

8. Wagner MC, Susin C, Oppermann RV. O efeito do consumo de álcool sobre a progressão da perda de inserção periodontal: estudo de Porto Alegre. Porto Alegre: Faculdade de Odontologia da Universidade Federal do Rio Grande do Sul; 2008.

9. Blaizot A, Vergnes JN, Nuwwareh S, Amar J, Sixou M. Periodontal diseases and cardiovascular events: meta-analysis of observational studies. Int Dent J. 2009;59(4):197-209.

10. Bahekar AA, Singh S, Saha S, Molnar J, Arora R. The prevalence and incidence of coronary heart disease is significantly increased in periodontitis: a meta-analysis. Am Heart J. 2007;154(5):830-7.

11. Janket SJ, Wightman A, Baird AE, Van Dyke TE, Jones JA. Does periodontal treatment improve glycemic control in diabetic patients? A meta-analysis of intervention studies. J Dent Res. 2005;84(12):1154-9.

12. Khader YS, Ta'ani Q. Periodontal diseases and the risk of preterm birth and low birth weight: a meta-analysis. J Periodontol. 2005;76(2):161-5.

13. Humphrey LL, Fu R, Buckley DI, Freeman M, Helfand M. Periodontal disease and coronary heart disease incidence: a systematic review and meta-analysis. J Gen Intern Med. 2008;23(12):2079-86.

14. Polyzos NP, Polyzos IP, Zavos A, Valachis A, Mauri D, Papanikolaou EG, et al. Obstetric outcomes after treatment of periodontal disease during pregnancy: systematic review and meta-analysis. BMJ. 2010;341:c7017.

15. Fogacci MF, Vettore MV, Leão AT. The effect of periodontal therapy on preterm low birth weight: a meta-analysis. Obstet Gynecol. 2011;117(1):153-65.

16. Chambrone L, Pannuti CM, Guglielmetti MR, Chambrone LA. Evidence grade associating periodontitis with preterm birth and/or low birth weight: II. A systematic review of randomized trials evaluating the effects of periodontal treatment. J Clin Periodontol. 2011;38(10):902-14.

17. Weidlich P, Moreira CHC, Fiorini T, Musskopf ML, Rocha JM, Oppermann MLR, et al. Effect of nonsurgical periodontal therapy and strict plaque control on preterm/low birth weight: a randomized controlled clinical trial. Clin Oral Invest. 2012;16:1-8.

18. Xiong X, Buekens P, Fraser WD, Beck J, Offenbacher S. Periodontal disease and adverse pregnancy outcomes: a systematic review. BJOG. 2006;113(2):135-43.

19. Vergnes JN, Sixou M. Preterm low birth weight and maternal periodontal status: a meta-analysis. Am J Obstet Gynecol. 2007;196(2):135.e1-7.

20. Uppal A, Uppal S, Pinto A, Dutta M, Shrivatsa S, Dandolu V, et al. The effectiveness of periodontal disease treatment during pregnancy in reducing the risk of experiencing preterm birth and low birth weight: a meta-analysis. J Am Dent Assoc. 2010;141(12):1423-34.

21. George A, Shamim S, Johnson M, Ajwani S, Bhole S, Blinkhorn A, et al. Periodontal treatment during pregnancy and birth outcomes: a meta-analysis of randomised trials. Int J Evid Based Healthc. 2011;9(2):122-47.

22. Darré L, Vergnes JN, Gourdy P, Sixou M. Efficacy of periodontal treatment on glycaemic control in diabetic patients: a meta-analysis of interventional studies. Diabetes Metab. 2008;34(5):497-506.

23. Teeuw WJ, Gerdes VE, Loos BG. Effect of periodontal treatment on glycemic control of diabetic patients: a systematic review and meta-analysis. Diabetes Care. 2010;33(2):421-7.

## Capítulo 3 – Diagnóstico do processo saúde-doença periodontal

1. Fauchard P. Le chirurgien dentiste, ou traite' des dents. [S.l: s. n.]; 1746.

2. Löe H, Theilade E, Jenssen SB. Experimental gingivitis in man. J Periodontol. 1965;36:177-87.

3. Löe H. Controle de placa na doença periodontal. RGO. 1978;26:28-30.

4. Silness J, Löe H. Periodontal disease in pregnancy. II. Correlation between oral hygiene and periodontal condtion. Acta Odontol Scand. 1964;22:121-35.

5. American Academy of Periontology [Internet]. Chicago: AAP; [2013 capturado em 10 jan. 2013]. Disponível em: http://www.perio.org/.

### Capítulo 4 – Tratamento das doenças periodontais

1. Weidlich P, Cimôes R, Pannuti CM, Oppermann RV. Association between periodontal diseases and systemic diseases. Braz Oral Res. 2008;22(Spec Iss l):32-43.

2. Gomes SC, Piccinin FB, Susin C, Oppermann RV, Marcantonio RAC. Effect of supragingival plaque control in smokers and never-smokers: 6 months evaluation in periodontitis patients. J Periodontol. 2007;78:1515-21.

3. Gomes SC, Nonnenmacher CI, Susin C, Oppermann RV, Mutters R, Marcantonio RAC. The effect of supragingival plaque control on the subgingival microbiota in smokers and never-smokers: evaluation by real time polymerase chain reaction. J Periodontol. 2008;79:2297-304.

4. Smulov JB, Turesky SS, Hill RG. The effect of supragingival plaque removal on anaerobic bacteria in deep periodontal pockets. JADA. 1983;107:737-742.

5. Claydon NC. Current concepts in toothbrushing and interdental cleaning. Periodontol 2000. 2008;48:10-22.

6. Oppermann RV, Haas AN, Villoria GEM, Primo LG, Serra-Negra JM, Ferreira EF, et al. Proposal for the teaching of the chemical control of supragingival biofilm. Braz Oral Res. 2010;24(Spec Iss 1):33-6.

7. Drisko CH. Nonsurgical periodontal therapy. Periodontol 2000. 2001;25:77-88.

8. Cobb CM. Clinical significance of non-surgical periodontal therapy: an evidence-based perspective of scaling and root planing. J Clin Periodontol. 2002;29(Suppl 2):6-16.

9. Lindhe J, Carnevale G, Pontorriero R. Tratamento de dentes com envolvimento de furca. In: Lindhe J, Lang NP, Karring T. Tratado de periodontia clínica e implantodontia. Rio de Janeiro: Guanabara-Koogan; 2010. p. 823-47.

10. Haas AN, Castro GD, Moreno T, Susin C, Albandar JM, Oppermann RV, et al. Azithromycin as an adjunctive treatment of aggressive periodontitis: 12-months randomized clinical trial. J Clin Periodontol. 2008;35:696-704.

11. Fernandes MI. Acompanhamento longitudinal do paciente: o conceito de manutenção preventiva aplicado a saúde integral do paciente. In: Oppermann RV, Rösing CK. Periodontia: ciência e clínica. São Paulo: Artes Médicas; 2001. p. 347-58.

12. Cortelli JR, Lotufo RMF, Oppermann RV, Sallum AW, Costa FO. Glossário da Sociedade Brasileira de Periodontologia. Periodontia. 2005;15(4):3-61.

13. König J, Plagmann H-C, Rühling A, Kocher T. Tooth loss and pocket probing depths in compliant periodontally treated patients: a retrospective analysis. J Clin Periodontol. 2002;29:1092-100.

14. Lorentz TCM, Cota LOM, Cortelli JR, Vargas AM, Costa FO. Prospective study of complier individuals under periodontal maintenance therapy: analysis of clinical periodontal parameters, risk predictors and the progression of periodontitis. J Clin Periodontol. 2009;36:58-67.

15. American Academy of Periodontology. Position paper. Periodontal Maintenance. J Periodontol. 2003;74:1395-401.

16. Heasman PA, McCracken GI, Steen N. Supportive periodontal care: the effect of periodic subgingival debridement compared with supragingival prophylaxis with respect to clinical outcomes. J Clin Periodontol. 2002;29:163-72.

### Capítulo 6 – Tópicos especiais em periodontia: urgências em periodontia

1. Ahl DR, Hilgeman JL, Snyder JD. Periodontal emergencies. Dent Clin North Am. 1986;30(3):459-72.

2. Galego Feal P, Garcia Quintans A, Gude Sampedro F, Garcia Garcia A. Tramadol en el tratamiento del dolor de origen dentario en un servicio de urgencias hospitalarias. Emergencias. 1996;8(6):480-4.

3. McLeod DE, Lainson PA, Spivey JD. Tooth loss due to periodontal abscess: a retrospective study. J Periodontol. 1997;68(10):963-6.

4. Pindborg JJ. Gingivitis in military personnel with special reference to ulceromembranous gingivitis. Odontol Tidskr. 1951;59(6):403-99.

5. Giddon DB, Zackin SJ, Goldhaber P. Acute necrotizing ulcerative gingivitis in college students. J Am Dent Assoc. 1964;68:380-6.

6. Sheiham A. An epidemiological survey of acute ulcerative gingivitis in Nigerians. Arch Oral Biol. 1966;11(9):937-42.

7. Horning GM, Hatch CL, Lutskus J. The prevalence of periodontitis in a military treatment population. J Am Dent Assoc. 1990;121(5):616-22.

8. Lopez R, Fernandez O, Jara G, Aelum VB. Epidemiology of necrotizing ulcerative gingival lesions in adolescents. J Periodontal Res. 2002;37(6):439-44.

9. Glick M, Pliskin ME, Weiss RC. The clinical and histological appearence of HIV-associated gengivitis. Oral Surg Oral Med Oral Pathol. 1990;69(3):395-8.

10. Ryley C, London JP, Burmeister JA. Periodontal health in 200 HIV-positive patients. J Oral Pathol Med. 1992;21(3):124-7.

11. Holmstrup P, Westergaard J. Periodontal diseases in HIV-infected patients. J Clin Periodont 1994;21(4):270-80.

12. Rowland RW. Necrotizing ulcerative gingivitis. Ann Periodontol. 1999;4(1):65-73.

13. Corbet EF. Diagnosis of acute periodontal lesions. Periodontol 2000. 2004;34:204-16.

14. Loesche WJ, Syed SA, Laughon BE, Stoll J. The bacteriology of acute necrotizing ulcerative gingivitis. J Periodontol. 1982;53(4):223-30.

15. Listgarten MA. Electron microscopic observations on the bacterial flora of acute necrotizing ulcerative gingivitis. J Periodontol. 1965;36:328-39.

16. American Academy of Periontology [Internet]. Chicago: AAP; [2013 capturado em 10 jan. 2013]. Disponível em: http://www.perio.org/.

17. Novak MJ. Necrotizing ulcerative periodontitis. Ann Periodontol 1999;4(1):74-7.

18. Reichart PA, Schiødt M. Non-pigmented oral kaposi's sarcoma (AIDS). Report of two cases. Int J Oral Maxillofac Surg. 1989;18(4):197-9.

19. Cobb CM, Ferguson BL, Keselyak NT, Holt LA, MacNeill SR, Rapley JW. A TEM/SEM study of the microbial plaque overlying the necrotic gingival papillae of HIV-seropositive, necrotizing ulcerative periodontitis. J Periodontal Res. 2003;38(2):147-55.

20. DeWitt GV, Cobb CM, Killoy WJ. The acute periodontal abscess: microbial penetration of the soft tissue wall. Int J Periodontics Restorative Dent. 1985;5(1):38-51.

21. Trope M, Tronstad L, Rosenberg ES, Listgarten M. Darkfield microscopy as a diagnostic aid in differentiating exudates from endodontic and periodontal abscesses. J Endod. 1988;14(1):35-8.

### Capítulo 7 - Tópicos especiais em periodontia: aspectos fundamentais para a inter-relação entre periodontia e odontologia restauradora

1. Waerhaug, J. Presence or abscense of plaque on subgingival restorations. Scand J Dent Res. 1975;83:193-201.

2. Gomes SC, Miranda LA, Soares I, Oppermann RV. Clinical and histological evaluation of the periodontal response to restorative procedures in the dog. Int J Periodontics Restorative Dent. 2005;25:39-47.

3. Cayana EG. Análise clínica comparativa das condições do periodonto em resposta a procedimentos restauradores com invasão do espaço biológico [dissertação]. Porto Alegre: Faculdade de Odontologia da Universidade Federal do Rio Grande do Sul; 2005.

4. Saldanha DV, Gomes SC, Souza DM, Cavagni J, Oppermann RV. Periodontal response to subgingival restorations in dogs with periodontitis. Acta Odontol Latinoam. 2012;25(1):45-52.

5. Schätzle M, Land NP, Anerud A, Boysen H, Bürgin W, Löe H. The influence of margins of restorations of the periodontal tissues over 26 years. J Clin Periodontol. 2001;28(1):57-64.

6. Carnevale G, Sterrantino SF, Di Febo G. Soft and hard tissue wound healing following tooth preparation to the alveolar crest. Int J Periodontics Restorative Dent. 1983;3(6):36-53.

7. Festugatto FE, Daudt FARL, Rösing CK. Aumento de coroa clínica: comparação de técnicas de diagnóstico de invasão do espaço biológico do periodonto. Periodontia. 2000;1:42-9.

8. Simon JH, Glick DH, Frank AL. The relationship of endodontic-periodontic lesions. J Periodontol. 1972;43:202-8.

9. Romagna R, Gomes SC. Lesão endo-periodontal: plausibilidade biológica para o tratamento endodôntico prévio ao periodontal? Stomatos. 2007;13(25):113-30.

10. Toledo BEC, Figueiredo LC, Sampaio JEC. Inter-relação periodontia e endodontia. In: Oppermann RV, Rösing, CK. Periodontia: clínica e ciência. São Paulo: Artes Médicas; 2001. cap. 7, p.321-36.

11. Harrington GW, Natkin E. External resorption associated with bleaching of pulpless teeth. J Endod. 1979;5(11):344-8.

12. Harrington GW, Steiner DR, Ammons WF. The periodontal-endodontic controversy. Periodontol 2000. 2002;30:123-30.

13. Bergenholtz RT, Hasselgren G. Endodontia e periodontia. In: Lindhe J, Karring T, Lang NP. Tratado de periodontia clínica e implantologia oral. 4. ed. Rio de Janeiro: Guanabara-Koogan; 2005. cap. 14, p. 309-41.

### Capítulo 8 - Tópicos especiais em periodontia: cirurgia periodontal estética

1. Miller PD Jr. A classification of marginal tissue recession. Int J Periodontics Restorative Dent. 1985;5:8-13.

2. Chambrone L, Lima LA, Pustiglioni FE, Chambrone LA. Systematic review of periodontal plastic surgery in the treatment of multiple recession-type defects. J Can Dent Assoc. 2009;75(3):203a-f.

3. Chambrone L, Sukekava F, Araújo MG, Pustiglioni FE, Chambrone LA, Lima LA. Root-coverage procedures for the treatment of localized recession-type defects: a Cochrane systematic review. J Periodontol. 2010;81(4):452-78.

4. Ko HY, Lu HK. Systematic review of the clinical performance of connective tissue regeneration

in the treatment of gingival recessions of Miller's classification grades I and II. J Exp Clin Med. 2010;2(2):63-71.

5. Oates TW, Robinson M, Gunsolley JC. Surgical therapies for the treatment of gingival recession. A systematic review. Ann Periodontol. 2003;8(1):303-20.

6. Roccuzzo M, Bunino M, Needleman I, Sanz M. Periodontal plastic surgery for treatment of localized gingival recessions: a systematic review. J Clin Periodontol. 2002;29 Suppl. 3:178-94.

### Capítulo 9 – Tópicos especiais em periodontia: halitose

1. Miyazaki H, Sakao S, Katoh Y, Takehara T. Correlation between volatile sulphur compounds and certain oral health measurements in the general population. J Periodontol. 1995;66(8):679-84.

2. Loesche WJ, Kazor C. Microbiology and treatment of halitosis. Periodontol 2000. 2002;28:256-79.

3. Frexinos J, Denis P, Allemand H, Allouche S, Los F, Bonnelye G. Descriptive study of digestive functional symptoms in the French general population. Gastroenterol Clin Biol. 1998;22(10):785-91.

4. Söder B, Johansson B, Soder PO. The relation between foetor ex ore, oral hygiene and periodontal disease. Swed Dent J. 2000;24(3):73-82.

5. Nalçaci R, Dulgergil T, Oba AA, Gelgor IE. Prevalence of breath malodour in 7- 11-year-old children living in Middle Anatolia, Turkey. Community Dent Health. 2008;25(3):173-7.

6. Bornstein MM, Kislig K, Hoti BB, Seemann R, Lussi A. Prevalence of halitosis in the population of the city of Bern, Switzerland: a study comparing self-reported and clinical data. Eur J Oral Sci. 2009;117(3):261-7.

7. Bornstein MM, Stocker BL, Seemann R, Burgin WB, Lussi A. Prevalence of halitosis in young male adults: a study in swiss army recruits comparing self-reported and clinical data. J Periodontol. 2009;80(1):24-31.

8. Yokoyama S, Ohnuki M, Shinada K, Ueno M, Wright FA, Kawaguchi Y. Oral malodor and related factors in Japanese senior high school students. J Sch Health. 2010;80(7):346-52.

9. Rösing CK, Loesche W. Halitosis: an overview of epidemiology, etiology and clinical management. Braz Oral Res. 2011;25(5):466-71.

10. Rosenberg M, McCulloch CA. Measurement of oral malodor: current methods and future prospects. J Periodontol. 1992;63(9):776-82.

### Capítulo 10 – Tópicos especiais em periodontia: diagnóstico e tratamento da hipersensibilidade dentária

1. Jensen AL. Hypersensitivity controlled by iontophoresis: double blind clinical investigation. J Am Dent Assoc. 1964;68:216-25.

2. Orchardson R, Gangarosa LP Sr, Holland GR, Pashley DH, Trowbridge HO, Ashley FP, et al. Dentine hypersensitivity-into the 21st century. Arch Oral Biol. 1994;39 Suppl:113S-9S.

3. Fischer C, Fischer RG, Wennberg A. Prevalence and distribution of cervical dentine hypersensitivity in a population in Rio de Janeiro, Brazil. J Dent. 1992;20(5):272-6.

4. Murray LE, Roberts AJ. The prevalence of self-reported hypersensitive teeth. Arch Oral Biol 1994;39 Suppl:S129.

5. Irwin CR, McCusker P. Prevalence of dentine hypersensitivity in a general dental population. J Ir Dent Assoc. 1997;43(1):7-9.

6. Rees JS. The prevalence of dentine hypersensitivity in general dental practice in the UK. J Clin Periodontol. 2000;27(11):860-5.

7. Rees JS, Jin LJ, Lam S, Kudanowska I, Vowles R. The prevalence of dentine hypersensitivity in a hospital clinic population in Hong Kong. J Dent. 2003;31(7):453-61.

8. Kehua Q, Yingying F, Hong S, Menghong W, Deyu H, Xu F. A cross-sectional study of dentine hypersensitivity in China. Int Dent J. 2009;59(6):376-80.

9. Oderinu OH, Savage KO, Uti OG, Adegbulugbe IC. Prevalence of self-reported hypersensitive teeth among a group of Nigerian undergraduate students. Niger Postgrad Med J. 2011;18(3):205-9.

10. Seltzer S, Bender IB. The nerve supply of the pulp and pain perception. In: Seltzer S, Bender IB. The dental pulp. Philadelphia: JB Lippincott; 1975. p. 131-51.

11. Brännström M, Aström A. A study on the mechanism of pain elicited from the dentin. Dentinal Pain. 1964;43(4):619-25.

12. Poulsen S, Beiruti N, Sadat N. A comparison of retention and the effect on caries of fissure sealing with a glass-ionomer and a resin-based sealant. Community Dent Oral Epidemiol. 2001;29(4):298-301.

13. Centre for Evidence-Based Medicine. Oxford Centre for Evidence-based Medicine - Levels of Evidence (March 2009) [Internet]. Oxford: CEBM; 2012 [capturado em 11 jan. 2013]. Disponível em: http://www.cebm.net/index.aspx?o=1025.

### Capítulo 11 – Tópicos especiais em periodontia: aspectos periodontais na infância e adolescência

1. Maltz M, Schoenardie AB, Carvalho JC. Dental caries and gingivitis in schoolchildren from the municipality of Porto Alegre, Brazil in 1975 and 1996. Clin Oral Investig. 2001;5(3):199-204.

2. Cardoso L, Rösing CK, Kramer PF. Doença periodontal em crianças: levantamento epidemiológico através dos índices de placa visível e de sangramento gengival. J Bras Odontoped Odonto Bebê. 2000;3:55-61.

3. Sansone C. Avaliação do índice de placa O'Leary em Programa de Higiene Oral. IV Reunião Científica da Sociedade Brasileira de Pesquisas Odontológicas (SBPqO); 1987; Pirassununga, SP. São Paulo: SNPqO; 1987.

4. Ainamo J, Bay I. Problems and proposals for recording gingivitis and plaque. Int Dent J. 1975;25(4):229-35.

5. Halla-Júnior R, Oppermann RV. Evaluation of dental flossing on a group of second grade students undertaking supervised tooth brushing. Oral Health Prev Dent. 2004;2(2):111-8.

6. Haas AN, Castro GD, Moreno T, Susin C, Albandar JM, Oppermann RV, et al. Azithromycin as an adjunctive treatment of aggressive periodontitis: 12-months randomized clinical trial. J Clin Periodontol. 2008;35(8):696-704.

7. Gomes SC, Piccinin FB, Susin C, Oppermann RV, Marcantonio RA. Effect of supragingival plaque control in smokers and never-smokers: 6-month evaluation of patients with periodontitis. J Periodontol. 2007;78(8):1515-21.

8. Oppermann RV, Susin C, Cortelli SC, Rosing CK, Araujo MB, Costa FO, et al. Epidemiologia das doenças periodontais. Rev Perid. Sociedade Brasileira de Periodontologia. 2005;15(4):62-71.

9. Fernandes MI. Avaliação longitudinal do paciente tratado: o conceito de manutenção periódica preventiva aplicado à saúde do paciente. In: Oppermann RV, Rösing CK. Periodontia: ciência e clínica. São Paulo: Artes Médicas; 2001.

10. Brasil. Ministério da Saúde. Projeto SB Brasil 2003: condições de saúde bucal da população brasileira 2002-2003: resultados principais. Brasília: MS; 2005.

11. Susin C, Oppermann RV, Haugejorden O, Albandar JM. Tooth loss and associated risk indicators in an adult urban population from south Brazil. Acta Odontol Scand. 2005;63(2):85-93.

12. Lopez R, Frydenberg M, Baelum V. Contextual effects in the occurrence of periodontal attachment loss and necrotizing gingival lesions among adolescents. Eur J Oral Sci. 2009;117(5):547-54.

13. Weidlich P, Lopes de Souza MA, Oppermann RV. Evaluation of the dentogingival area during early plaque formation. J Periodontol. 2001;72(7):901-10.

14. Offenbacher S, Barros SP, Beck JD. Rethinking periodontal inflammation. J Periodontol. 2008;79(8 Suppl):1577-84.

### Capítulo 13 – Periodontia e implantes

1. Zitzmann NU, Berglundh T. Definition and prevalence of peri-implant diseases. J Clin Periodontol. 2008;35(8 Suppl):286-91.

### Capítulo 14 – Manutenção periódica preventiva

1. Leavell H, Clark EG. Preventive medicine for the doctor in his community. New York: McGraw-Hill; 1965.

2. Waerhaug J. Prevalence of periodontal disease in Ceylon. Association with age, sex, oral hygiene, socio-economic factors, vitamin deficiencies, malnutrition, betel and tobacco consumption and ethnic group. Final report. Acta Odontol Scand. 1967;25(2):205-31.

3. Löe H, Theilade E, Jenssen SB. Experimental gingivitis in man. J Periodontol. 1965;36:177-87.

4. Hirschfeld L, Wasserman B. A long-term survey of tooth loss in 600 treated periodontal patients. J Periodontol. 1978;49(5):225-37.

5. McFall WT Jr. Tooth loss in 100 treated patients with periodontal disease. A long-term study. J periodontal. 1982;53:539-49.

6. Becker W, Berg L, Becker BE. The long term evaluation of periodontal treatment and maintenance in 95 patients. Int J Periodontics Restorative Dent. 1984;4(2):54-71.

7. Goldman MJ, Ross IF, Goteiner D. Effect of periodontal therapy on patients maintained for 15 years or longer. A retrospective study. J Periodontol. 1986;57(6):347-53.

8. Wilson TG, Glover ME, Malik AK, Schoen JA, Dorsett D. Tooth loss in maintenance patients in a private periodontal practice. J Periodontol. 1987;58(4):231-235.

9. Wood WR, Greco GW, McFall WT Jr. Tooth loss in patients with moderate periodontitis after treatment and long-term maintenance care. J Periodontol. 1989;60(9):516-20.

10. Ismail AL, Morrison EC, Burt BA, Caffesse RG, Kavanagh MT. Natural history of periodontal disease in adults: findings from the Tecumseh Periodontal Disease Study, 1959-87. J Dent Res. 1990;69(2):430-5.

11. McLeod DE, Lainson PA, Spivey JD. The effectiveness of periodontal treatment as measured by tooth loss. J Am Dent Assoc. 1997;128(3):316-24.

12. Ramfjord SP. Maintenance care for treated periodontitis patients. J Clin Periodontol. 1987;14:433-7.

13. Lindhe J, Nyman S. Long-term maintenance of patients treated for advanced periodontal disease. J Clin Periodontol. 1984;11:504-14.

14. American Academy of Periodontology. Glossary of periodontal terms. 4th ed. Chicago: AAP; 2001.

15. Cortelli JR, Lotufo RFM, Oppermann RV, Sallum AW. Glossário da Sociedade Brasileira de Periodontologia. Rev Periodontia. 2005;15:3-61.

## LEITURAS RECOMENDADAS

Armitage GC, Cullinan MP. Comparison of the clinical features of chronic and aggressive periodontitis. Periodontol 2000. 2010;53:12-27.

Armitage GC, Robertson PB. The biology, prevention, diagnosis and treatment of periodontal diseases: scientific advances in the United States. J Am Dent Assoc. 2009;140 Suppl 1:36S-43S.

Armitage GC. Diagnosis of periodontal diseases. J Periodontol. 2003;74(8):1237-47.

Armitage GC. Periodontal diagnoses and classification of periodontal diseases. Periodontol 2000. 2004;34:9-21.

Armitage GC. Periodontal diseases: diagnosis. Ann Periodontol. 1996;1(1):37-215.

Armitage GC. The complete periodontal examination. Periodontol 2000. 2004;34:22-33.

Axelsson P, Nyström B, Lindhe J. The long-term effect of a plaque control program on tooth mortality, caries and periodontal disease in adults. Results after 30 years of maintenance. J Clin Periodontol. 2004;31:749-57.

Berezow AB, Darveau RP. Microbial shift and periodontitis. Periodontol 2000. 2011;55(1):36-47.

Berglundh T, Zitzmann NU, Donati M. Are peri-implantitis lesions different from periodontitis lesions? J Clin Periodontol. 2011;38 Suppl 11:188-202.

Bouchard P, Malet J, Borghetti A. Decision-making in aesthetics: root coverage revisited. Periodontol 2000. 2001;27:97-120.

Brännström M, Aström A. The hydrodynamics of the dentine; its possible relationship to dentinal pain. Int Dent J. 1972;22(2):219-27.

Bueno de Moraes FR, Bueno de Moraes RG. Afiação dos raspadores e gengivótomos. In: Ferraz C. Periodontia. São Paulo: Artes Médicas; 1998. p. 59-92.

Bueno de Moraes FR, Bueno de Moraes RG. Instrumental e instrumentação em periodontia. In: Ferraz C. Periodontia. São Paulo: Artes Médicas; 1998. p. 11-57.

Burt B; Research, Science and Therapy Committee of the American Academy of Periodontology. Position paper: epidemiology of periodontal diseases. J Periodontol 2005;76(8):1406-19.

Canadian Advisory Board on Dentin Hypersensitivity. Consensus-based recommendations for the diagnosis and management of dentin hypersensitivity. J Can Dent Assoc. 2003;69(4):221-6.

Chu SJ, Tan JH, Stappert CF, Tarnow DP. Gingival zenith positions and levels of the maxillary anterior dentition. J Esthet Restor Dent. 2009;21(2):113-20.

Claffey N, Clarke E, Polyzois I, Renvert S. Surgical treatment of peri-implantitis. J Clin Periodontol. 2008;35(8 Suppl):316-32.

Costerton JW, Lewandowski Z, DeBeer D, Caldwell D, Korber D, James G. Biofilms, the customized microniche. J Bacteriol. 1994;176(8):2137-42.

Darveau RP, Tanner A, Page RC. The microbial challenge in periodontitis. Periodontology 2000. 1997;14:12-32.

Delanghe G, Ghyselen J, Feenstra L, van Steenberghe D. Experiences of a Belgian multidisciplinary breath odour clinic. Acta Otorhinolaryngol Belg. 1997;51(1):43-8.

Faggion CM Jr, Listl S, Tu YK. Assessment of endpoints in studies on peri-implantitis treatment: a systematic review. J Dent. 2010;38(6):443-50.

Fedorowicz Z, Aljufairi H, Nasser M, Outhouse TL, Pedrazzi V. Mouthrinses for the treatment of halitosis. Cochrane Database Syst Rev. 2008(4):CD006701.

Gargiulo A, Wentz F, Orban B. Dimensions and relations of the dentogingival junction in humans. J Periodontol. 1961;32:261-7.

Gkantidis N, Christou P, Topouzelis N. The orthodontic-periodontic interrelationship in integrated treatment challenges: a systematic review. J Oral Rehabil. 2010;37(5):377-90.

Glick M, Muzyka BC, Salkin LM, Lurie D. Necrotizing ulcerative periodontitis: a marker for immune deterioration and a predictor for the diagnosis of AIDS. J Periodontol. 1994;65(5):393-7.

Gold SI. Diagnostic techniques in periodontology: a historical review. Periodontol 2000. 1995;7:9-21.

Gomes SC, Nonnenmacher C, Susin C, Oppermann RV, Mutters R, Marcantonio RA. The effect of a supragingival plaque-control regimen on the subgingival microbiota in smokers and never-smokers: evaluation by real-time polymerase chain reaction. J Periodontol. 2008;79(12):2297-304.

Grusovin MG, Coulthard P, Worthington HV, George P, Esposito M. Interventions for replacing missing teeth: maintaining and recovering soft tissue health around dental implants. Cochrane Database Syst Rev. 2010;(8):CD003069.

Haas AN, Silveira EM, Rosing CK. Effect of tongue cleansing on morning oral malodour in periodontally healthy individuals. Oral Health Prev Dent. 2007;5(2):89-94.

Haffajee AD, Socransky SS. Introduction to microbial aspects of periodontal biofilm communities, development and treatment. Periodontol 2000. 2006;42:7-12.

Heitz-Mayfield LJ, Huynh-Ba G. History of treated periodontitis and smoking as risks for implant therapy. Int J Oral Maxillofac Implants. 2009;24 Suppl:39-68.

Heitz-Mayfield LJ, Lang NP. Comparative biology of chronic and aggressive periodontitis vs. peri-implantitis. Periodontol 2000. 2010;53:167-81.

Herrera D, Roldan S, Sanz M. The periodontal abscess: a review. J Clin Periodontol. 2000;27(6):377-86.

Hujoel PP, White BA, García RI, Listgarten MA. The dentogingival epithelial surface area revisited. J Periodontal Res. 2001;36(1):48-55.

Jansson L, Lagervall M. Periodontitis progession in patients subjected to supportive maintenance care. Swed Dent J. 2008;32:105-14.

Kinberg S, Stein M, Zion N, Shaoul R. The gastrointestinal aspects of halitosis. Can J Gastroenterol. 2010;24(9):552-6.

Kotsovilis S, Karoussis IK, Trianti M, Fourmousis I. Therapy of peri-implantitis: a systematic review. J Clin Periodontol. 2008;35(7):621-9.

Lang NP, Berglundh T; Working Group 4 of Seventh European Workshop on Periodontology. Periimplant diseases: where are we now? Consensus of the Seventh European Workshop on Periodontology. J Clin Periodontol. 2011;38 Suppl 11:178-81.

Lier BB, Rosing CK, Aass AM, Gjermo P. Treatment of dentin hypersensitivity by Nd: YAG laser. J Clin Periodontol. 2002;29(6):501-6.

Lindhe J, Meyle J; Group D of European Workshop on Periodontology. Peri-implant diseases: consensus report of the Sixth European Workshop on Periodontology. J Clin Periodontol. 2008;35(8 Suppl):282-5.

Loos BG. Systemic markers of inflammation in periodontitis. J Periodontol. 2005;76(11 Suppl):2106-15.

Lorentz TCM, Cota LOM, Cortelli JR, Vargas AMD, Costa FO. Tooth loss in individuals under periodontal maintenance therapy: prospective study. Braz Oral Res. 2010;24(2):231-7.

Marsh PD. Dental plaque: biological significance of a biofilm and community life-style. J Clin Periodontol. 2005;32 Suppl 6:7-15.

Mol A. Imaging methods in periodontology. Periodontol 2000. 2004;34:34-48.

Moreno T, Haas AN, Castro GD, Winter R, Rösing CK, Oppermann RV. Tratamento da periodontite agressiva e alterações nos compostos sulfurados voláteis. Revista Odonto Ciência. 2005;49(20):217-21.

Musskopf ML. O impacto da atenção periodontal na qualidade de vida de gestantes [dissertação]. Porto Alegre: Faculdade de Odontologia da Universidade Federal do Rio Grande do Sul; 2010.

Naranjo AA, Triviño ML, Jaramillo A, Betancourth M, Botero JE. Changes in the subgingival microbiota and periodontal parameters before and 3 months after bracket placement. Am J Orthod Dentofacial Orthop. 2006;130(3):275.

Noack B, Genco RJ, Trevisan M, Grossi S, Zambon JJ, De Nardin E. Periodontal infections contribute to elevated systemic C-reactive protein level. J Periodontol. 2001;72(9):1221-7.

Oppermann RV, Rosing CK, Fernandes MI, Weidlich P, Haas AN, Gomes SC. Dentes e implantes: considerações biológicas sobre sua utilização na reabilitação dental. In: Tunes UR, Dourado M, Bittencourt S. Avanços em periodontia e implantodontia: paradigmas e desafios. Nova Odessa: Napoleão; 2011. p. 542-559.

Outhouse TL, Al-Alawi R, Fedorowicz Z, Keenan JV. Tongue scraping for treating halitosis. Cochrane Database Syst Rev. 2006(2):CD005519.

Pattison GL, Pattison AM. Instrumentação em periodontia: orientação clínica. São Paulo: Panamericana; 1988.

Rees JS, Addy M. A cross-sectional study of buccal cervical sensitivity in UK general dental practice and a summary review of prevalence studies. Int J Dent Hyg. 2004;2(2):64-9.

Renvert S, Roos-Jansåker AM, Claffey N. Non-surgical treatment of peri-implant mucositis and peri-implantitis: a literature review. J Clin Periodontol. 2008;35(8 Suppl):305-15.

Rösing CK, Fiorini T, Liberman DN, Cavagni J. Dentine hypersensitivity: analysis of self-care products. Braz Oral Res. 2009;23 Suppl 1:56-63.

Scully C, Laskaris G, Pindborg JJ, Porter SR, Reichardt P. Oral manifestations of HIV infection and their management. I. More common lesions. Oral Surg Oral Med Oral Pathol. 1991;71(2):158-66.

Silveira EMV, Piccinin FB, Gomes SC, Oppermann RV, Rösing CK. The effect of gingivitis treatment on the breath of chronic periodontitis patients. Oral Health Prev Dent. 2012;1:93-100.

Susin C, Haas AN, Oppermann RV, Haugejorden O, Albandar JM. Gingival recession: epidemiology and risk indicators in a representative urban Brazilian population. J Periodontol. 2004;75(10):1377-86.

van der Sleen MI, Slot DE, Van Trijffel E, Winkel EG, Van der Weijden GA. Effectiveness of mechanical tongue cleaning on breath odour and tongue coating: a systematic review. Int J Dent Hyg. 2010;8(4):258-68.

van der Velden U. Probing force and the relationship of the probe tip to the periodontal tissues. J Clin Periodontol. 1979;6(2):106-14.

Zachrisson BU. Tooth movement in the periodontally compromised patient. In: Lindhe J, Lang NP, Karring T, editors. Clinical periodontology and implant dentistry. 5th ed. [S.l.]: Blackwell Munksgaard; 2009. cap 57, p. 1241-79.

Zanatta FB, Ravanello F, Antoniazzi RP, Rösing CK. Tratamento da periimplantite: uma revisão sistemática. R Periodontia. 2009;19(4):111-20.